LÖWINNEN
Power

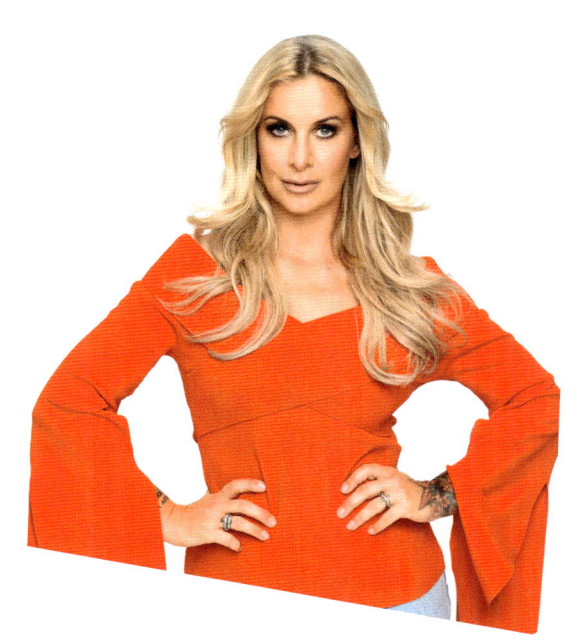

Ich freue mich auf
die Reise mit Euch,
schöne Grüße Charlotte

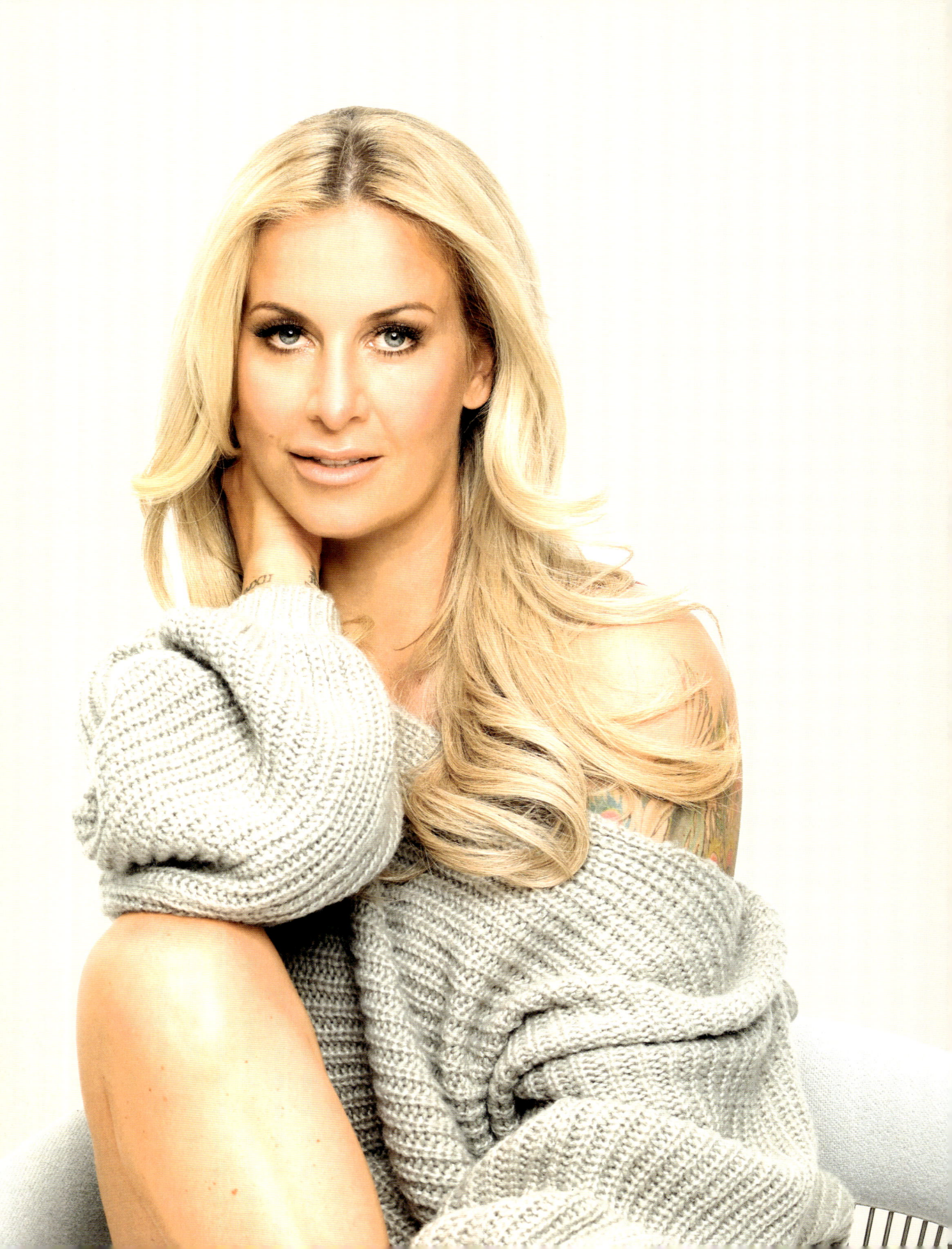

CHARLOTTE WÜRDIG
JOHANNA ZACHERL

LÖWINNEN *Power*

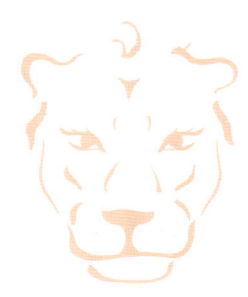

TRIAS

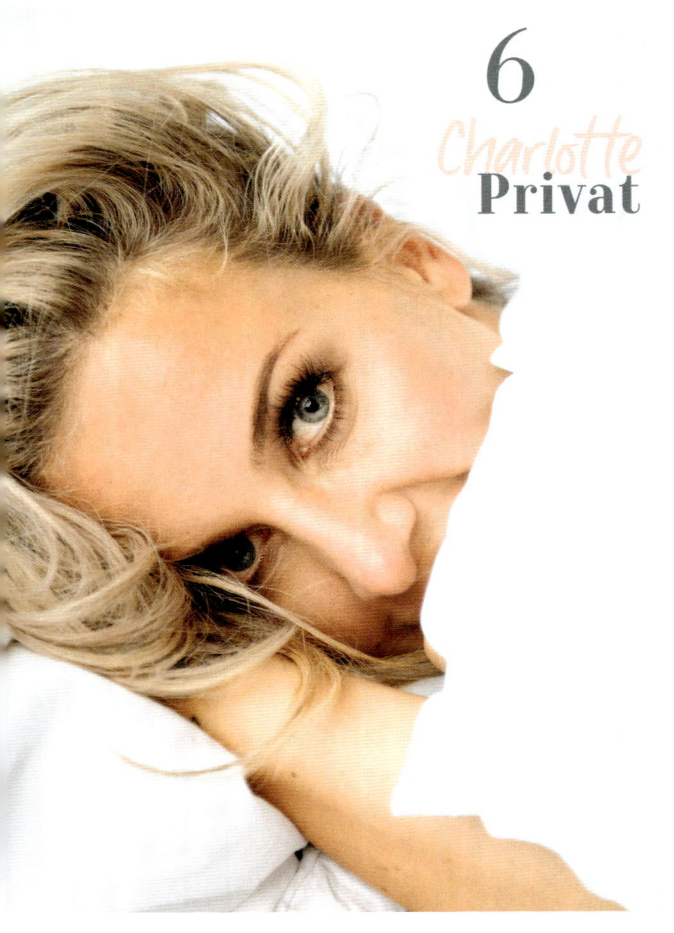
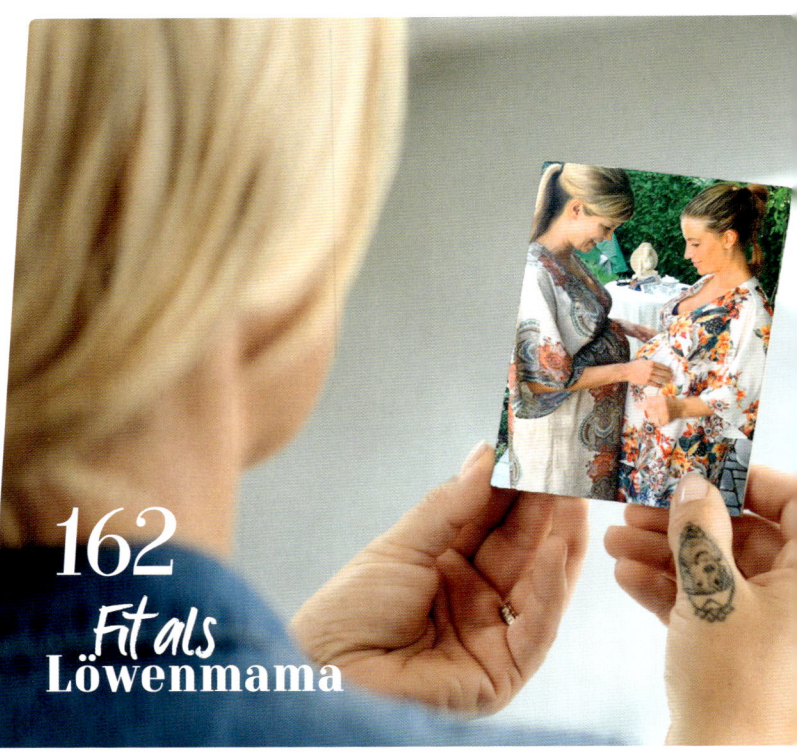
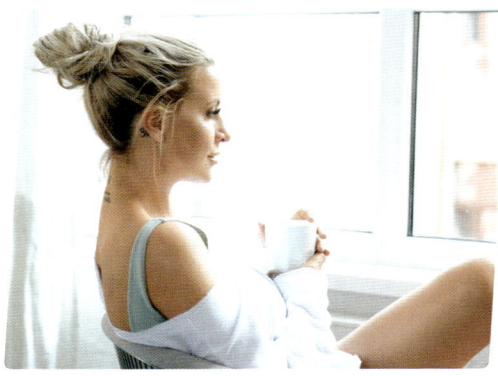
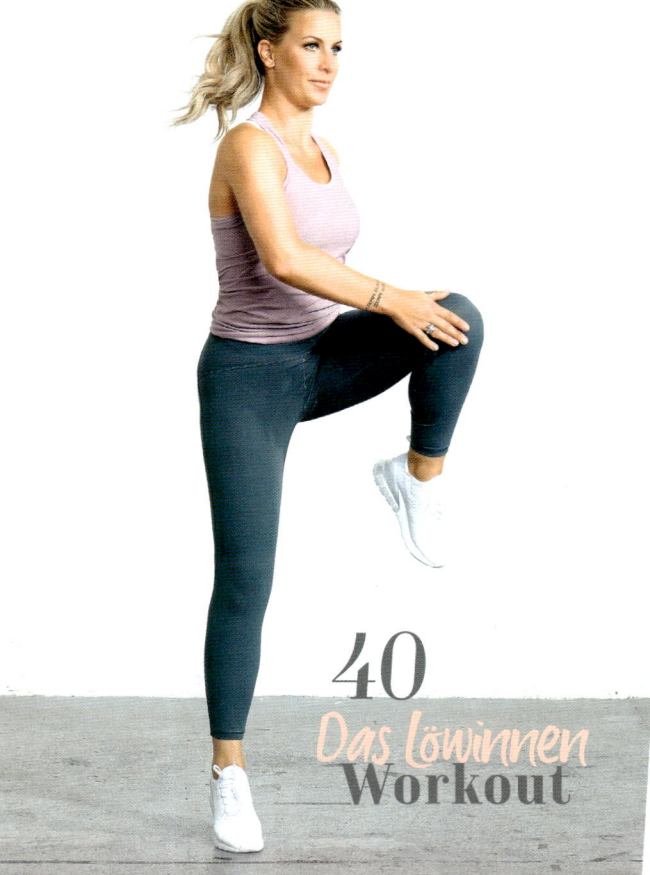

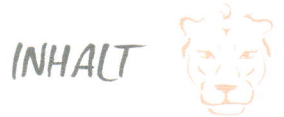

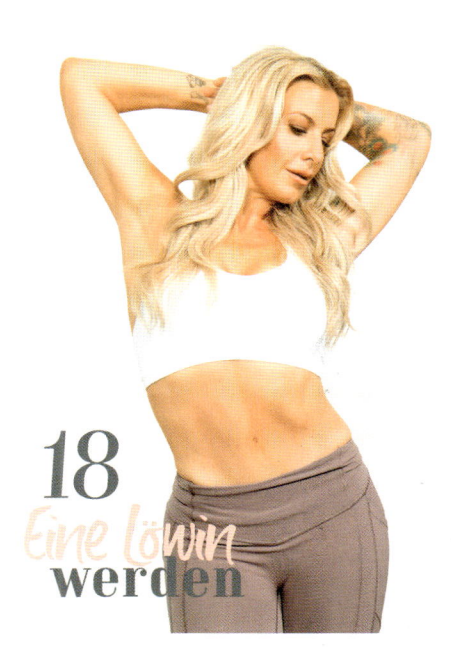

18
Eine Löwin
werden

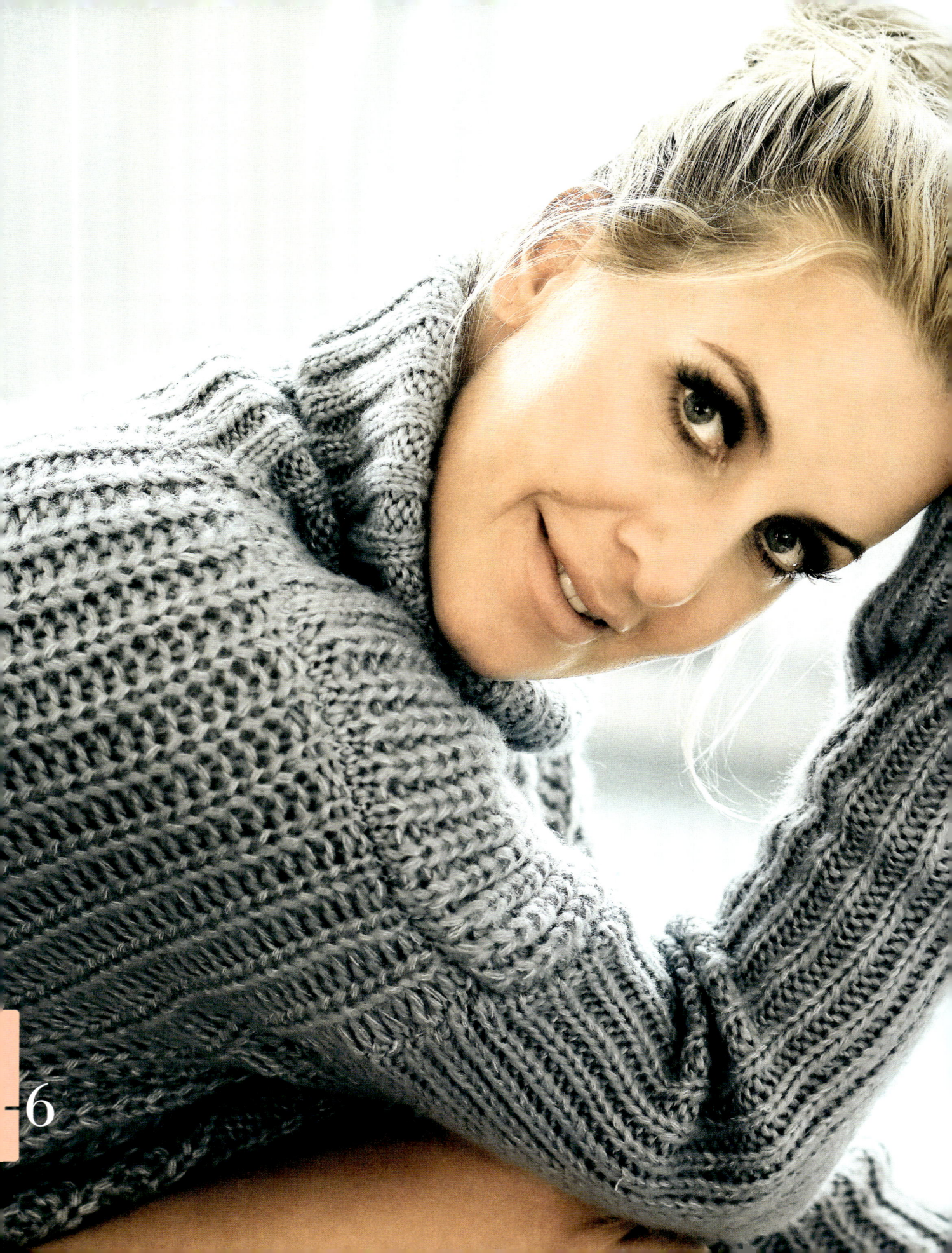

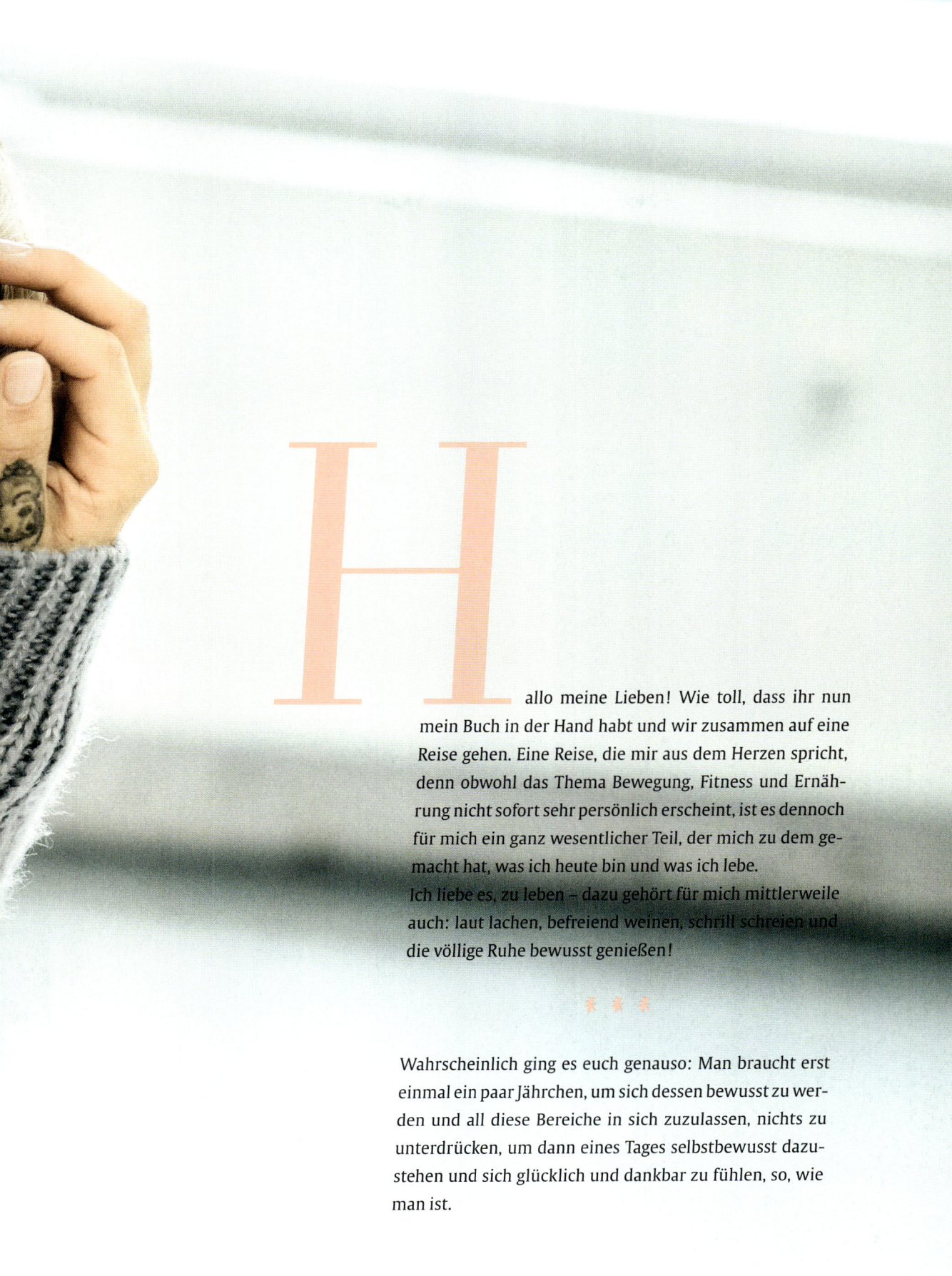

H allo meine Lieben! Wie toll, dass ihr nun mein Buch in der Hand habt und wir zusammen auf eine Reise gehen. Eine Reise, die mir aus dem Herzen spricht, denn obwohl das Thema Bewegung, Fitness und Ernährung nicht sofort sehr persönlich erscheint, ist es dennoch für mich ein ganz wesentlicher Teil, der mich zu dem gemacht hat, was ich heute bin und was ich lebe.
Ich liebe es, zu leben – dazu gehört für mich mittlerweile auch: laut lachen, befreiend weinen, schrill schreien und die völlige Ruhe bewusst genießen!

✳ ✳ ✳

Wahrscheinlich ging es euch genauso: Man braucht erst einmal ein paar Jährchen, um sich dessen bewusst zu werden und all diese Bereiche in sich zuzulassen, nichts zu unterdrücken, um dann eines Tages selbstbewusst dazustehen und sich glücklich und dankbar zu fühlen, so, wie man ist.

Somit war es für mich jetzt auch der richtige Zeitpunkt und mir ein Bedürfnis, meine Erlebnisse, meine Erfahrungen und vor allem meine Erkenntnisse zu Sport und Ernährung niederzuschreiben.

Übrigens: Ich dachte immer, wenn ich eines Tages mal ein Buch schreibe, sitze ich an der Küste Englands, in einer gemütlichen Hütte mit Tee und Wollsocken. Mein Schreiben wird lediglich unterbrochen durch Spaziergänge mit einem, zugegeben, geliehenen Hund. Hm, wo ist die Hütte, der Tee, das Dahinschreiten und In-Gedanken-Schwelgen?

✳ ✳ ✳

Nein, ich gebe zu, so sieht es leider nicht aus. Dafür kann ich euch aber garantieren, dass ich euch direkt aus meinem echten, alltäglichen Leben schreibe, von dem Ort, an dem mein Herz lebt. In jeder halbwegs ruhigen Minute mit einer Standleitung zu meiner lieben Freundin und Co-Autorin dieses Buchs, Johanna. Wie hätte ich das nur ohne dich geschafft? Gar nicht! Danke!

O.k., los geht's, ich bin etwas aufgeregt. Ich habe noch nie ein Buch geschrieben und ich hoffe einfach so sehr, dass es euch gefallen wird!

✳ ✳ ✳

Doch wo fängt man am besten an? Das klingt jetzt so, als würde ich gerade mein Lebenswerk aufschreiben, und ihr denkt euch (hoffentlich) direkt: Aber Charlotte

ist doch noch so wahnsinnig jung? Richtig, stimmt total. Aber ein klein wenig muss ich doch ausholen, denn jeder einzelne Schritt war wichtig für mich, sodass ich heute dem Sport und der Ernährung in meinem Leben und dem meiner Familie so viel Gewicht schenke.

✳ ✳ ✳

Ich bin am 11. Juli 1978 im wunderschönen Norwegen geboren und zu meiner Kindheit gehörte einfach immer Sport, Bewegung und frische Luft. »Damals« (wie das immer klingt!) gab es weder Nintendo noch Netflix. Es gab noch nicht einmal MTV. Und trotzdem haben wir überlebt. Klar haben wir ferngesehen oder mal eine VHS-Kassette eingelegt,

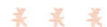

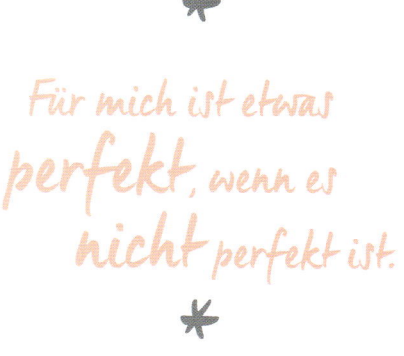

Für mich ist etwas perfekt, wenn es nicht perfekt ist.

aber wir mussten uns eben viel selbst beschäftigen und das konnten wir am besten draußen. Neben Hobbys wie Tennis, Skifahren und Freunde treffen blieb auch viel Zeit für Fahrradfahren, Höhlenbauen, Hüpfspiele wie »Himmel und Hölle« und Gummibandspringen. Alles wurde

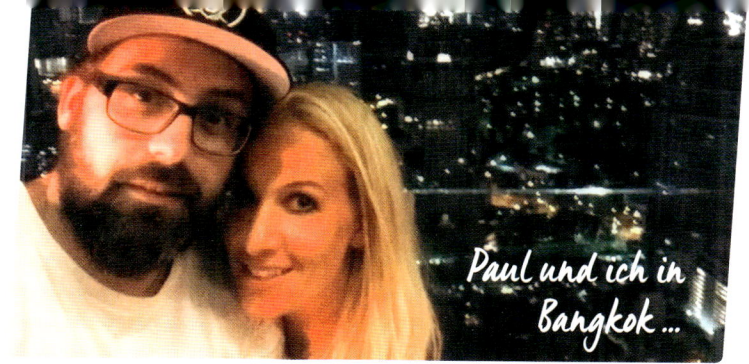

Paul und ich in Bangkok ...

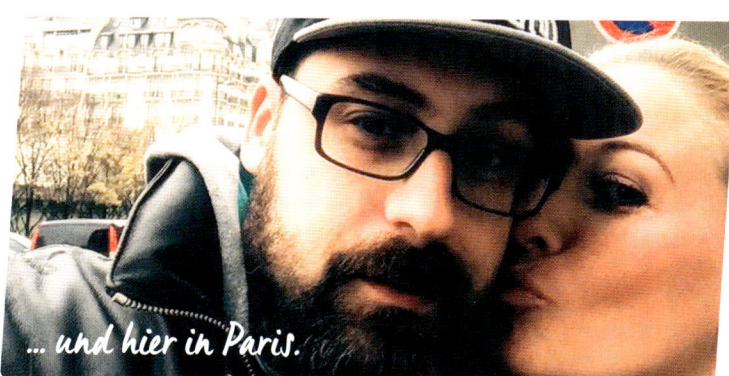

... und hier in Paris.

Mein Mann und ich versuchen, uns einmal im Jahr ein Wochenende ohne Kinder zu erschleichen – unsere »we-time«.

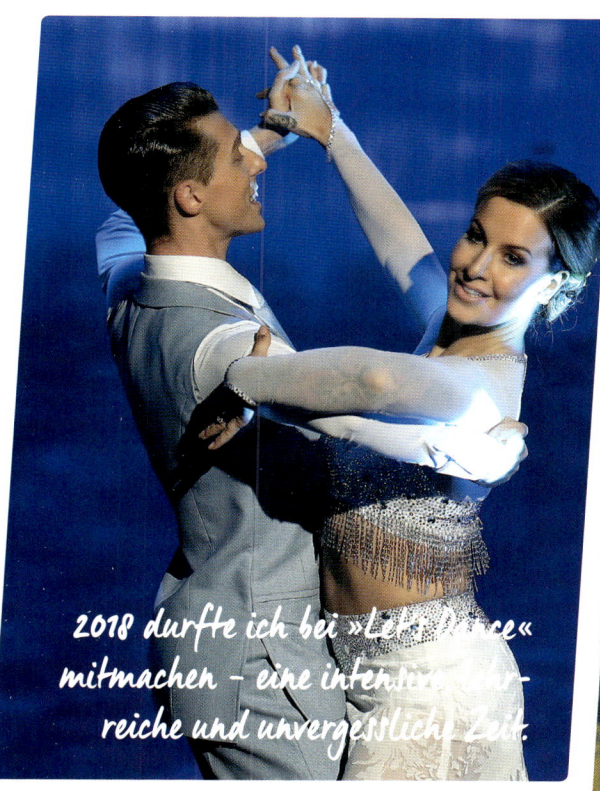

2018 durfte ich bei »Let's Dance« mitmachen – eine intensive, lehrreiche und unvergessliche Zeit.

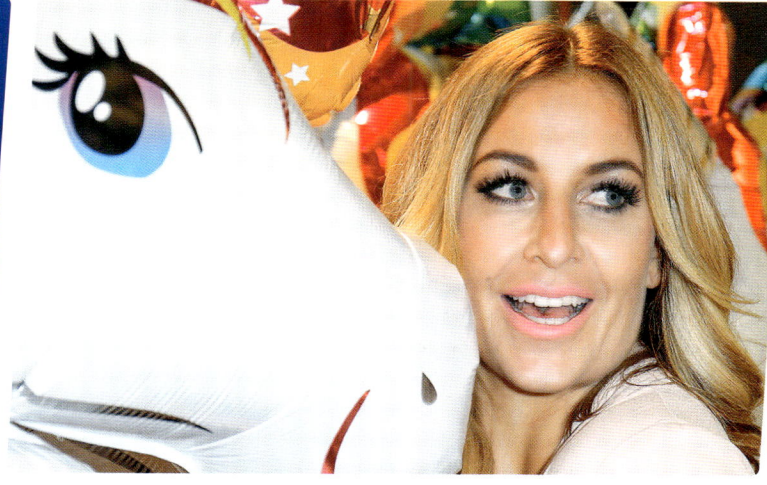

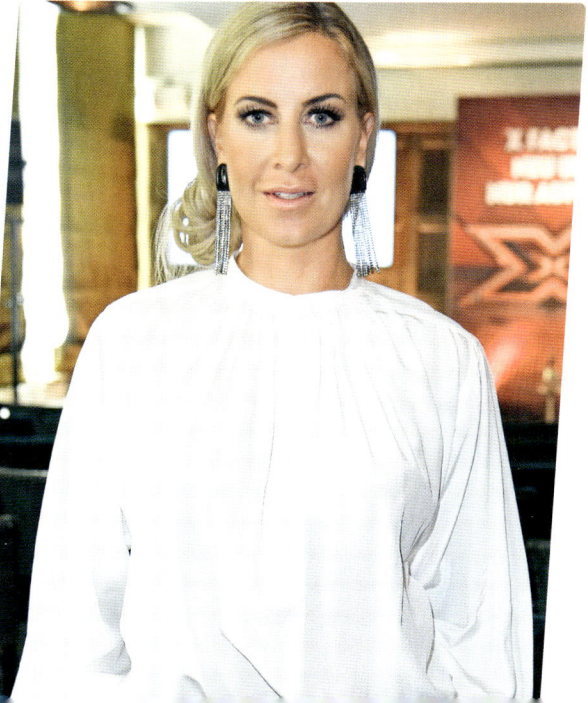

Bei Terminen wie der Pressekonferenz von »X-Factor« sorgen mein Styling-Team und meine Managerin Cleopatra Rentzin für den perfekten Look und einen reibungsfreien Ablauf. Hab ich schon einmal erwähnt, dass ich das beste Team der Welt habe?

immer und immer wieder bis zum völligen Exzess geübt.

Der Sport kam von alleine und der Stoffwechsel war zuverlässig wie eine beste Freundin. Kurz gesagt: Um die Figur haben wir uns keine Gedanken gemacht.

＊ ＊ ＊

Das änderte sich dann in meinen frühen Zwanzigern. Denn irgendwann wacht nun mal der Stoffwechsel doch auf und denkt sich: »Nein,

Bei der Goldenen Henne 2017 trug ich ein bodenlanges Schlauchkleid, was mir das Atmen etwas erschwerte. Aber das war es wert.

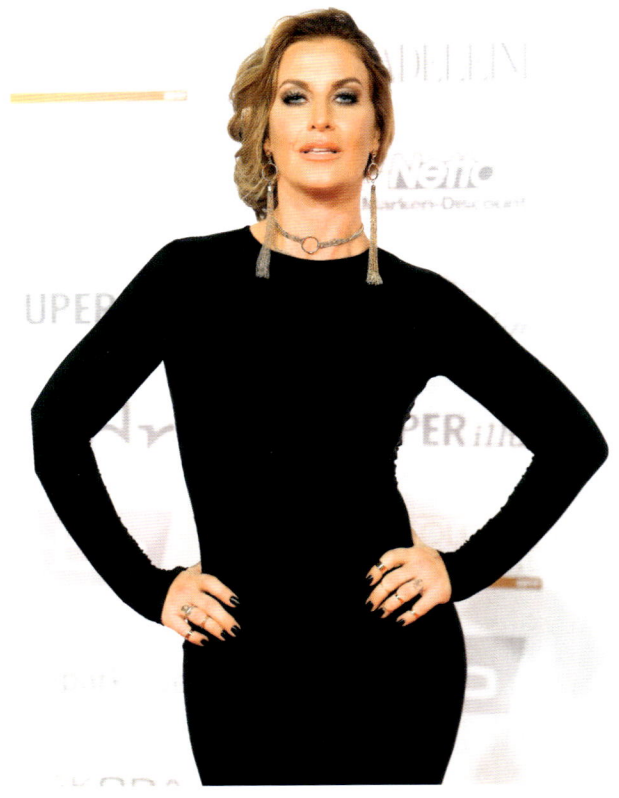

keinen Bock mehr auf Vollgas«! Und dann muss man eben selbst ran. Also versuchte ich alles (und damit meine ich ALLES!): Kohlsuppe, Eisdiät, Nulldiät, Ananas-Diät und was es noch so an irrwitzigen Methoden gibt, weniger oder nichts zu essen. Der Erfolg dieser Kasteiungen hielt leider immer nur ganz kurz an und dann wurde alles wieder über Bord geworfen. Worauf man sich aber immer verlassen konnte, waren die Extrakilos, mit denen man aus so einer gescheiterten Nummer herausging. Motto: »Jo-Jo-Effekt«! Damit habe ich es abgehakt, auch wenn es mich wahnsinnig ärgerte.

＊ ＊ ＊

Mittlerweile waren wir auch mit Sack und Pack nach Deutschland gezogen, ich hatte mein Abitur in der Tasche und war mitten im BWL-Studium. Auch ganz ohne Studium kam in mir schnell der Gedanke auf, dass zwei Dinge in meinem Leben fehlten: eine schlanke Figur und ein dickes Bankkonto. Bis dato war das eher umgekehrt der Fall. Also heuerte ich im Fitnessstudio an. Somit konnte ich umsonst trainieren und Geld verdienen. Das klappte gut. Besonders das Geldverdienen. Meine Fitness blieb nach drei Monaten auf dem Laufband liegen.

Geschäftlich gesehen war ich aber schon immer sehr fit. Mit guten Ideen und dem richtigen Mumm, etwas umzusetzen, machte ich schon immer mein eigenes Ding. Heute profitiere ich von diesem Mut, mit dem ich nicht nur meine Fernsehkarriere seit 15 Jahren erfolgreich bewältige. Ich habe zudem zwei Firmen aufgebaut, aber dazu später mehr. Geschäftsideen hätte ich noch für drei weitere Leben. Dabei verliere ich nie aus den Augen, dass ich für alles selbst verantwortlich bin. Im Guten wie im Schlechten. Eins habe ich aber gemerkt: Man kann nur mit etwas Erfolg haben, das man selbst spannend findet. Wofür man brennt, was man von Herzen vorantreiben will. Dabei fand ich das »Vor-der-Kamera-Stehen« komischerweise nie direkt erstrebenswert. Ganz im Gegenteil. Ich leide stark unter Prüfungsangst und bin nicht gerne im Mittelpunkt, wenn ich die Kontrolle nicht habe.

✳ ✳ ✳

Was ich hingegen schon immer geliebt habe, ist, mich mit den unterschiedlichsten Menschen zu unterhalten und ihnen zuzuhören. Ich gehe auf sie ein und erzähle auch meine Sicht der Dinge. Und wenn ich dies dann für den Zuhörer unterhaltsam rüberbringe, macht mich das total glücklich! Dann ist mir jede Kamera egal und die Nervosität ist weg. Also wurde ich Moderatorin. Das klingt jetzt sehr einfach, war es natürlich nicht. Mir half dabei sehr, dass ich von Anfang an mit dem Herzen dabei war, und ich habe einfach mein Ding gemacht und bin drangeblieben. Für mich gab es plötzlich nichts anderes. Es sollte so sein.

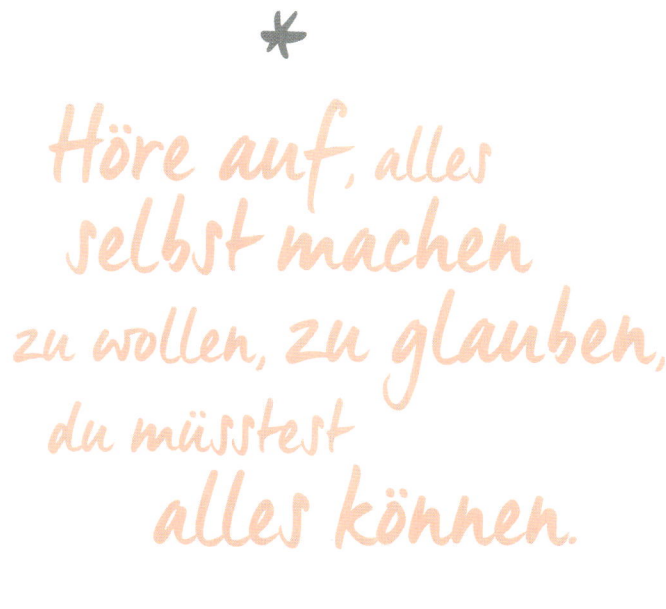

Höre auf, alles selbst machen zu wollen, zu glauben, du müsstest alles können.

Und auch, wenn ich hier und da Unsicherheiten verspürte, wissen wir alle: Ängste sind dazu da, um daraus zu lernen und daran zu wachsen! Wir brauchen uns nicht einzubilden, dass sie verschwinden werden, aber wir können lernen, mit unseren Dämonen so umzugehen, dass wir die Kontrolle behalten. In meinem Fall sieht das

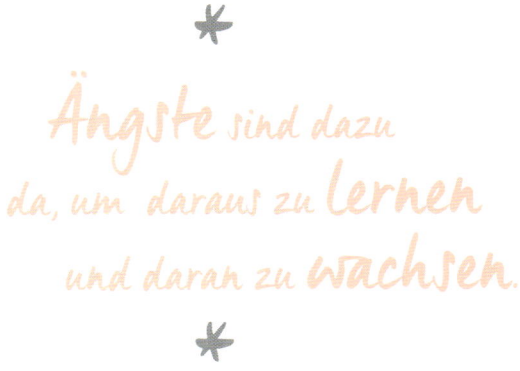

Ängste sind dazu da, um daraus zu lernen und daran zu wachsen.

so aus, dass ich meine Moderationen selbst schreibe, selbst durchdenke und natürlich verstehe und nichts sage, was ich auswendig gelernt habe. Denn somit bin ich Frau meiner Worte und kann jederzeit das Ruder herumreißen.

Das gilt auch für meine Firmen und Mitarbeiter. Auch hier bin ich exakt im Bilde. Ich bin übrigens auch keine Perfektionistin. Für mich ist etwas perfekt, wenn es nicht perfekt ist. So auch beim Arbeiten. Besonders, was meinen TV-Job betrifft. Ich gehöre definitiv nicht zu den Makellosen unserer Branche. Ich bewundere immer die Frauen, die vollkommen erscheinen, die kontrolliert und zurückhaltend sind. Bei denen der Puder im Gesicht zauberhaft rosig aussieht und die Klamotten wie aus einem Katalog nur mal eben schnell drübergestreift wurden. Tja, und dann komme ich! Immer leicht im Stress, mit viel zu vielen Worten im Kopf, die schleunigst meinen Mund verlassen wollen und dies dann auch tun. Zudem ist an meinem Outfit irgendwie grundsätzlich was falsch. Man sieht sich anschließend im Fernsehen und wundert sich, dass einem nicht schon vorher bewusst war, wie heftig zwei Kilo Falten an so einem Rock eigentlich rüberkommen können! Aber auch das habe ich gelernt zu akzeptieren, denn das gehört zu mir. Dieses »nicht perfekte« Auftreten macht mich zu der Person, die ich bin. Was ja nicht heißt, dass ich es nicht ändern kann. O.k., ich persönlich nicht, das habe ich eingesehen. Aber Menschen um mich herum! Und da kommen wir schon zu einem meiner ersten Tipps. Höre auf, alles selbst machen zu wollen, zu glauben, du müsstest alles können! Warum erzähle ich das? Weil ich euch Mut machen möchte, auch mal nach Hilfe zu fragen, euch »Wissenslücken« auf welchem Gebiet auch immer einzugestehen. Es macht das Leben so viel einfacher!

Aber zurück zum Thema: keine perfekte Gestalt, aber eine Frau, die unzählbare Sendungen moderieren durfte, ihre beruflichen Träume umsetzt, Firmen gründet und führt. Nun sogar ein Buch schreibt, (ja Mama, du hältst es gerade tatsächlich in der Hand), sogar mehrere Wochen durch deutsche Wohnzimmer tanzen durfte und

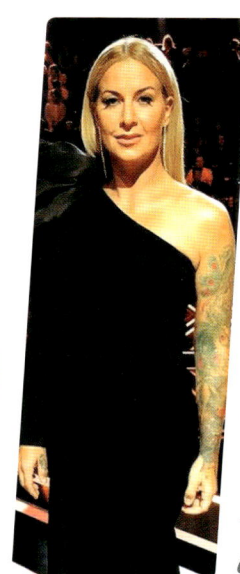

Bis ein solcher Look steht, kann es etwas dauern. Das Outfit hat mein Stylist Sascha designt und genäht. Ich liebe es, es gehört definitiv zu meinen Top 3!

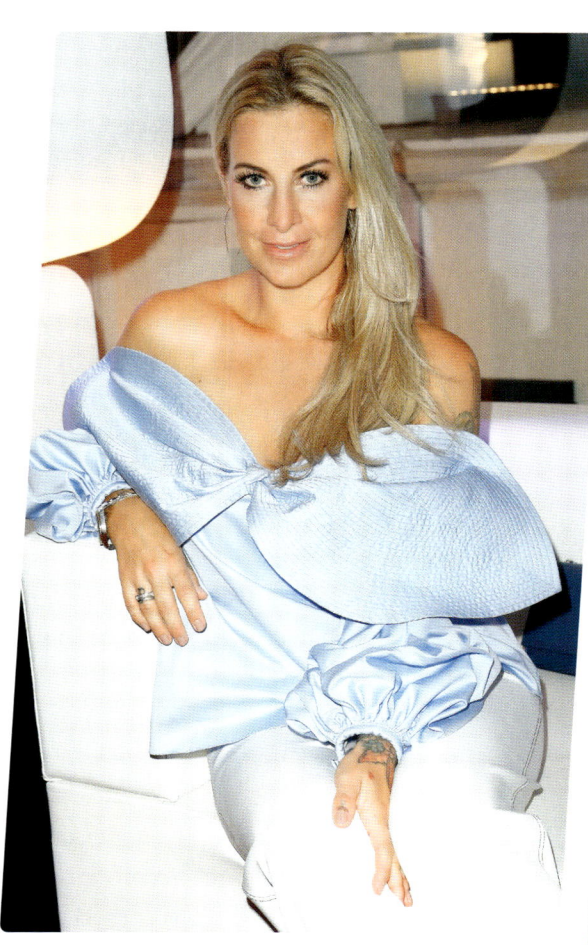

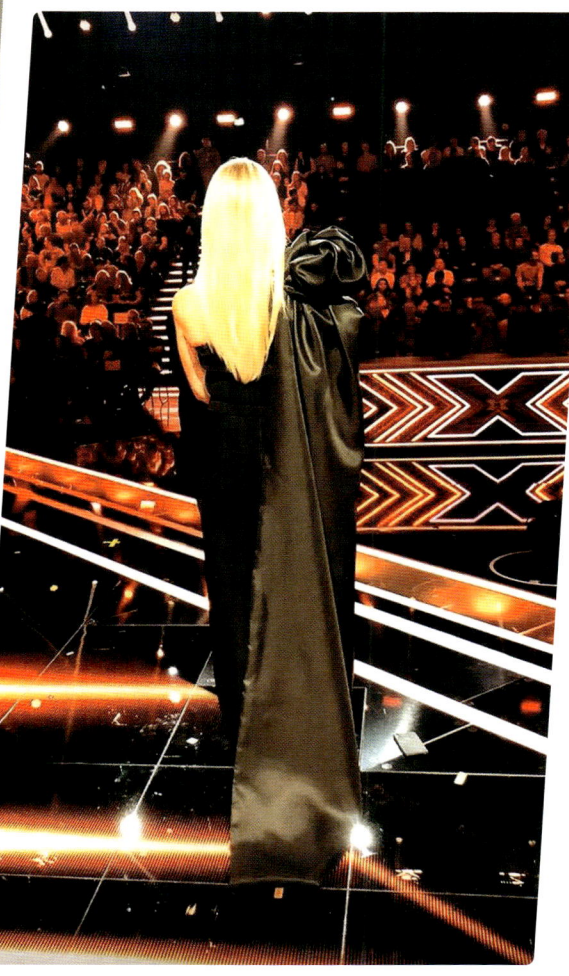

Auch hier hat mein Styling-Team 1-a-Arbeit geleistet, oder? Auch wenn es komisch klingt, doch auf dem roten Teppich zählen nur Äußerlichkeiten. Natürlich gibt es Wichtigeres, aber das gehört ab und zu nun mal dazu.

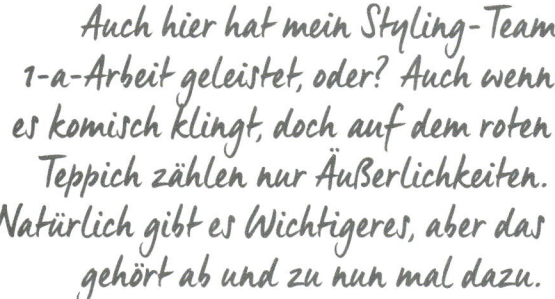

eine entzückende Familie hat, die mehr wert ist als alles andere auf dieser Welt! Vielleicht bin ich ja doch nicht so schlecht. Und genau hier fängt meine Geschichte an. Bei einer Frau, die voller Selbstzweifel war, immer bedacht darauf, was andere denken, und sich nie traute, laut Nein zu sagen.

Beruflich ging es also langsam, aber stetig bergauf und ich fand mich in der doch sehr speziellen TV-Medienwelt ein. Und meine Fitness? Ja, da wartet still und heimlich der Klassiker, der Fehler, den man und frau einfach gemacht haben muss im Leben: sich in einem Studio anzumelden, eine Zeit lang total überzeugt und engagiert hinzugehen, zu trainieren, um es dann wieder einschlafen zu lassen. Ach, was sag ich, es war nicht Einschlafen, es war ein Koma!

✳ ✳ ✳

Die Jahre vergingen also und ich gehörte erfolgreich zu den treusten Karteileichen der Fitnessbranche. Und wie auch sicherlich bei vielen von euch wuchs das schlechte Gewissen dann auf das Doppelt und Dreifache. Denn als würde es nicht reichen, dass man unfit wird, sich schlechter fühlt und zunimmt – man zahlt für all diese ätzenden Tatsachen auch noch die ganze Zeit Geld! Doch irgendwie hatte sich mein Verstand schon ziemlich gut damit abgefunden, denn viel Zeit blieb mir neben der Arbeit nicht. Dennoch, irgendwas musste ich ja irgendwann machen – zumindest gedanklich. Ich bekam immer wieder einen Rappel und konnte für einige Wochen

meinen inneren Schweinehund überwinden, aber kaum hatte dieser einen Maulkorb, schon legte er sich wieder faul hin.

✳ ✳ ✳

Doch dann passierte etwas, womit noch nicht einmal er gerechnet hatte, also der Schweinehund! Ich traf meinen Ehemann Paul. Wer ihn kennt, wird schnell verstanden haben, dass diese Geschichte nun aber noch weitergehen muss, denn Paul kann es wohl kaum gewesen sein, der mich zum Fitnessfreak hat mutieren lassen. Richtig. Paul und ich fanden nicht schnell, aber plötzlich zueinander. Wir kannten uns lange, hatten jedoch wenig miteinander zu tun, bis er sich von seiner damaligen Beziehung trennte. Und ab dann ging alles plötzlich, »fast and furious«. Von vielen da draußen wurden wir als verrückt erklärt. Wir würden unüberlegt handeln und man hörte Sätze wie »So unterschiedliche Menschen können doch gar nicht zusammenpassen!«. Was hat man sich über uns die Finger wundgeschrieben, über uns diskutiert und auseinandergenommen. Dabei wäre es so einfach gewesen. Schlichtweg die Klappe halten und keine Reise beurteilen, die du selbst noch nicht einmal angetreten hast. Parallel zu uns gab es in der Medienbranche viele neue Paarungen und, ohne Namen nennen zu wollen, all diese Paare sind bereits geschieden oder getrennt. Und ich bin mir sicher, dass man sehr viel Geld gewonnen hätte, wenn man auf uns gesetzt hätte. Kurz gesagt: Lieben und lieben lassen!

Ich liebe es, mit Haarlängen zu spielen. An diesem Abend entschieden wir uns für eine Art Bob.

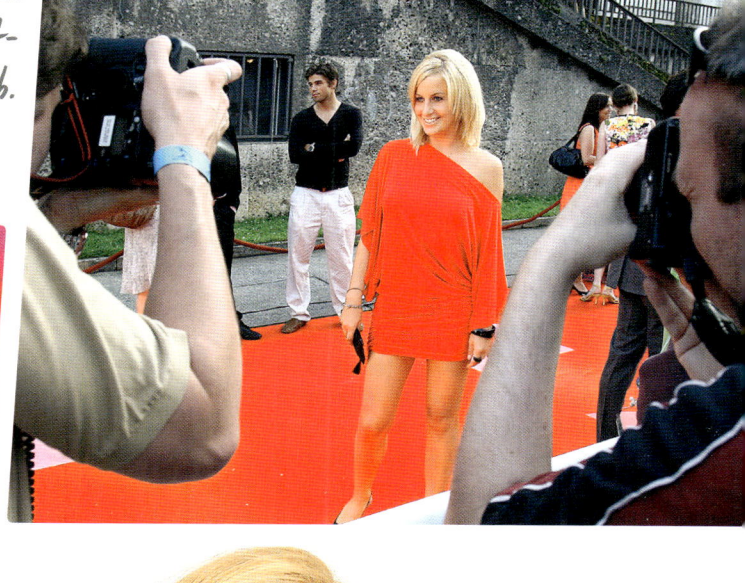

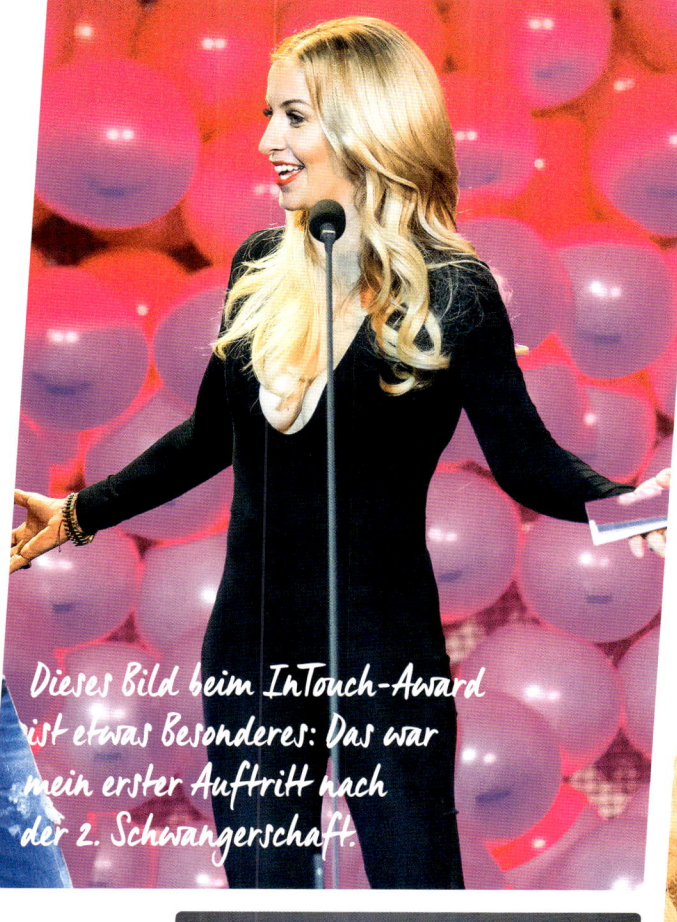

Dieses Bild beim InTouch-Award ist etwas Besonderes: Das war mein erster Auftritt nach der 2. Schwangerschaft.

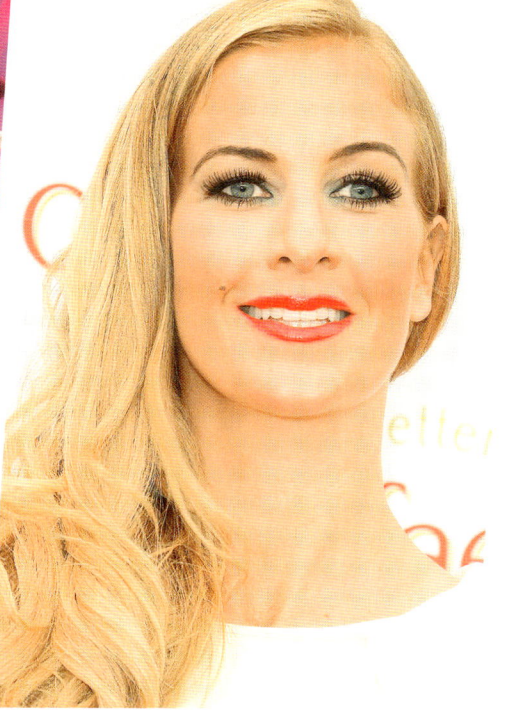

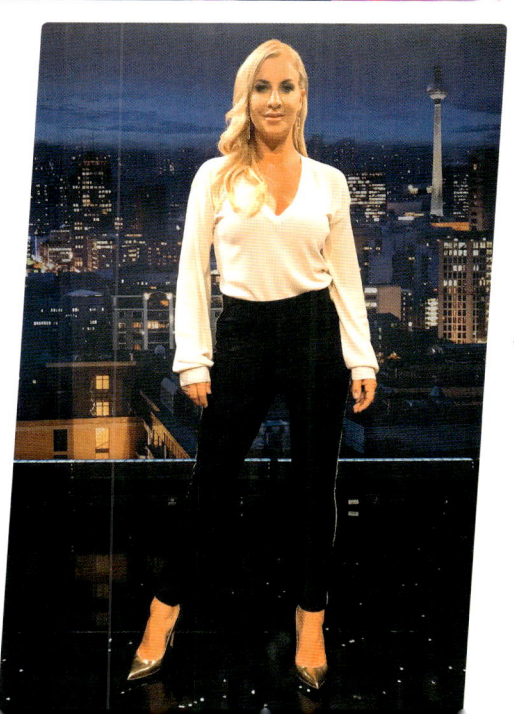

Zu Gast bei Thomas Hermanns. Wir kennen uns auch privat und verbringen gerne Zeit zusammen. Thomas ist ein toller Mensch!

Gerade mal fünf Monate verheiratet, hatten wir eines Tages zwei Streifen auf dem Schwangerschaftstest. Mein Gott, war das aufregend und natürlich einer meiner schönsten Momente. Ich weiß noch, dass ich den Test alleine im Bad gemacht habe. Ich fühlte mich so komisch, anders, neu, wie auf Wolken. Paul unterhielt sich gerade mit einem Freund im Wohnzimmer. Zack, zwei Streifen! Ich war so geschockt und zugleich überglücklich. Klar, ich wollte es ihm sagen, aber alleine, ohne Zuschauer. Doch dieser Typ wollte einfach nicht gehen. (Den Namen kann ich hier leider nicht nennen, das wäre Valentin gegenüber einfach nicht fair.) Ich beschloss also, mich einfach nicht mit ihm zu unterhalten, dafür aber ganz böse zu gucken, und saß schweigend in der Ecke, bis er sich so unwohl fühlte, dass er das Weite suchte. Ich weiß, das ist nicht die feine englische Art. Doch erstens bin ich keine Engländerin und zweitens: Schwangere dürfen alles! Es war Dezember, unser erstes Weihnachten zusammen und ich hatte Paul seinen ersten und übrigens letzten Adventskalender gebastelt (er weiß sowas einfach nicht zu würdigen, aber das ist ein anderes Thema). Ich sagte zu ihm: »Du musst dein Päckchen noch aufmachen!« Darauf er: »Hab ich doch.« Ich: »Nein, da ist noch ein zweites.« Also machte er es auf, und da war der Test drin. Er schaute mich mit den größten Augen an und fragte: »Bist du schwanger? Kriegen wir ein Baby?« Ich hätte beinahe gesagt: »Nein, der ist negativ, deswegen habe ich ihn dir eingepackt und mit viel Mühe eine Schleife drumgebunden.« Dann sagte ich aber doch lieber:

Ich konnte immer wieder für einige Wochen meinen Schweinehund überwinden, aber kaum hatte er einen Maulkorb, legte er sich wieder faul hin.

»Ja, ich bin schwanger!« Dann gab es viele Tränen und lautes Lachen und unzählige Küsse und Umarmungen. Es war ein so wundervoller Moment für uns beide.

Die Zeit verging und mein Körper auch. Weit weg von dem, was ich bis dato gewohnt war. 25 Kilo nahm ich in der ersten Schwangerschaft zu. Meine Hebamme war geschockt, was mich direkt noch mehr schockierte, denn sie war ja immerhin in ihrem Beruf schon einiges gewohnt. Weder gehörte ich zu den Frauen, die erst im dritten Trimester zunahmen, noch zu denen, die nur von vorne schwanger aussahen. Ich war ein Kugelfisch. Ich sah sogar im Dunkeln schwanger aus. Ich habe zwar mehr gegessen als sonst, aber nicht unbedingt so ungesund. Ob es nun die Hormone waren oder welche Umstellung auch immer, Fakt war: Nach der Entbindung mussten 21 Kilo runter. Acht Kilo erledigten sich von alleine. 13 Kilo waren »to go«. Ich hatte mir während der Schwangerschaft schon Gedanken gemacht, wie ich das alles jemals wieder und vor allem ob ich es überhaupt jemals wieder loswerden kann. Aber mir war klar: Das muss gehen! Warum sollte es nur in Hollywood machbar sein? Es brodelte wieder die Geschäftsfrau in mir. Denn eins wusste ich: Ich bin nicht die einzige Frau, die schwanger ist, und bestimmt auch nicht die Einzige, die es eben nicht nur mit Stillen und Spaziergängen runterkriegt. Ein Plan musste her!

Und der Plan sah wie folgt aus: Mit einem Trainer einen Ernährungs- und Trainingsplan entwickeln, der hart, aber effektiv ist. Gesagt, getan. Erfolgreich getestet. Innerhalb von zehn Wochen waren 13 Kilo weg. Online gestellt und los ging's.

Nach zwei Jahren und acht Monaten war dann unser zweiter Sohn bereit, das Licht der Welt zu erblicken. Bereit, unser Leben außerhalb meines Körpers – nachdem er diesen um sage und schreibe 33 Kilo verändert hatte – auf den Kopf zu stellen. Ich durfte folglich wieder bei null anfangen. Und Sätze wie »Wirst schon sehen, dein Körper hat sich deine Ausgangssituation gemerkt und wird ruckzuck wieder fit sein« waren ungefähr so wahr wie »Morgen kommt der Osterhase«. Was für ein Weg, was für eine harte Zeit, aber eines steht fest, es hat sich so gelohnt: Ich habe eine zweite Runde geschafft. 21 Kilo mussten diesmal wieder runter. Etwas mehr als zehn Kilo erledigten diesmal die Plazenta, der Kleine selbst und das Fruchtwasser. Mit viel Disziplin und den besten Übungen sowie effektiver Ernährung funktionierte es wieder. Eins war aber sicher: Die Motivation war zu 150 Prozent da.

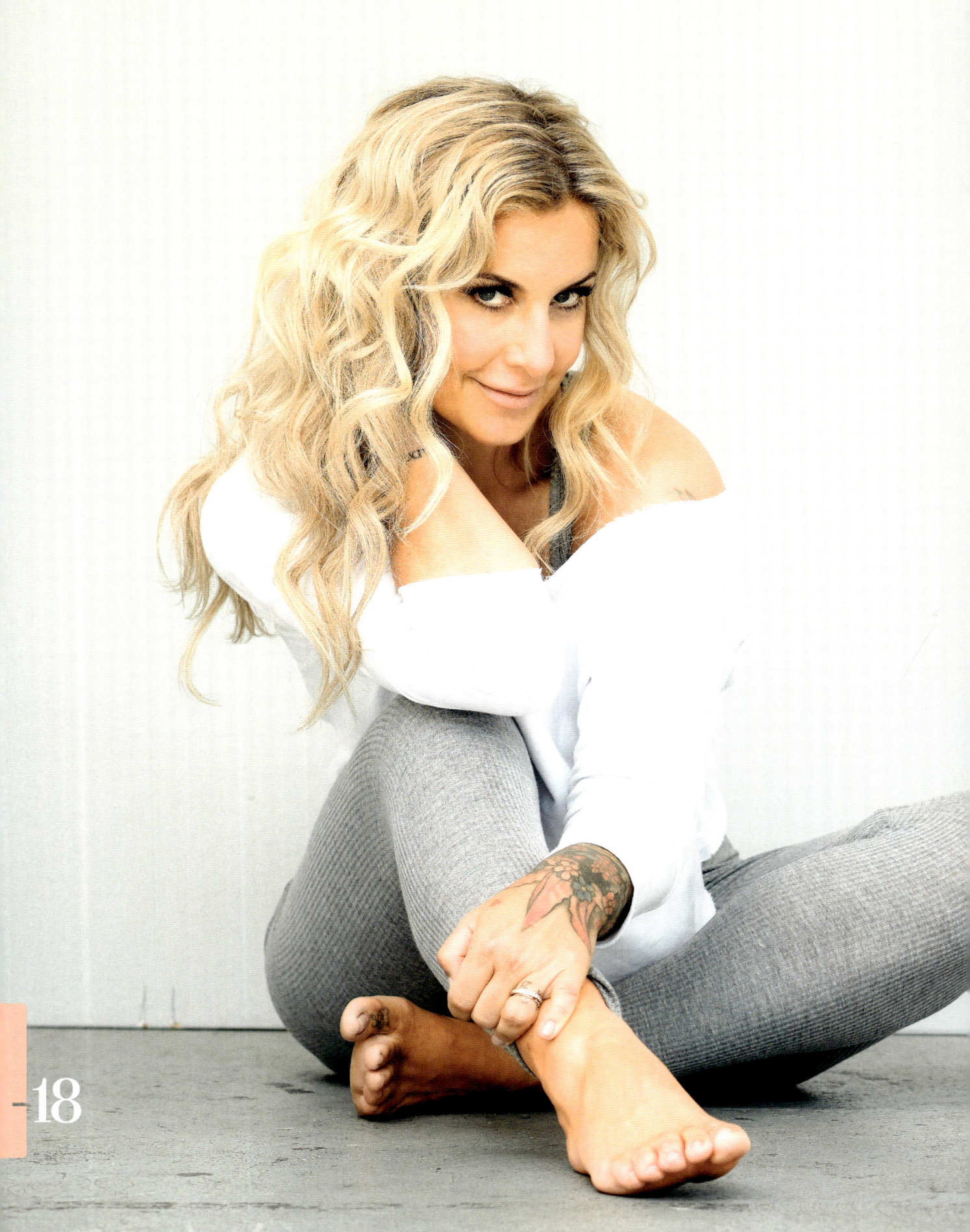

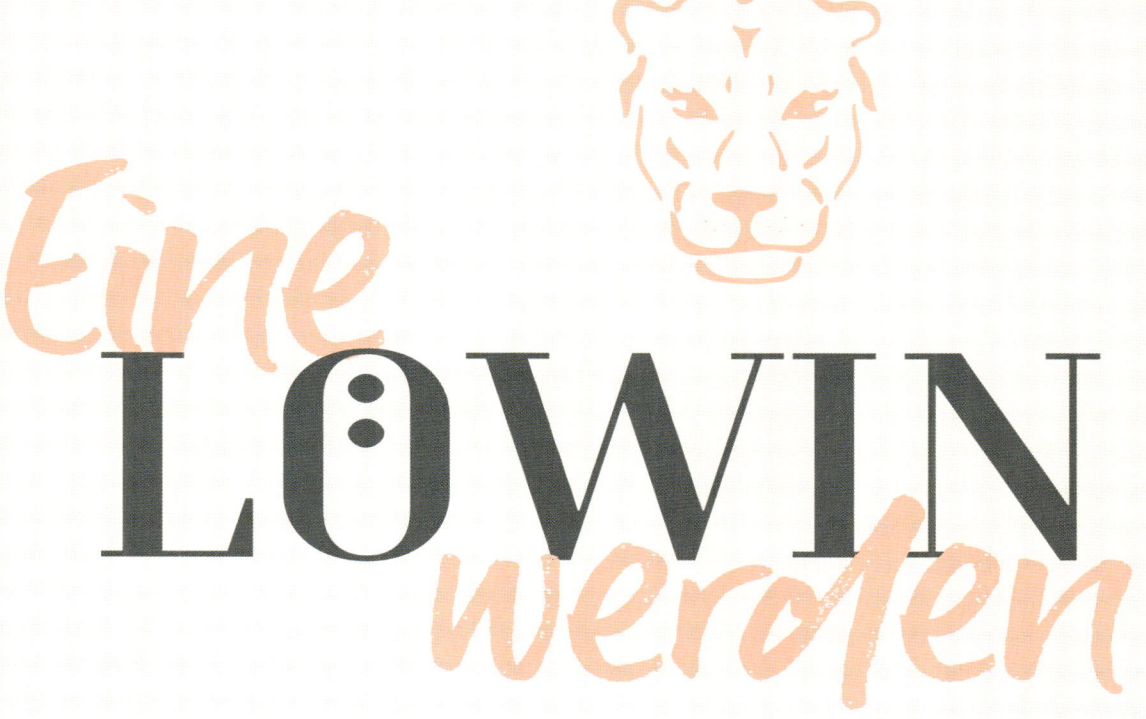

Eine LÖWIN werden

Auch ihr könnt es schaffen, das Rudel ist bei euch!

Bei mir hat es mit Disziplin und Durchhalten geklappt. Ich bin wieder in Shape, trotz zweier Schwangerschaften. Mein Ziel war jetzt: Allen Frauen da draußen zu helfen, die Lust haben, in Form zu kommen.

Egal ob postschwanger, groß, klein, dick, dünn: Ich wollte sie alle! Denn dieser Lifestyle tat so gut. Mittlerweile war meine Firma auf zehn Mitarbeiterinnen gewachsen und ich hatte mir dauerhafte professionelle Hilfe ins Boot geholt, was Trainingspläne und das Fitnessprogramm betraf. Tim Lobinger war mit eingestiegen und zusammen entwickelten wir verschiedene Programme, bis heute.

Übrigens, mein Team ist der absolute Knaller! Julia und Amelie gehören zum »Inner Circle«. Dieser Kern von fantastischen Frauen ist von Tag eins an mit dabei und ich wüsste nicht, was ich ohne sie machen würde. Beide sind dreifache Mamas! Und ich ziehe meinen Hut vor so viel Organisationstalent. Auch wenn sie bei mir angestellt sind, lerne ich von ihnen täglich. Übrigens ist meine erste Firma »UpgradeU« nun fast vier Jahre alt und wir haben in diesem Zeitraum nicht nur ein stetiges und sehr impulsives Wachstum gehabt, sondern auch drei Babys auf die Welt gebracht. Ich merke das nur an, weil ich es immer noch erschreckend finde, wie Mütter auf dem Arbeitsmarkt teilweise behandelt werden. Aus diesem Grund beschäftige ich Mütter am liebsten. Denn ich habe erkannt, dass sie Wunder vollbringen können. Gut, Tim ist ein Mann (aber auch dreifacher Papa), und irgendjemand muss ja bei uns die Männerquote erfüllen.

Mit diesen Voraussetzungen war es ganz schnell klar, dass unser Rudel zunehmen würde.

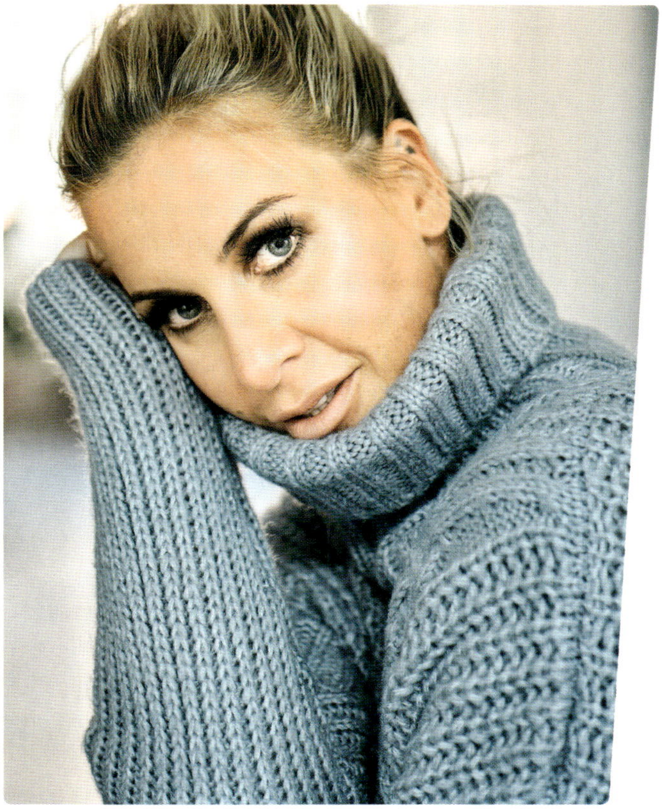

Wir sitzen alle in einem Boot! Fett ist Fett und wir alle wollen es loswerden.

Und es wuchs und wuchs und wuchs. Mittlerweile haben wir fast zehn unterschiedliche Sportprogramme. Mein Ziel war es, eine nachhaltige, professionelle Fitness- und Lifestyle-Plattform zu gründen, und das ist uns gut gelungen. Wir haben zu 100 Prozent für alle Frauen da draußen das passende Fitness- und Ernährungsprogramm. Mit einer persönlichen und intensiven Betreuung, falls es gewünscht wird. Zudem machen wir jedes Jahr eine Fitnesstour durch ganz Deutschland.

Mittlerweile expandieren wir und bringen demnächst die erste »Active Wear«-Kollektion heraus. Ich merkte schnell, das hier war kein Hobby mehr, auch keine kleine Firma. Nein, wir waren auf einmal bekannt und spielten bei den Großen mit. Und auch wenn sich vieles veränderte, eins blieb immer gleich: die Liebe zum neuen Lifestyle!

˥ Aus dieser Sache entwickelte sich dann so viel mehr. Erinnert euch daran, was ich vorhin sagte: Kein Geschäftsmodell überlebt ohne Leidenschaft! Die Leidenschaft bei diesem Projekt war schnell klar. Wir sitzen alle in einem Boot! Fett ist Fett und wir alle wollen es loswerden, nur will sich das Fett nicht so einfach von uns trennen. Schnell kristallisierte sich eine Bewegung aus tollen, motivierten und starken Frauen heraus. Kurz gesagt, ein Rudel. MEIN Löwinnen-Rudel!

˥ Und wir hatten alle etwas gemein: Wir mussten durch harte Wochen. Wir alle mussten was ändern, um etwas zu verändern, und das ließ und lässt uns heute noch zusammenhalten. Tausende von entschlossenen Frauen gehen heute diesen Weg mit mir und das Schöne daran ist: Sie bleiben! Unsere Löwinnen erreichen ihre Bestform und helfen den neuen Löwinnen, die zu uns kommen. Es ist wie ein Rudel, in dem die Jungen von den Alten lernen.

Eine Löwin schaut nach vorn

˥ »Wieso eigentlich Löwinnen-Rudel«, fragen mich viele? Weil Eintagsfliegen zu kurz leben, um was zu bewegen. Eichhörnchen zu zappelig sind und Adler hässlich. Im Ernst: Für mich drückt eine Löwin so viel Stärke aus, so viel Selbstbewusstsein und Ehrlichkeit. Sie kümmert sich zwar um ihr Rudel, verliert aber nie den Fokus. Lebt zielorientiert und ist eigentlich ruhig, es sei denn, sie muss um ihr Leben oder das Leben derer, die ihr wichtig sind, kämpfen. Eine Löwin guckt nach vorne, sie schaut nicht nach hinten, denn diesen Weg hat sie nicht vor zu gehen. Sie behält die Kontrolle, ist ausgeglichen und meist entspannt. Und ihr Blick kann Bände sprechen, was oft reicht, um die Richtigen (Hyänen und Personen, die ihr nichts Gutes wollen) zu vertreiben. Ob ich eine Löwin bin? Bei weitem nicht, aber das erhabene Gefühl versuche ich mir immer wieder ins Gedächtnis zu rufen, wenn ich merke, meine Zündschnur wird zu kurz.

Es wird euch guttun!

˥ Ob ihr mit diesem Buch ein vollkommener Mensch werdet? Ganz bestimmt nicht! Ob ihr zufriedener und vor allem selbstsicherer durchs Leben gehen werdet? Kann schon gut sein. Ob ihr euren Körper besser kennenlernen werdet und somit eure Bestform endlich erreicht? Ja, wenn ihr euch an meine Tipps haltet! Ob es euch guttun wird? Ganz bestimmt! Es geht nicht nur darum, wie ihr richtig esst oder trainiert, es geht darum, wie ihr euer Leben effektiver für euch gestalten könnt. Kleine und große Tipps für euren Alltag, damit ihr öfter

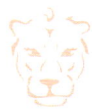

durchatmen könnt. Denn eins kann ich euch versprechen: Nachdem ihr dieses Buch gelesen habt, seid ihr, was Ernährung und Sport betrifft, weit vorne dabei. Ihr werdet erfahren, was euch und eurem Körper guttut, und werdet euch durch unsinnige Werbung, blöde Kommentare oder über gefotoshopte Fotos nicht mehr verunsichern lassen.

⌐ Lasst uns ab sofort ein Team sein. Ein Rudel, in dem man sich gegenseitig hilft und beisteht, ehrlich ist und durch dick und dünn geht. Denn nur gemeinsam kön-

nen wir etwas Gutes erreichen. Etwas, was uns zu einer besseren Version von uns selbst macht. Lasst uns ein Löwinnen-Rudel sein!

Macht das Buch zu eurem Buch

⌐ Bitte verwendet die nächsten Seiten gerne wie ein Tagebuch, eine Pinnwand, macht euch Notizen, malt während des Telefonierens rein (ich bin euch nicht böse) und reißt eine Seite raus, wenn ihr sie doof findet (eine reicht ja). Aber versucht auf alle Fälle, einen Teil davon in euren Alltag einzubinden. Macht es zu eurem ganz persönlichen Tagebuch, zu eurem

Lasst uns ab sofort ein Team sein. Ein Rudel, das sich gegenseitig hilft und beisteht, ehrlich ist und durch dick und dünn geht. Denn nur gemeinsam können wir was Gutes erreichen. Etwas, was uns zu einer besseren Version von uns selbst macht. Lasst uns ein Löwinnen-Rudel sein!

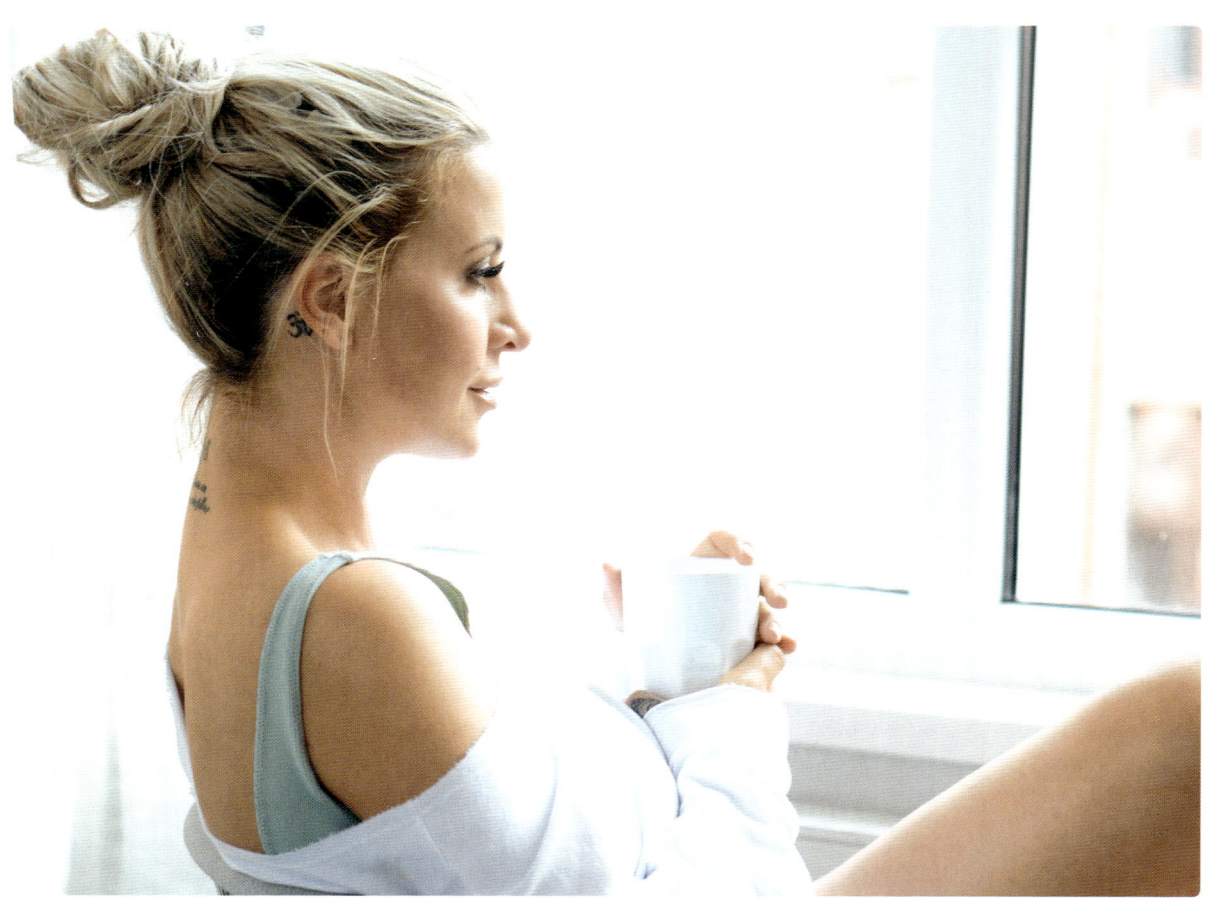

*Eine ganz wesentliche Regel lernt frau dort
ganz schnell. Den schlimmsten Fehler bei einer
Gewichtsreduktion: wenig bis nahezu nichts zu essen.*

Lifestyle. Alle Sportübungen, Tipps für Ernährung und den Alltag sowie Ratschläge sind zu 100 Prozent von mir erprobt und von Charlotte mit dem Prädikat »wertvoll« versehen. Ach was, von Stiftung Charlotte für »sehr gut« befunden! Bitte erwartet keine Musterlösungen. Wir alle sind Individuen und müssen das Gelernte in eine Form gießen, die zu unserem Alltag und Leben passt. Ja, da muss nachgedacht und teilweise auch ordentlich organisiert werden, aber das traue euch zu!

Es kommt darauf an, was ihr esst

Eine ganz wesentliche Regel lernt frau dort ganz schnell. Den schlimmsten Fehler bei einer Gewichtsreduktion: wenig bis nahezu nichts zu essen. Der Stoffwechsel verlangsamt sich, dadurch lagern wir kleine und große Fettdepots an. Natürlich ist das jetzt sehr vereinfacht erklärt und jeder Wissenschaftler wird wahrscheinlich den Kopf schütteln, aber ich hatte ja auch nie vor, hier eine Doktorarbeit zu schreiben.

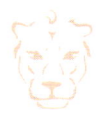

Und übrigens verstehe ich etwas Grundsätzliches nicht: Warum dürfen wir Frauen nie wirklich reinhauen? Ich höre häufig den Satz, wenn frau sich eine ordentliche Portion nimmt: »Na, Hunger, was?« Oder noch besser: »Na, wieder schwanger?« Dabei ist es doch so einfach: Es kommt nicht darauf an wie viel du isst, sondern was!

Denn auch Diäten und unsinniger Verzicht führen dazu, dass alles den Bach runtergeht. Von Pillen, Wässerchen und Shakes, die Mahlzeiten ersetzen, etc. möchte ich gar nicht erst anfangen. Denn irgendwann kommt der Punkt, wo man wieder normal isst, und dann versteht der Stoffwechsel erst recht nichts mehr. Er kommt völlig durcheinander und bockt. Sprich, er lagert ein! Alles Unsinn. Mit »unsinnig« meine ich, man muss natürlich verzichten, um etwas zu erreichen, aber man muss sich eine Deadline setzen. In unserem Fall vier bis zehn Wochen. Und danach geht es eben nicht »weiter wie zuvor« und man macht sich damit seinen Erfolg kaputt. Nein, in meinem Rudel lernt ihr, richtig zu essen und effektiv auszugleichen. Und dieses Verhalten wird irgendwann (spätestens nach drei Wochen) zum kognitiven Verhalten bzw. Lifestyle. Kurz gesagt, dreht sich alles um die 80:20-Regel. 80 Prozent Zusammenreißen und 20 Prozent Genießen. Oder auch darum, auf lange Sicht abzunehmen bzw. zu sich und seinem Gewicht zu finden. Denn man gewöhnt sich psychisch wie physisch in einem natürlichen, nicht hektischen Tempo an diese Veränderung und erreicht dadurch langfristige Erfolge!

Gut gebrüllt, Löwin!

Und ihr werdet überrascht sein, wie einfach das sein kann. Ein weiteres Überraschungsmoment in der Lernphase ist euer Umfeld, das sich teilweise zu einer Art »Feind« entwickelt. Auch ich habe das bitterlich feststellen müssen. Familie, Freunde und Kollegen – fast alle Leute fragen einen zunächst: »Warum machst du das nur?«, und kurze Zeit später: »Wie machst du

80 Prozent Zusammenreißen und 20 Prozent Genießen.

das?« In der Zwischenzeit können sie es aber nicht lassen, alles schlechtzumachen: »Das kann doch nicht gesund sein!«, »Willst du jetzt dein ganzes Leben so leben?«, »Ist das denn das richtige Vorbild für deine Kinder?«, »Kochst du jetzt immer dreifach?« Ich wurde müde und immer müder. Müde davon, zu reden, müde davon, alles zu erklären. Ich machte kurzen Prozess und diesen Rat gebe ich mittlerweile auch jeder Löwin da draußen: »Kill them with kindness!« Übersetzt: »Töte sie mit Freundlichkeit!« Wobei das Töten nicht wörtlich gemeint ist, obgleich es einem hier und da vielleicht entgegenkäme. Damit ist das verbale Töten gemeint. Mundtot machen. Als Beispiel: »Ja, es ist wirklich hart und ja, es schmeckt nicht alles toll, du hast total recht«, oder: »Ja, es erfordert durchaus viel Organisation am Anfang. Lass also lieber die Finger davon, auch wenn es sich im Endeffekt lohnt. »Bestimmt ist es nichts für dich, wenn es dir so anstrengend erscheint.« Diese Sätze schmetterte ich genau diesen destruktiven Leuten mit einem charmanten Lächeln entgegen. Ruhe!

Löwinnen nehmen sich die Zeit

⌐ Durch diese Schule bin ich übrigens bei der Moderatorin Judith Williams gegangen. Sie hat mir diesen wirklich bahnbrechenden Satz beigebracht. Denn im Endeffekt ist es doch egal, ob andere mit euch und eurem Lifestyle ein Problem haben. Unterm Strich ist es nämlich ihr Problem und nicht eures, also geht es euch nichts an. Oder anders gesagt: Die Löwin interessiert es nicht, was die Hyänen hinter ihrem Rücken reden. Denn diese sind hinter ihr und sie ist diejenige, die nach vorne schaut. Eine Löwin verschwendet keine Zeit mit Menschen, die eh nicht vorhaben, sie zu verstehen.

⌐ Eins ist klar: Es ist eure Entscheidung! Und egal, welche Alltagssituation, ob Geschäftsfrau, ob Mama, ob beides, ob nichts davon – ihr wollt doch nur eines: (wieder) in Shape kommen. Und das auf eine gesunde Art und Weise. Warum

muss man das immer entschuldigen? Müsst ihr nicht. Punkt. Mir hilft oft ein ganz besonderes Zitat weiter, wenn ich mich über Menschen aufrege, die mich schlecht machen wollen: »Great people talk about ideas, average people talk about things and small people talk about wine (Große Menschen sprechen über Ideen, durchschnittliche über Dinge und kleine über Wein); Fran Lebowitz.

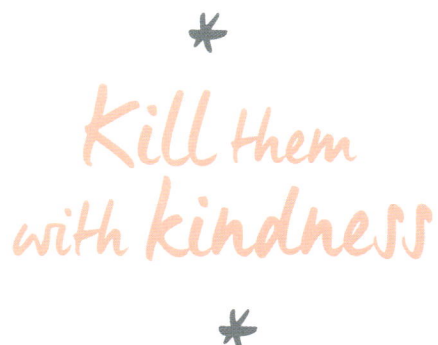

Kill them with kindness

⌐ Es gibt noch einen Leitsatz, der sich mir vor Jahren eingeprägt hat, und ich genieße meinen neuen Lifestyle nun seit fast fünf Jahren! Du wirst ihn selbst schon mal gesagt haben, denn aus den meisten Menschen sprudelt er heraus, sobald es um das Thema Sport geht: »Oh, dafür habe ich echt gar keine Zeit!« Darauf antworte ich dann immer nur: »Ich auch nicht, deshalb muss ich mir Zeit dafür freischaufeln!« Keiner macht gerne etwas, das anstrengend ist. Genau aus dem Grund wird man mit ganz vielen Glückshormonen belohnt, wenn man es erledigt hat. Glaubt mir, auch ich finde den Sport am besten, wenn er vorbei ist.

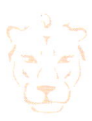

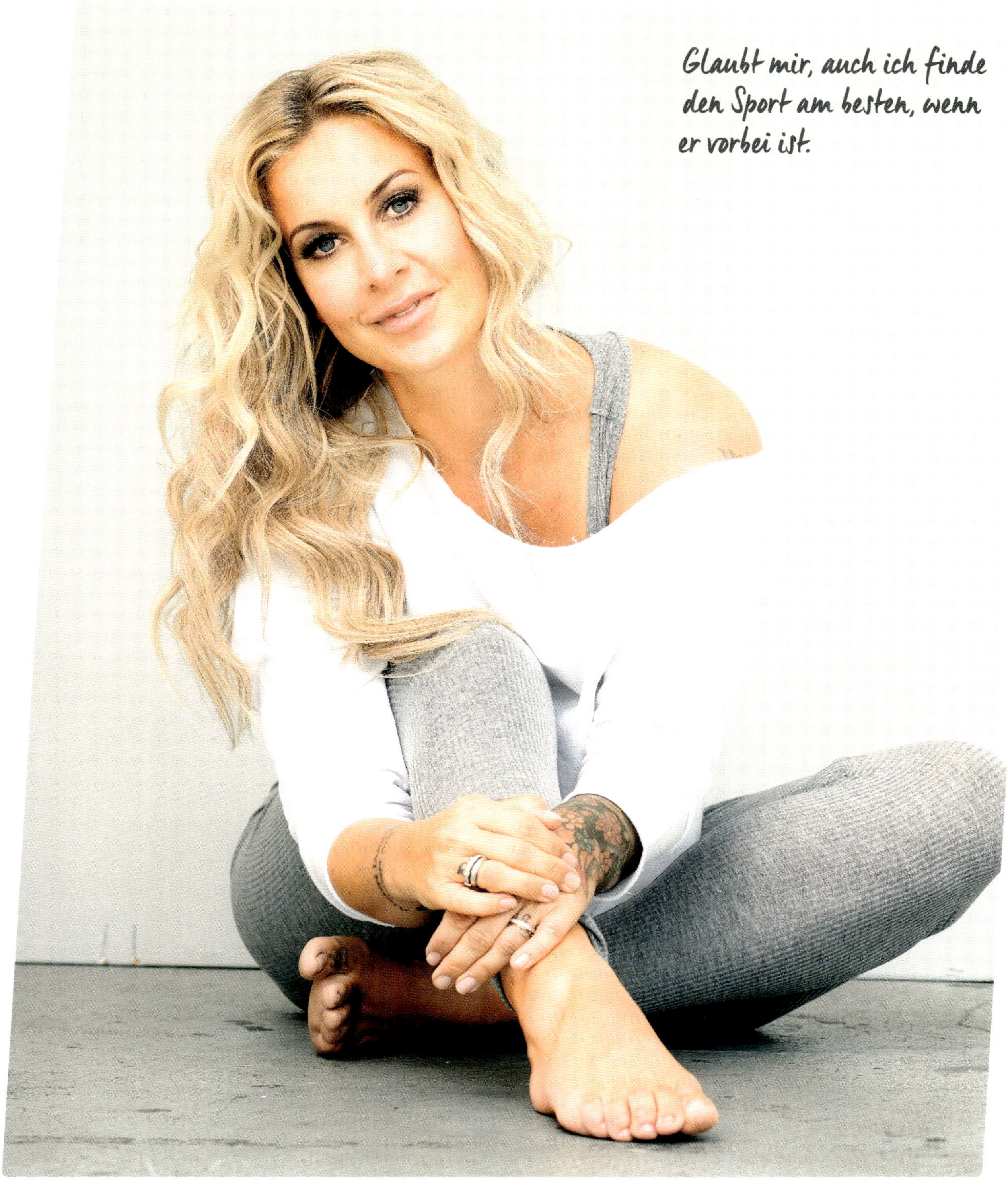

Glaubt mir, auch ich finde den Sport am besten, wenn er vorbei ist.

*

*Lasst uns
eure Bestform erreichen
und euch ein neues
Lebensgefühl
geben.*

*

Gönnt den Kleinen eine Pause

⌐ Manchmal ist es aber auch ganz einfach das schlechte Gewissen, das uns daran hindert, Sport zu machen. Besonders bei den frischen Mamis beobachte ich dies. Frei nach dem Motto: Kann ich jetzt wirklich 30 Minuten weg? Werden die ohne mich klarkommen? Was ist, wenn der »Aufpasser« etwas vergisst oder nicht richtig handelt. Die Kleinen brauchen mich doch! (Waren auch übrigens genau meine Gedanken damals). Ja, es stimmt, sie brauchen euch, aber nicht 24 Stunden, sieben Tage die Woche!

⌐ Die eine halbe Stunde, vier Mal die Woche, überleben die Kleinen! Denn sie müssen es ja noch nicht einmal mitkriegen. Auch, wenn man vielleicht nicht das Gefühl hat, aber ja, irgendwann schlafen sie ja zum Beispiel doch. Und dann kommt eure Me-Time. Vielleicht gibt es auch einen Moment am Tag, an dem euer Nachwuchs mit Papa, anderen Familienmitgliedern, einem Babysitter oder Freunden Zeit verbringt und ihr könnt euch zurückziehen.

⌐ Als mich genau diese Gedanken plagten, war es unser Kindermädchen Sarah, das etwas ganz Schlaues leise, aber bestimmt zu mir sagte: »Glaub mir, Charlotte, die Kinder sind auch froh, wenn sie mal eine Pause von den Mamis haben!« Wow, das saß. Aber recht hat sie, wie so oft. Und ja, ich weiß, wir haben ein Kindermädchen. Und ich erzähle euch gerne auch, warum. Unsere Jobs verlangen einige Wegstrecken, die wir meistens nur mit dem Flieger oder der

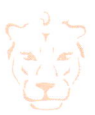
Bahn zurücklegen können. Jobs, die bis zu 18 Stunden am Tag dauern und keinen Raum für eine Mittagspause bieten. Wir brauchen also eine weitere Konstante, die genau in dieser Zeit für unsere zwei da ist und ihnen alles gibt, was sie brauchen. Wir können uns nun mal die Projekte nicht zeitlich aussuchen, und oftmals sind wir dann eben auch beide unterwegs. Doch dann springt unsere ganz persönliche Mary Poppins ein. Sie ist das Beste, was unseren Kindern passieren konnte. Wir lieben sie!

Packen wir es gemeinsam an!

¬ Eines ist mir jedoch sehr wichtig: Bitte glaubt nicht, dass ich total diszipliniert bin, jeden Tag und immer verzichte oder mich immer zusammenreißen kann. Und – noch schlimmer – mich auf nichts in der Früh mehr freue als auf meinen Selleriesmoothie. Nein. Ich esse Süßes, ich trinke Alkohol und Softdrinks, ich esse schlechte Kohlenhydrate und liebe fettige Speisen. Der Unterschied zu früher: Ich kann es rechtzeitig ausbügeln und ich lege nichts auf die Waage – im doppelten Sinne!

¬ Tja, ich merke schon, während ich hier so schreibe: Es macht mir Spaß, mich mit euch zu »unterhalten«. Solltet ihr euch nach den letzten Seiten nun aber doch fragen, wie mein Fazit lautet und warum es richtig war, mein Buch zu kaufen: Der Weg zum Sport ist eigentlich ein so kurzer. Überall gibt's Mukkibuden, Schweiß-

hallen und Schnupperkurse für die sonderbarsten Bewegungstherapien. Bei mir war der Weg dennoch ein sehr langer. Nur durch das Kaufen von neuen, schicken sporty Outfits, das tägliche Sichten von Instagram-Clips, in denen sich die schönsten Menschen fast zur Bewusstlosigkeit planken, und theoretischem Sport im Kopf wird man eben einfach nicht fit und fühlt sich auch nicht besser! Also lasst es uns gemeinsam anpacken! Lasst uns eure Bestform erreichen und euch ein neues Lebensgefühl geben. Voll von Selbstbewusstsein, Stärke und in passenden Klamotten. Roar!

Bitte glaubt nicht, dass ich total diszipliniert bin, jeden Tag und immer verzichte.

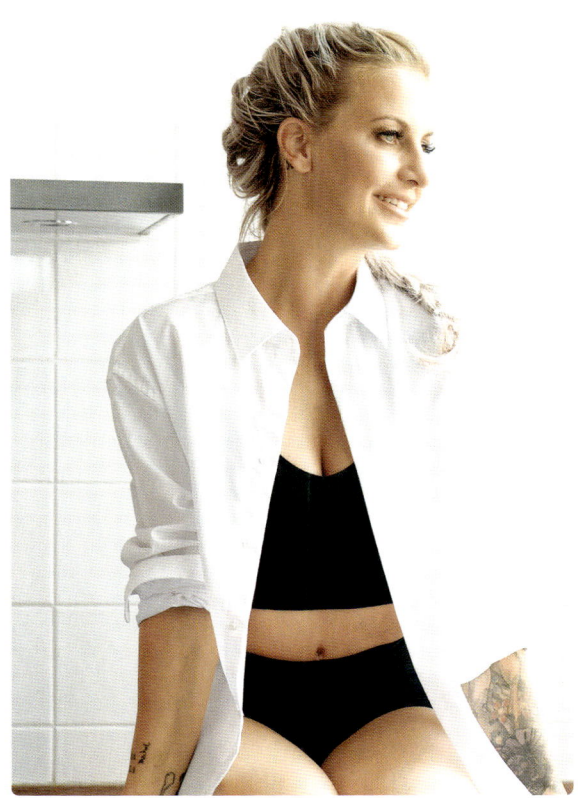

Mein Fitness-Workout für Frauen. Genauer gesagt: für alle Frauen.

Je mehr man sich mit Sport, Fitness und Ernährung beschäftigt und sich mit Profis austauscht, umso häufiger poppt einem im Kopf der Satz auf: Mensch, wieso hat mir das eigentlich niemand vorher gesagt? Ja, und genau deshalb mache ich das jetzt für euch.

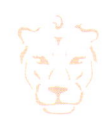

Ich hab's euch versprochen: Ich sage euch, wie ihr die häufigsten Fehler vermeiden könnt und es schafft, meine Übungen am effektivsten zu absolvieren. Für euch heißt das: Her mit dem Leuchtstift und alles markieren, was euch neu ist, was euch interessiert und euch dem Ziel, eure Bestform zu erreichen, näher bringt.

⌐ Vorweg: Eine Ausrede, warum ihr die folgenden Übungen nicht machen könnt, kann ich euch schon mal direkt streichen, denn jede von euch hat alles, was sie dazu benötigt: ihr eigenes Körpergewicht! Ja, sorry, mehr brauchen wir dazu nicht.

⌐ Viele meiner Löwinnen starten so eine Änderungsphase in Sachen Sport und Ernährung gerne gemeinsam mit einer Freundin, denn dann kann man sich austauschen, sich gegenseitig motivieren oder auch mal gemeinsam Sport machen. Und dann habt ihr ja auch gleich schon direkt ein gutes Geschenk für sie, nämlich dieses Buch hier! Wollte ich nur mal gesagt haben …

Vier Bereiche trainieren

⌐ Die Übungen, die ihr auf den nächsten Seiten findet, sind gut ausgewählt und auch hier wieder von mir erprobt, »durchgesportelt« und auf Muskelkater getestet. Und ja, ihr werdet sehen, diese Workouts bringen's richtig! Denn ich habe sie zusammen mit meinem Fitness-Athletik-Trainer und Freund Tim Lobinger für euch ausgesucht. Auf meiner Website könnt ihr meine Übungen ja immer als Videos sehen,

aber hier war für uns die Herausforderung, alles ganz genau gedanklich durchzugehen, um euch in kurzen und leicht verständlichen Texten die Übungen zu erklären. Geht also bitte Schritt für Schritt alles durch, damit ihr auf keinen Fall dauerhaft Fehler in die Umsetzungen einbaut. Und falls ihr euch, nach der sehr genauen Beschreibung, doch unsicher seid, könnt ihr die Übungen googeln und euch Videos dazu anschauen.

⌐ Grundsätzlich haben wir, Tim und ich, den Körper in vier Bereiche eingeteilt:

1. Beine,
2. Bauch & Hüfte,
3. Rücken & Po,
4. Arme & Schultern.

Ihr macht also einen Körperbereich mit den jeweiligen Übungen einmal durch, dann ein, zwei Minuten Pause, um dann dasselbe direkt im Anschluss nochmal zu machen. Jeden Tag nehmt ihr euch einen anderen Bereich vor. Sprich, ihr habt jeden Tag ein anderes »Motto«. Und wenn ihr euch jetzt fragt, was man dann z.B. freitags machen soll, denn alle vier Körperbereiche reichen ja nur von Montag bis Donnerstag: Dafür haben wir uns zusätzlich ein kleines Cardio-Workout, extra zur Fettverbrennung, einfallen lassen. Und für die ganz besonders Extrafleißigen noch einen sogenannten »Quickie on top« – wenn ihr nach den zwei Runden eines Körperbereichs noch so gut drauf seid und eine Extrarunde drehen wollt! Ist das nicht nett von uns?

Kleine Tipps
GROSSE EFFEKTE

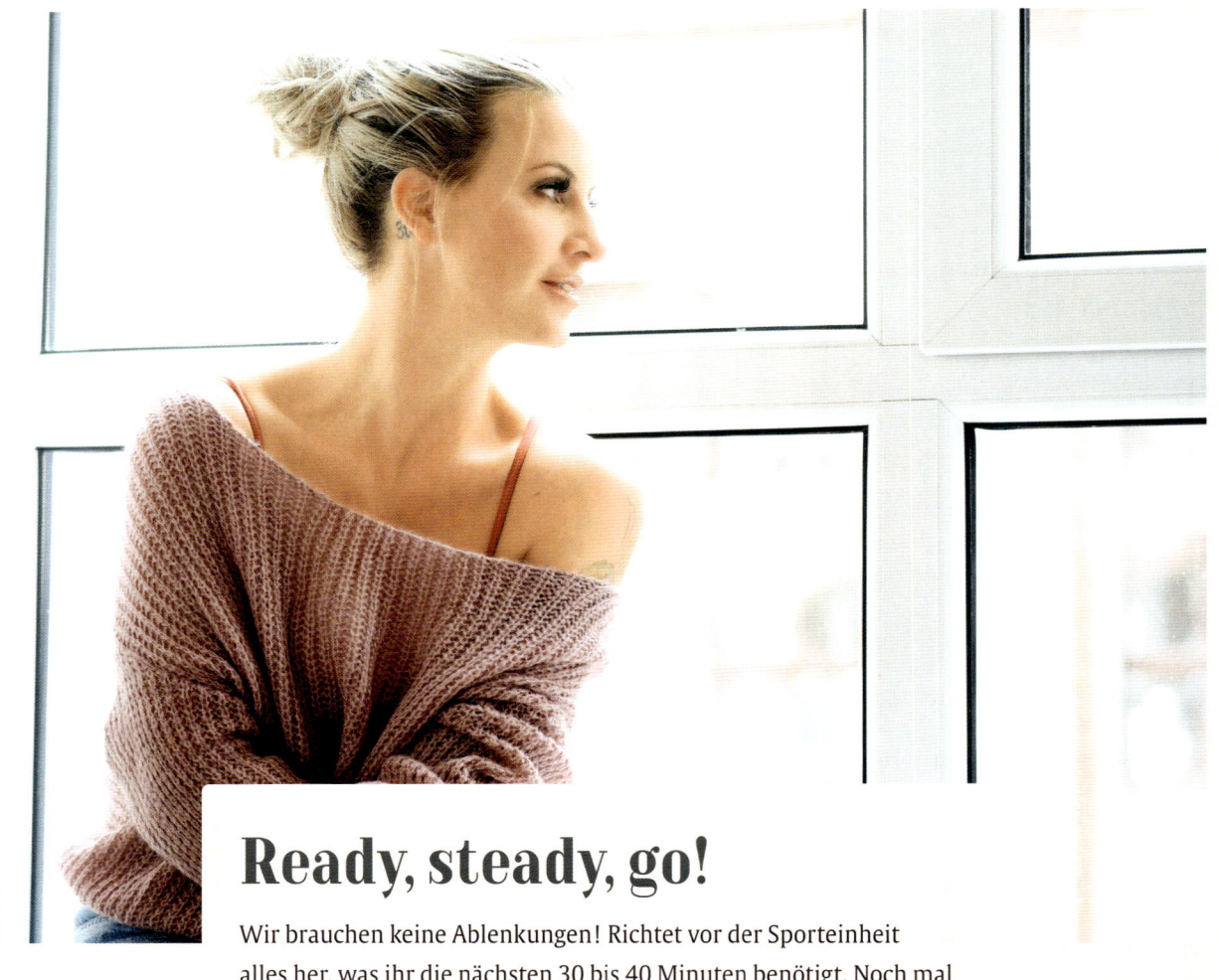

Ready, steady, go!

Wir brauchen keine Ablenkungen! Richtet vor der Sporteinheit alles her, was ihr die nächsten 30 bis 40 Minuten benötigt. Noch mal schnell ein Handtuch oder Haargummi holen »zu müssen« bringt euch nur aus der Konzentration und lässt euch am Ende an der Waschmaschine vorbeigehen, die seit über zwei Stunden ausgeleert gehört, was man jetzt eigentlich schnell machen könnte. Nein! Sicherlich habt ihr euer Smartphone in greifbarer Nähe, aber macht, wenn möglich, das Internet aus. Eure Freundin ist nicht sauer, wenn ihr erst in 30 Minuten lest, dass sie für den Mädelsabend bereits alles besorgt hat.

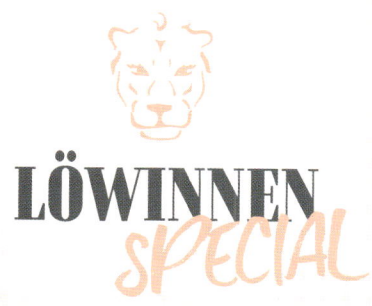

LÖWINNEN
SPECIAL

Deine Notizen

Pimp up – slow down

Wenn einem, so wie mir, manchmal Fitness-übungen einfach keinen Spaß machen (so ehrlich müssen wir sein), ist man sehr dazu verleitet, alles schnell und hektisch hinter sich bringen zu wollen. Schlecht, sogar sehr schlecht, denn dadurch verkürzt man die »Time under Tension«. Wir wollen ja die Muskeln wachsen lassen. Wozu liegen wir sonst gerade auf dieser so wunderbar nach Gummi riechenden Matte? Eben. Also nehmt euch die Zeit und macht jede einzelne Bewegung genau wie beschrieben. Ihr wisst ja, wenn eine Stelle besonders beansprucht wird und euch ordentlich anstrengend vorkommt, macht ihr es genau richtig.

Breeeathe!

Versucht, immer darauf zu achten, natürlich zu atmen. Versteift euch nicht auf Regeln, wie »Dann Einatmen und dann Ausatmen«. Ihr könnt atmen, wann ihr wollt, ihr macht euer ganzes Leben ja nichts anderes. Wichtig dabei ist nur, dass ihr es auch beim Sport, am besten regelmäßig, macht. Sonst kann es zu Verspannungen kommen.

Fake-Fluencer

Man kann sich kaum frei davon machen: Durch soziale Netzwerke werden wir unterbewusst teilweise völlig fehlgesteuert, denn meistens werden einem dort ja nur die Superlative serviert. Völliger Quatsch, denn wisst ihr, was Person X vom anderen Ende der Welt die letzten Wochen und Jahre so gemacht hat, ob alles wirklich so perfekt um sie steht, wie sie sich gerade präsentiert? Ob und wie das Foto bearbeitet wurde? Nein, also vergleicht euch nicht mit anderen, sondern nur mit euch selbst vor einer Woche oder einem Jahr und heute!

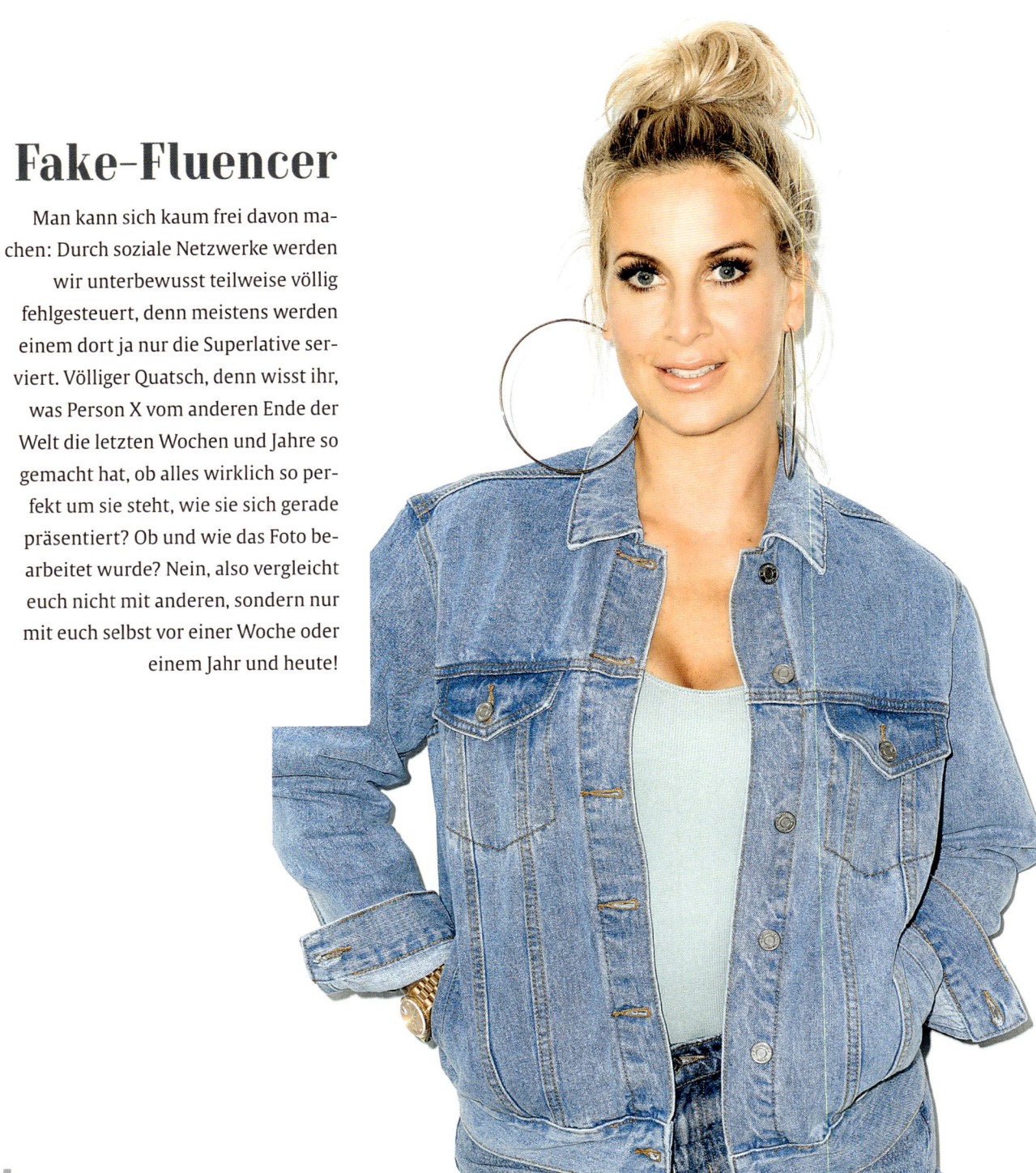

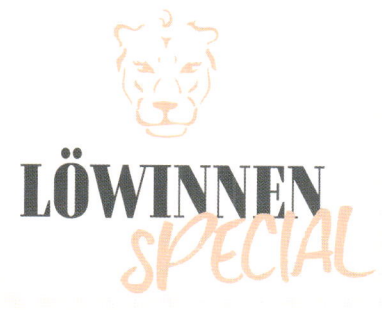

LÖWINNEN SPECIAL

Deine Notizen

Intervall-Apps

Im Urlaub brauche ich meine Intervall-App am häufigsten, denn da macht man ja doch auch gerne mal nur die kleinere Variante vom Sport. Umso besser, wenn ihr euch zumindest zeitlich an den Rahmen haltet. Zudem gibt es viele nette Motivations-Features, die euch immer wieder aufbauen. Durch das automatische Abspeichern eurer Sporteinheiten wird euch zudem nach ein paar Wochen eure tolle Erfolgskurve gezeigt. Ach ja, und spätestens nach ein paar Seiten hier im Buch müsst ihr euch so eine App sowieso herunterladen, damit ihr euch an die von uns festgelegten Zeiten haltet!

Glotzen und abnehmen zugleich – geht!

Seriengucken beim Bügeln, Stricken oder Putzen war gestern, denn heute kann man sich eine Serie aussuchen und anschauen, wann immer man möchte – also auch beim Sport. Nutzt das und macht eine Serie zu eurer »Sportserie«, ihr werdet sehen, Binge Watching hat dann einen super Nebeneffekt! Am besten ist »leichte Kost«, denn wichtig dabei ist nur, dass ihr euch nicht ablenken lasst. Achtet weiterhin darauf, die Übungen sauber und stark (bei gleichmäßiger Intensität) auszuführen.

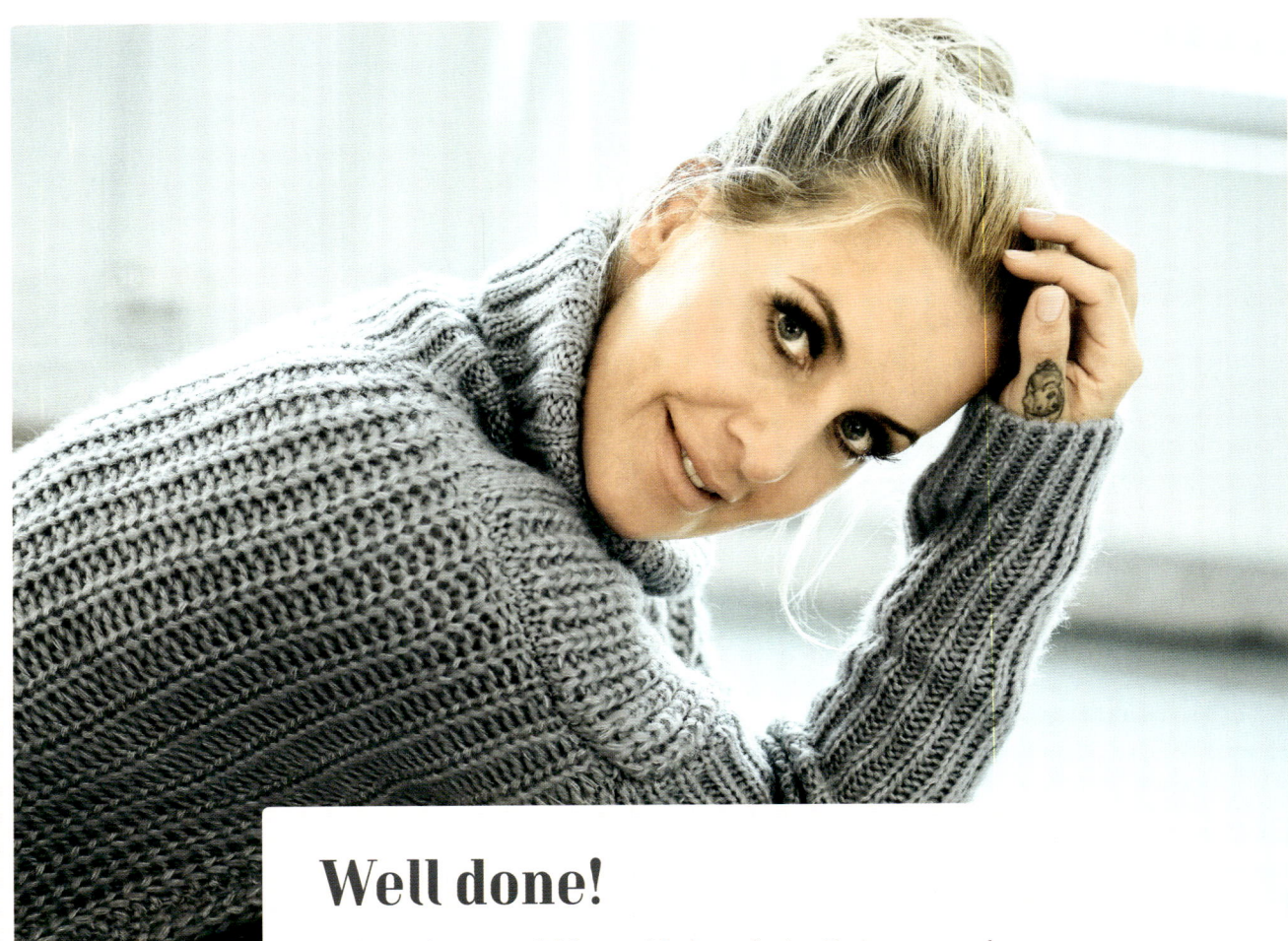

Well done!

Nächstes Thema: Buchführung. Macht euch eine Notiz, wann und wie lange ihr gesportelt habt. Nach einigen Wochen macht es große Freude zu sehen, wie konsequent ihr wart und was ihr alles geschafft habt! Setzt euch zudem einen Break-Even, an dem ihr euch dann mit einer besonderen Sache belohnt. Eine schicke Klamotte, eine Massage, ein besonderes Essen, ein Schmuckstück, das euch an euren Erfolg erinnert. Ach, ich denke hier brauche ich euch am aller wenigsten behilflich zu sein.

In der Praxis sieht das bei mir so aus: Ich gehe am Sonntagabend meinen Terminkalender durch, trage die Sporteinheiten ein und behandle sie wie feste Businesstermine. Diese werden nicht abgesagt oder verkürzt. Es wird sich zu 100 Prozent daran gehalten. Einzige Ausnahme: Man wird krank. Zu den geplanten Terminen mache ich mir einen »Flextermin«. Heißt, hier drauf kann ich gegebenenfalls ausweichen, sollte wirklich etwas richtig Dringendes dazwischenkommen. Und denkt daran: Kein Workout ist ein schlechtes Workout, bis auf das, das nie stattfand!

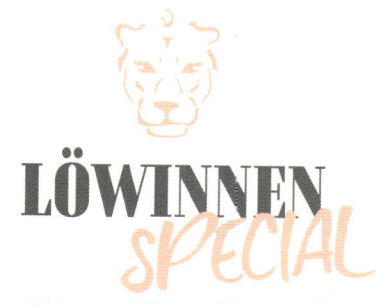

LÖWINNEN SPECIAL

Deine Notizen

Schnitzel vor dem Sport ist wie Skippings mit Moonboots

Denkt bitte auch vor dem Sport daran, nicht zu viel und nicht zu wenig zu essen! Mit Hunger geht gar nichts, bei mir zumindest, und mit einem vollem Magen kann es zu Übelkeit kommen. Zudem fühlt man sich zu behäbig und gibt schneller bei Übungen auf, die man eh nicht sonderlich mag. Der Abstand der letzten Mahlzeit zum Sport ist wichtig. Ich empfehle euch, zwei bis drei Stunden vor dem Sport noch etwas Leichtes zu euch zu nehmen. Aber testet doch einfach selbst, wann ihr was vor dem Sport essen könnt. Jeder Mensch tickt auch hier anders!

Beweg deinen A****!

Auch, wenn ich kaum glaube, dass mein Mann damals schon diesen Song für meinen inneren Schweinehund gesungen hat, hilft er mir trotzdem. Musik und der richtige Beat können mich an manch einem Workout-Tag zur Höchstform bringen. Kurz gesagt, stellt euch eine gute Playlist zusammen, hört in neue Alben rein und lasst euch von der Musik regelrecht anstacheln!

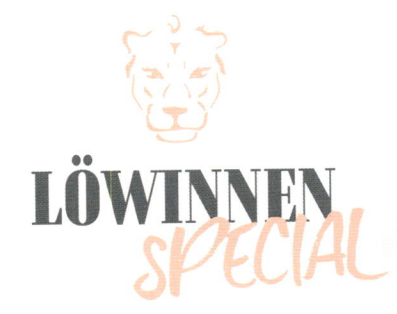
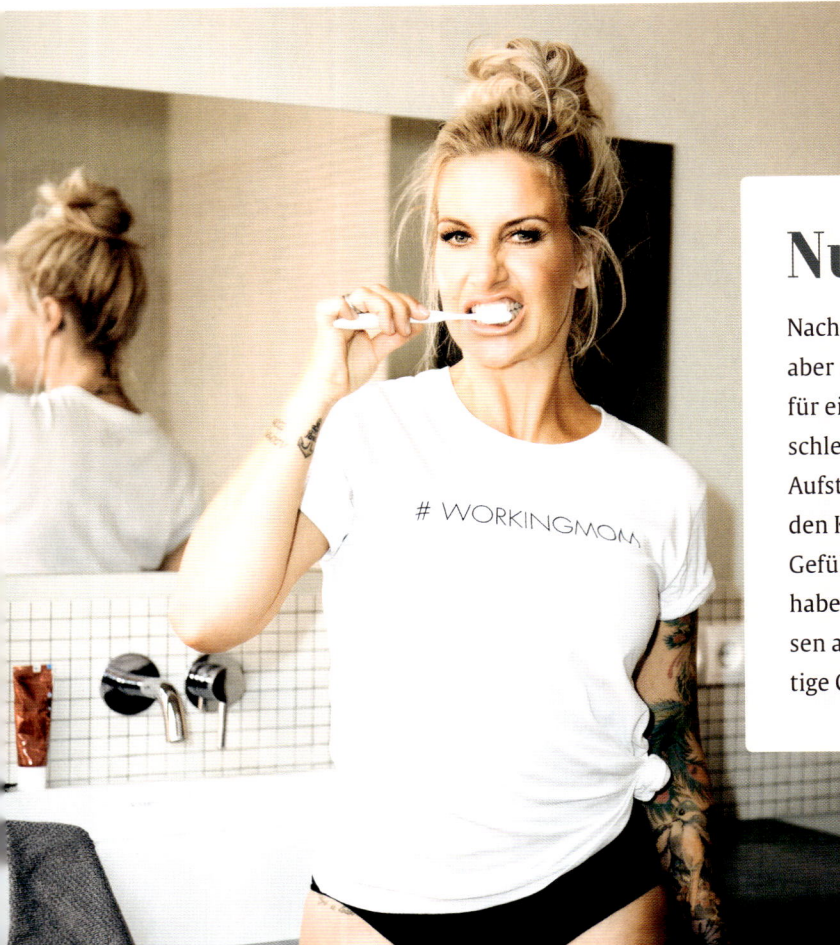

Nur Zeit für 'n Quickie

Nach dieser Lektüre wird das ja nicht mehr passieren, aber solltet ihr an mehreren Tagen tatsächlich keine Zeit für eine Sporteinheit aufbringen können, verkleinert euer schlechtes Gewissen, indem ihr direkt morgens nach dem Aufstehen eine kleine Plank-Session einlegt. Das kurbelt den Kreislauf an, ihr werdet wach und habt immerhin das Gefühl, doch etwas Winziges für euren Körper getan zu haben. So etwas bietet sich übrigens auch in kleinen Pausen an. Sogar im Job. Daraus kann durchaus eine langfristige Challenge mit anderen Kollegen entstehen.

Fridge & Squat

Meine Familie muss sich das eine oder andere Mal wundern, wenn Mami vor dem Kühlschrank Kniebeugen macht. Genauer gesagt 30 Stück, denn das passiert immer dann, wenn ich es einfach nicht lassen kann, wieder mal zu snacken. Rauf, runter, rauf, runter, bis alles beisammen ist. Was meint ihr, wie schnell man sich das Öffnen des Kühlschranks abgewöhnt!

Nutze jede stupide Routine-Arbeit

Nachdem ich mir meine Haare eh nicht so wunderhübsch föhnen kann wie mein lieber Friseur, widme ich diese »Trockenzeit« zusätzlich meinen Oberschenkeln und mache abwechselnd Ausfallschritte nach vorne. Sogar meine Jungs stehen seit Neuestem beim Zähneputzen nur auf einem Bein, denn in dieser Zeit kann man seinen Gleichgewichtssinn trainieren.

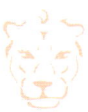

Erst lesen, dann machen

¬ Jede Übung hat eine Fehlerfalle, und genau diese haben wir euch zur Vermeidung auch extra aufgeschrieben. Profi-Tipp: Lest euch die Übungen durch, bevor ihr mit dem Training anfangt. Macht euch auch hier direkt gerne wieder eure ganz eigenen Notizen, die euch dann später helfen, alles sauber und richtig auszuführen. Es gibt nichts Demotivierendes, als während der Trainingseinheit nachschlagen zu müssen oder gar das Gefühl zu haben, man macht es völlig falsch. Dass sich die Übungen aber am Anfang hölzern anfühlen, ist ganz normal. Der Körper und der Kopf müssen erstmal zu einem Team werden! Lange Rede, kurzer Sinn: Jetzt geht's los!

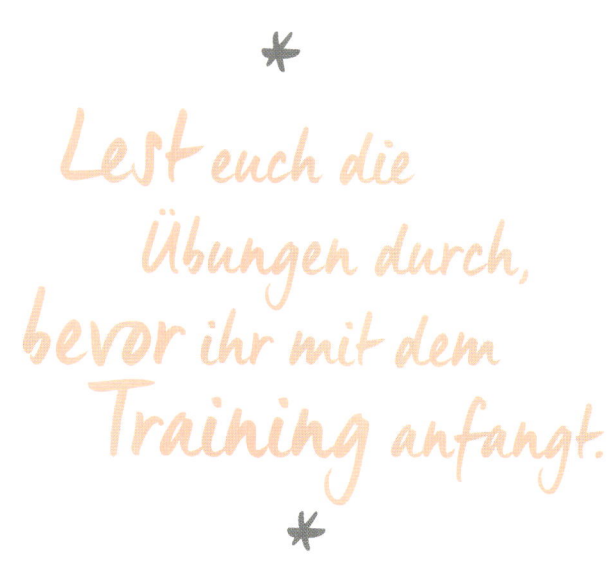

Lest euch die Übungen durch, bevor ihr mit dem Training anfangt.

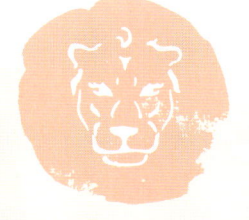

40:20 – die Übungsdauer einhalten

Mache alle Übungen jeweils 40 Sekunden, dann 20 Sekunden Pause und dann geh direkt zur nächsten Übung weiter. Nach einem Durchgang machst du eine Pause von ein bis zwei Minuten und dann machst du dieselben Übungen nochmal von vorne.

Einsteiger oder noch nicht so fitte Löwinnen unter euch können aber auch den zeitlichen Rahmen auf 30 Sekunden Bewegung und 30 Sekunden Pause verändern. Die Effektivität ist auch mit diesen Zeiten gewährleistet,

aber mehr bringt eben manchmal doch auch mehr! Solltest du es also nicht direkt von Anfang an schaffen, sieh die »40:20« als ein Ziel!

Die wirst ja sehen, welche Übungen schon gut gehen und welche du noch nicht so gut durchhältst. Denk aber bitte dran, wenn, dann lieber mal in den Pausenzeiten ein bisschen zu mogeln und dir noch ein paar Sekunden mehr zu nehmen als in der Belastungszeit!

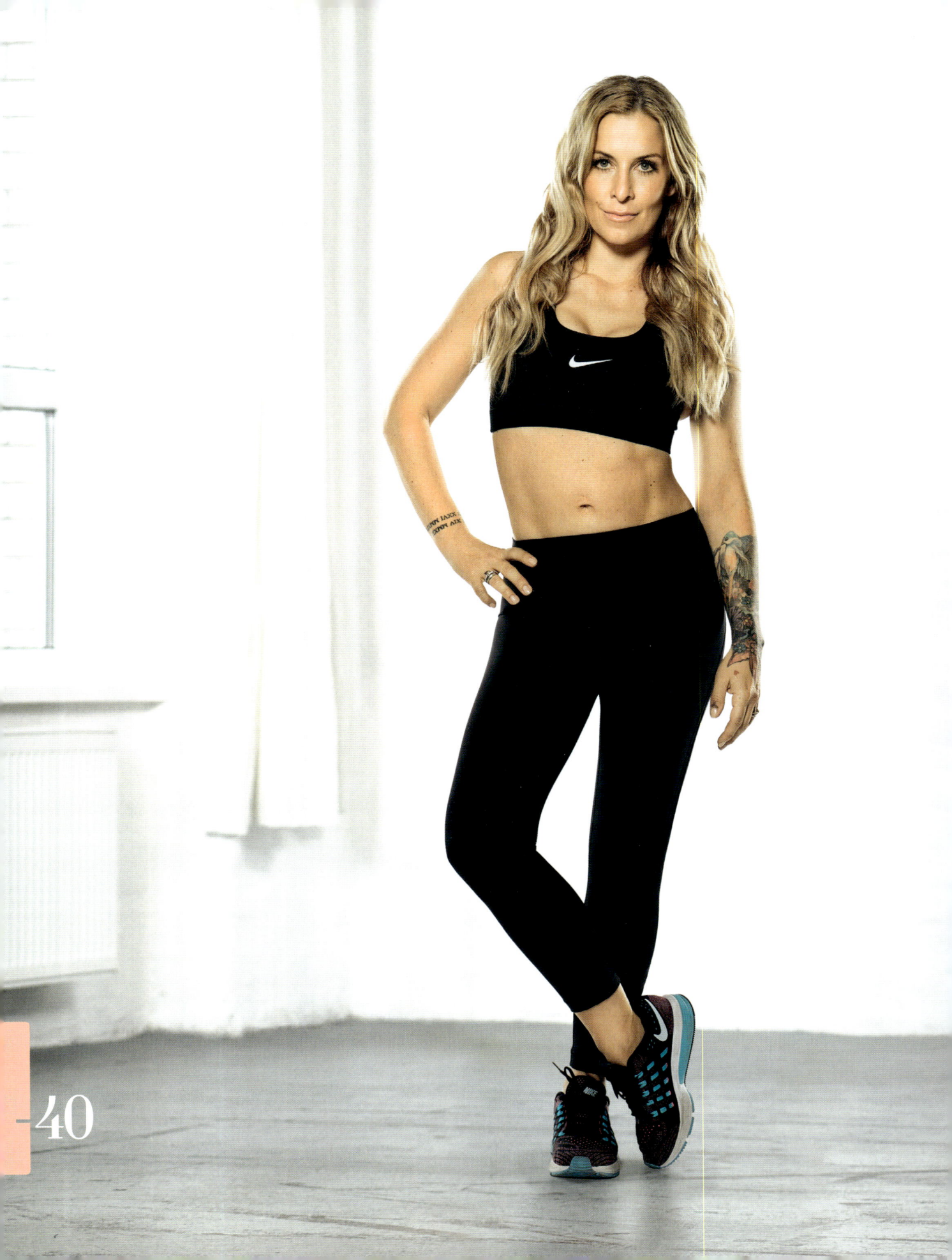

Das LÖWINNEN Workout

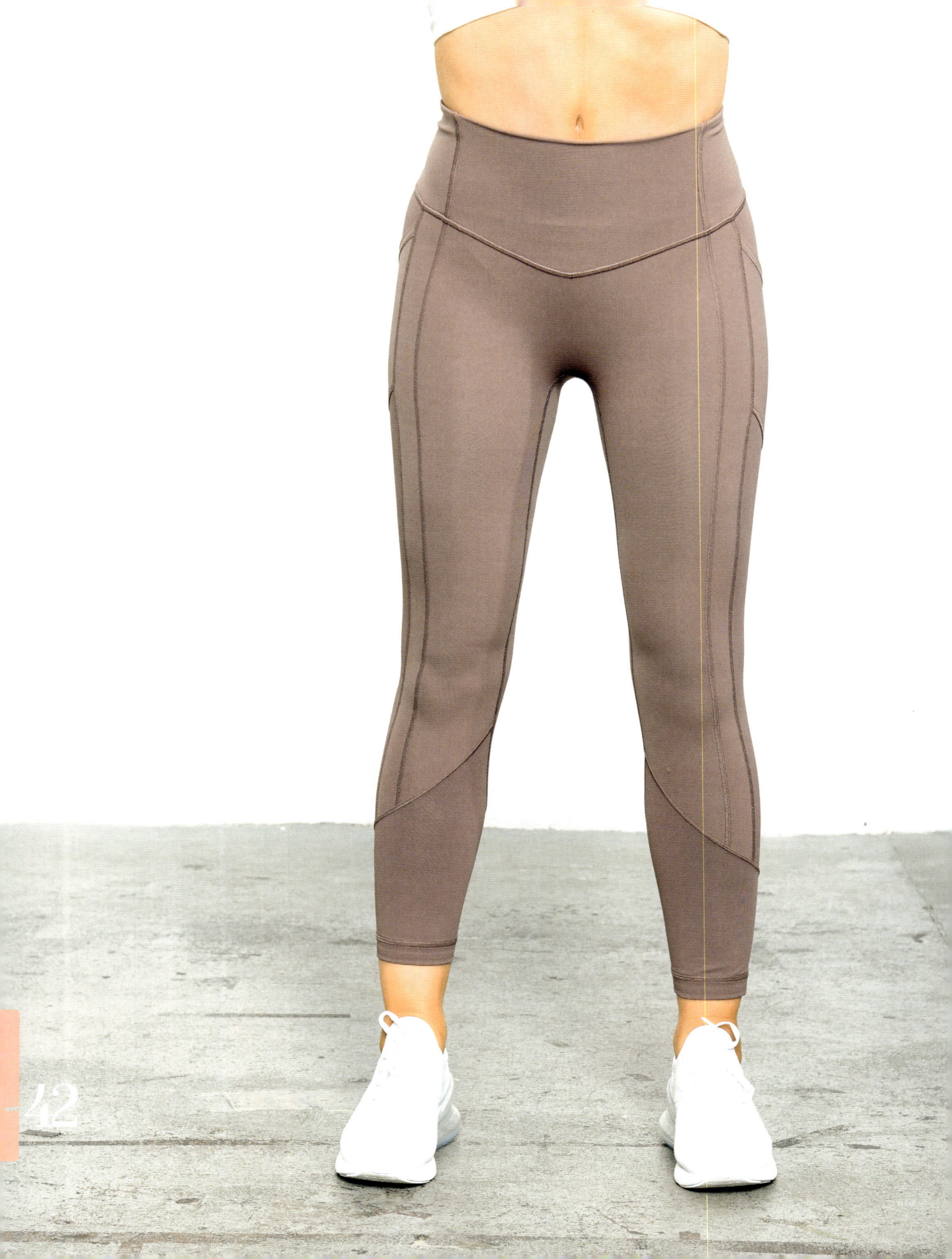

Beine

ÜBUNGEN

9

DAUER GESAMT

12 MIN.

DURCHGÄNGE

2

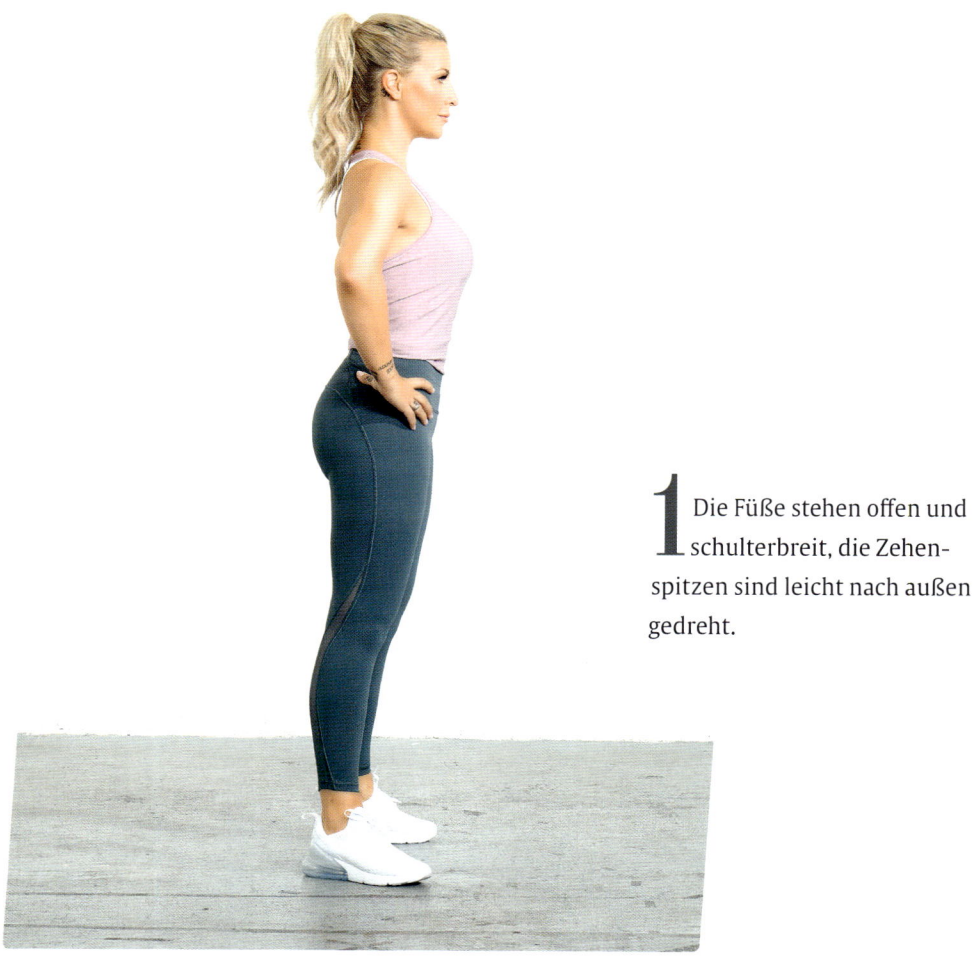

1 Die Füße stehen offen und schulterbreit, die Zehen-spitzen sind leicht nach außen gedreht.

Tiefe
KNIEBEUGE

Wer einen guten Hintern haben will, muss squatten!
Nach dem Motto: »Squat 'till you drop!«

FEHLERFALLE

Das Gewicht muss beim Beugen der Knie stets
auf den Fersen liegen!

2 Schiebe nun die Hüfte nach hinten (wie einen »Entenhintern«) und den Oberkörper nach vorne, während du die Knie beugst und die Arme dabei gerade und parallel zum Boden vor dir ausgestreckt hältst.

Halte den Rücken gerade und senke deinen Po, bis die Oberschenkel parallel zum Boden sind.

Geh wieder hoch in die Ausgangsposition.

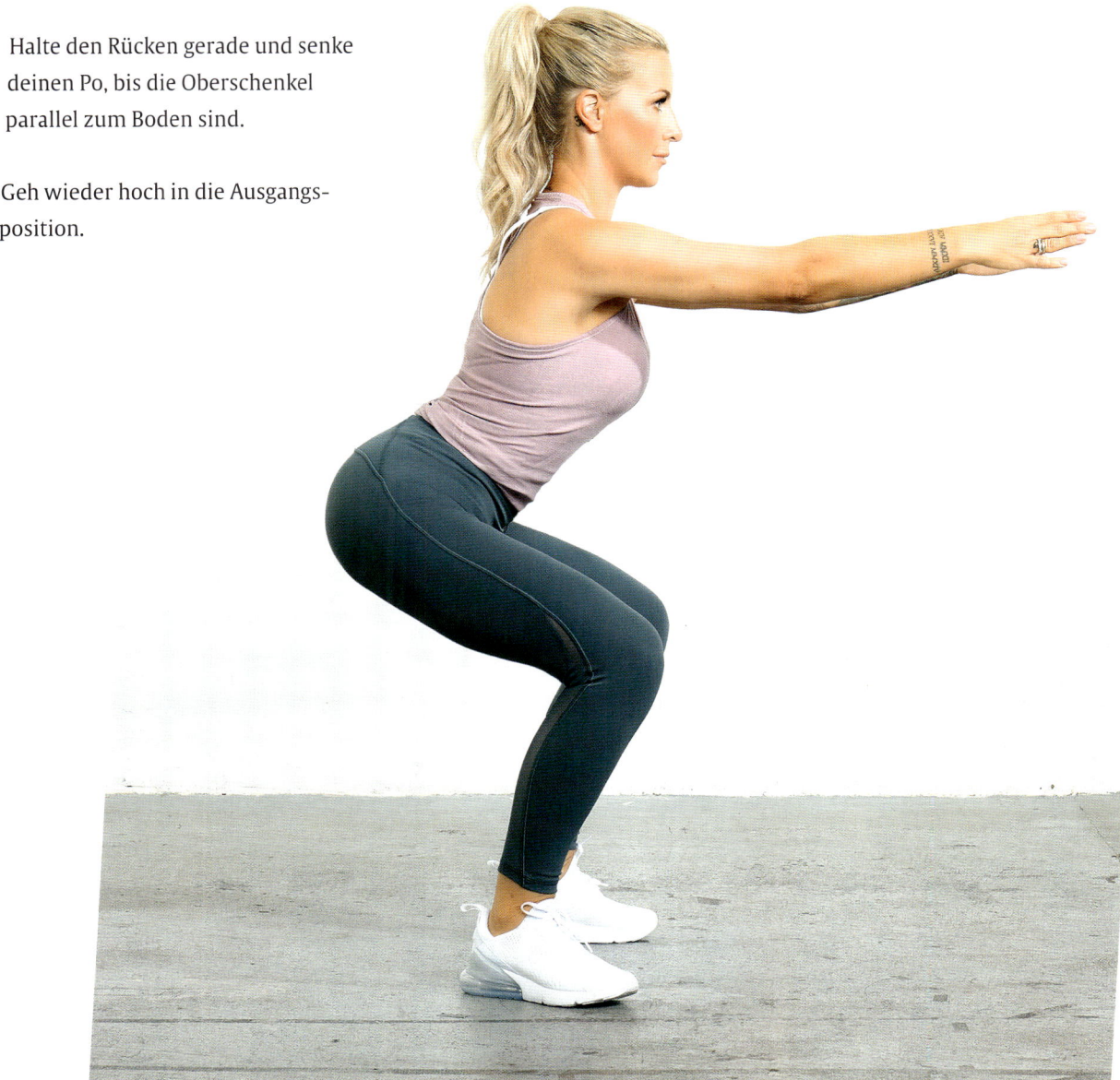

45

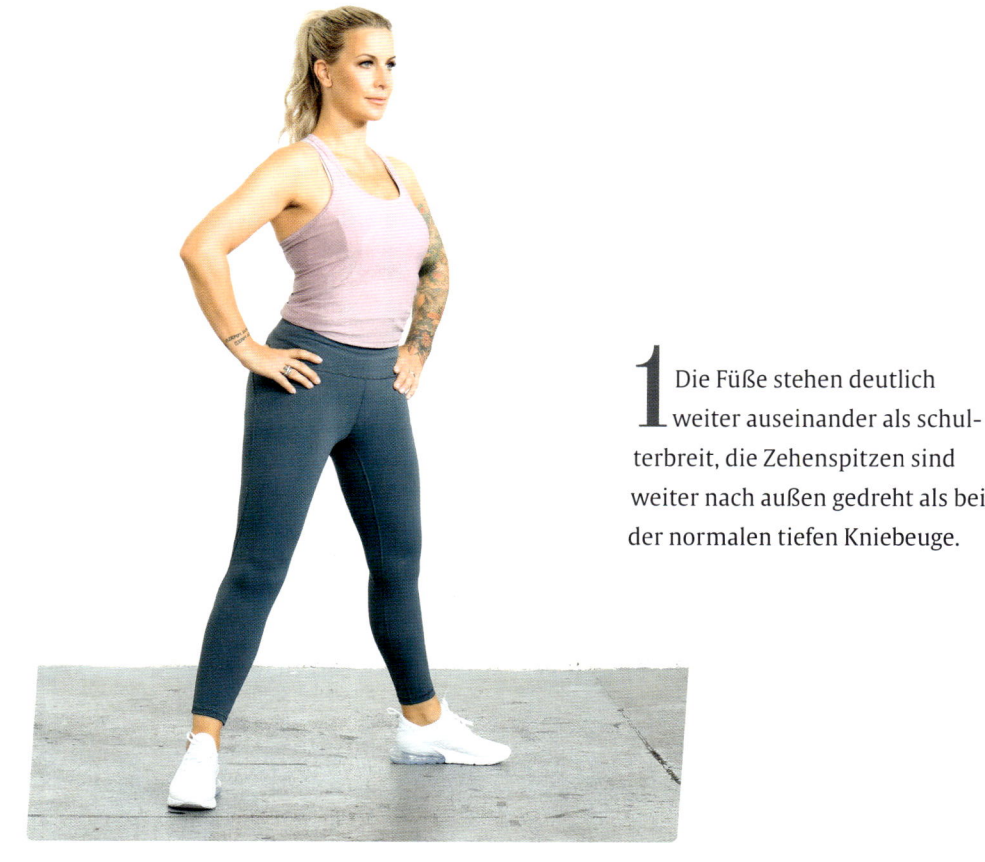

1 Die Füße stehen deutlich weiter auseinander als schulterbreit, die Zehenspitzen sind weiter nach außen gedreht als bei der normalen tiefen Kniebeuge.

2 Schiebe die Hüfte nach hinten (wie einen »Entenhintern«) und den Oberkörper nach vorne, während du die Knie beugst und die Arme dabei parallel zum Boden vor dir ausgestreckt hältst.

Halte den Rücken gerade und senke den Po, bis die Oberschenkel parallel zum Boden sind.

Geh wieder hoch in die Ausgangsposition.

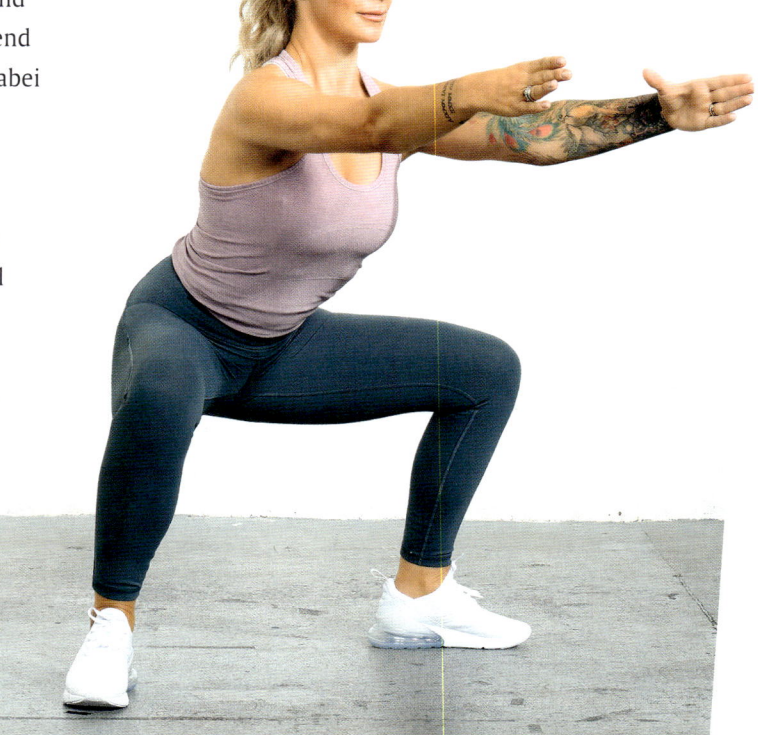

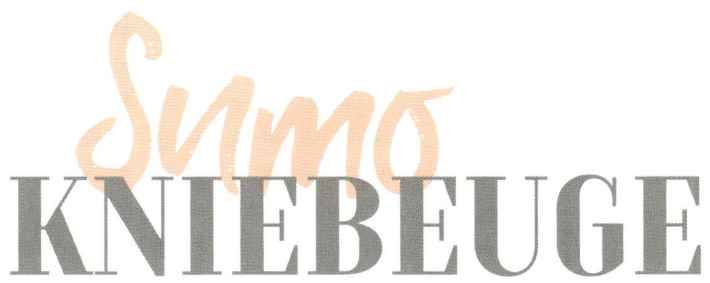

Sumo KNIEBEUGE

Gibt fiesen Muskelkater, dafür kannst du dann
aber auch in jedem Hip-Hop-Video mitspielen!

FEHLERFALLE

Das Gewicht muss beim Beugen der Knie stets auf den
Fersen liegen und die Knie müssen in die gleiche Richtung
wie die Fußspitzen zeigen!

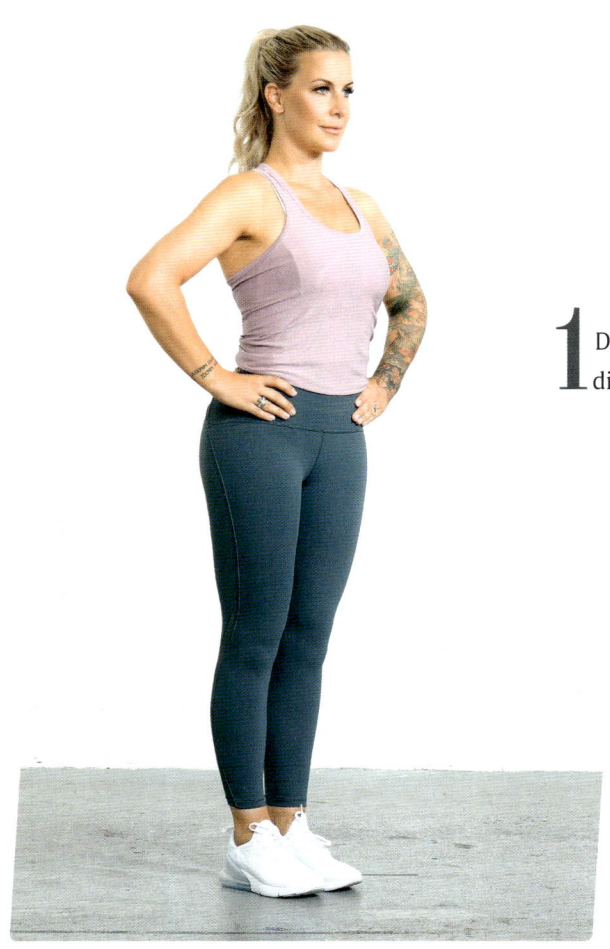

1 Du stehst aufrecht, die Hände sind in die Hüften gestemmt.

2 Mache einen Schritt nach vorne und rolle dabei sauber über die Ferse des vorderen Fußes ab.

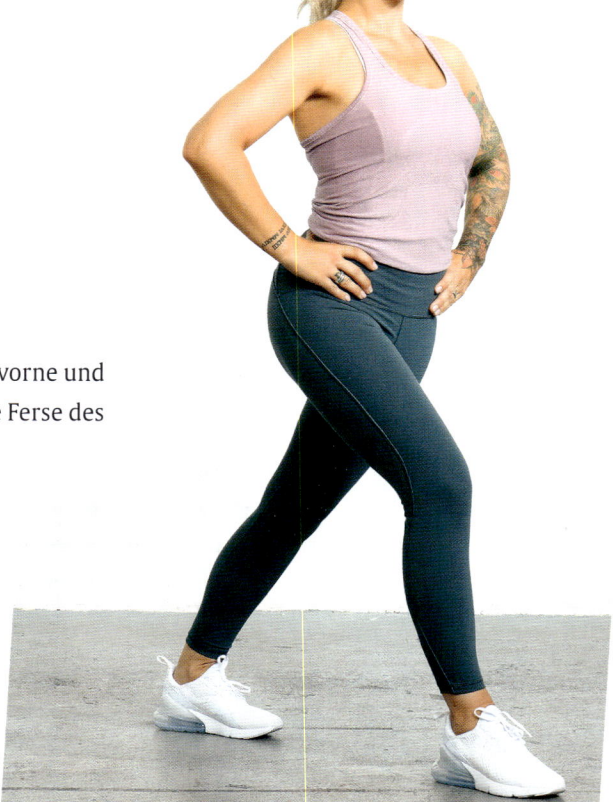

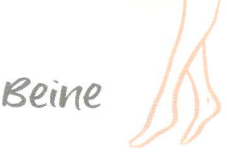

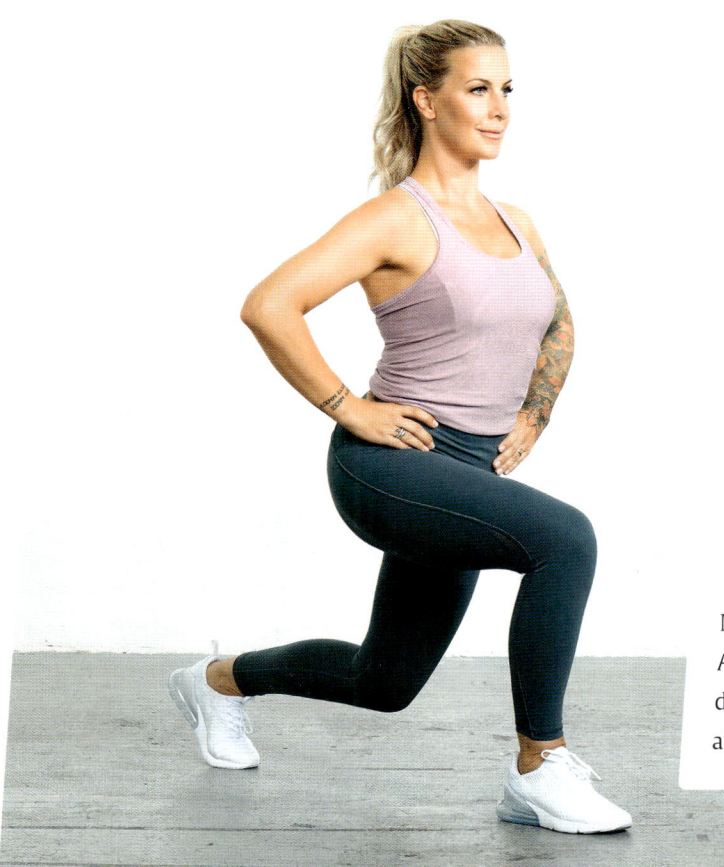

3 Senke nun dein hinteres Knie so weit in Richtung Boden ab, dass die gebeugten Beine einen 90-Grad-Winkel bilden. Das Knie des vorderen Beines muss in die gleiche Richtung zeigen wie die Zehenspitzen.

Mache den Schritt wieder zurück in die Ausgangsposition und gehe direkt mit dem anderen Bein nach vorne – immer abwechselnd.

AUSFALLSCHRITT
im Stand

So ätzend wie effektiv, sorry Mädels!

FEHLERFALLE

Das Knie des vorderen Beines darf nicht weiter vorne als die Zehenspitzen sein!

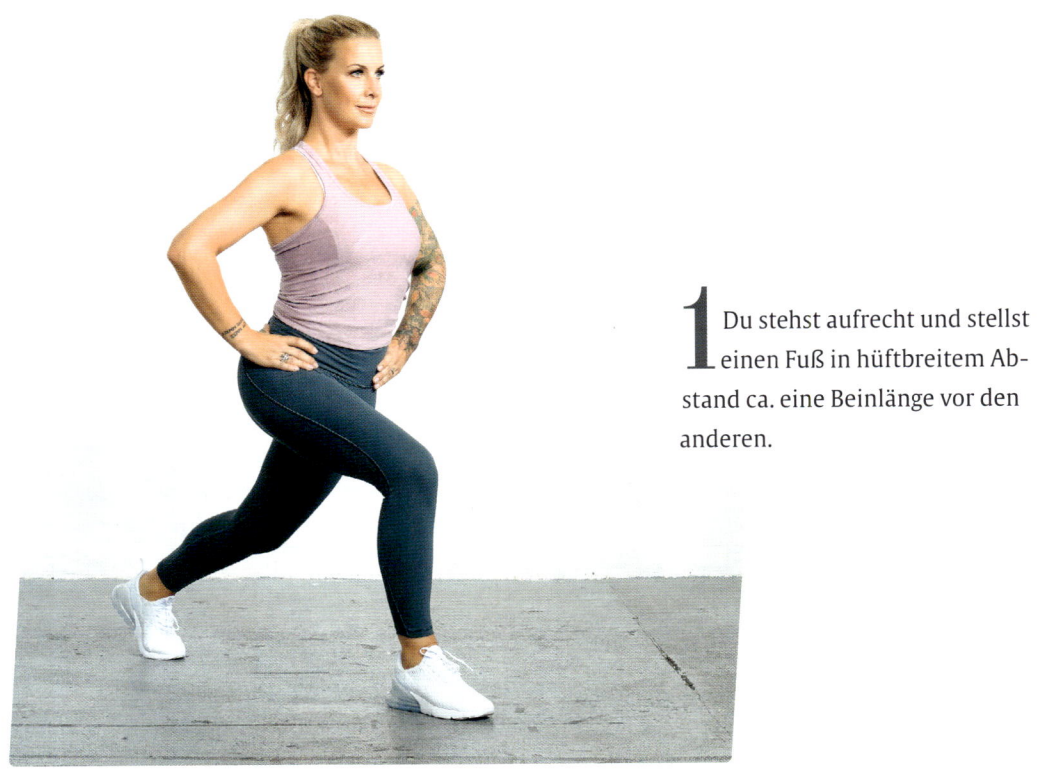

1 Du stehst aufrecht und stellst einen Fuß in hüftbreitem Abstand ca. eine Beinlänge vor den anderen.

2 Beuge nun beide Beine, bis du mit dem hinteren Knie fast den Boden berührst.

Gehe dann wieder hoch in die Ausgangsposition, bis auch das vordere Bein fast ganz gestreckt ist.

Erst in der zweiten Runde wechselst du die Beinposition.

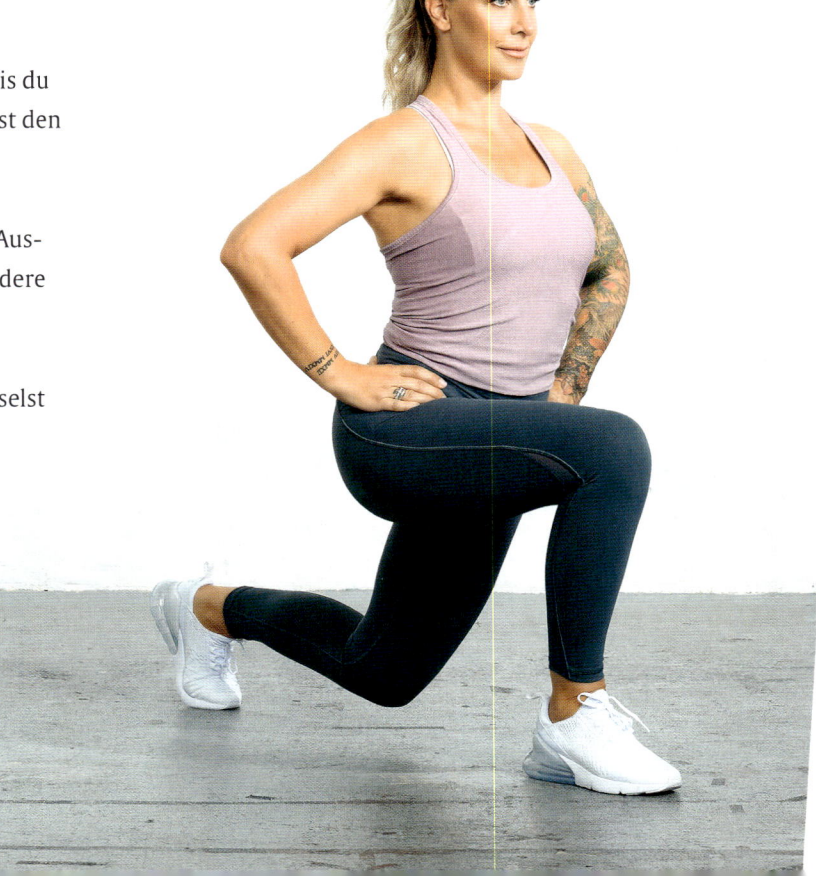

KNIEBEUGE
im Ausfallschritt

Nach vier Wiederholungen denkt man sich noch gar nichts, nach weiteren fünf fragt man sich langsam, wie man eigentlich wieder hochkommen soll. Und genau das bringt's!

FEHLERFALLE

Das Knie des vorderen Beines darf nicht weiter vorne als die Zehenspitzen sein! Auch, wenn es dir ungewohnt vorkommt, die Beine so weit auseinander zu stellen: So ist es am effektivsten!

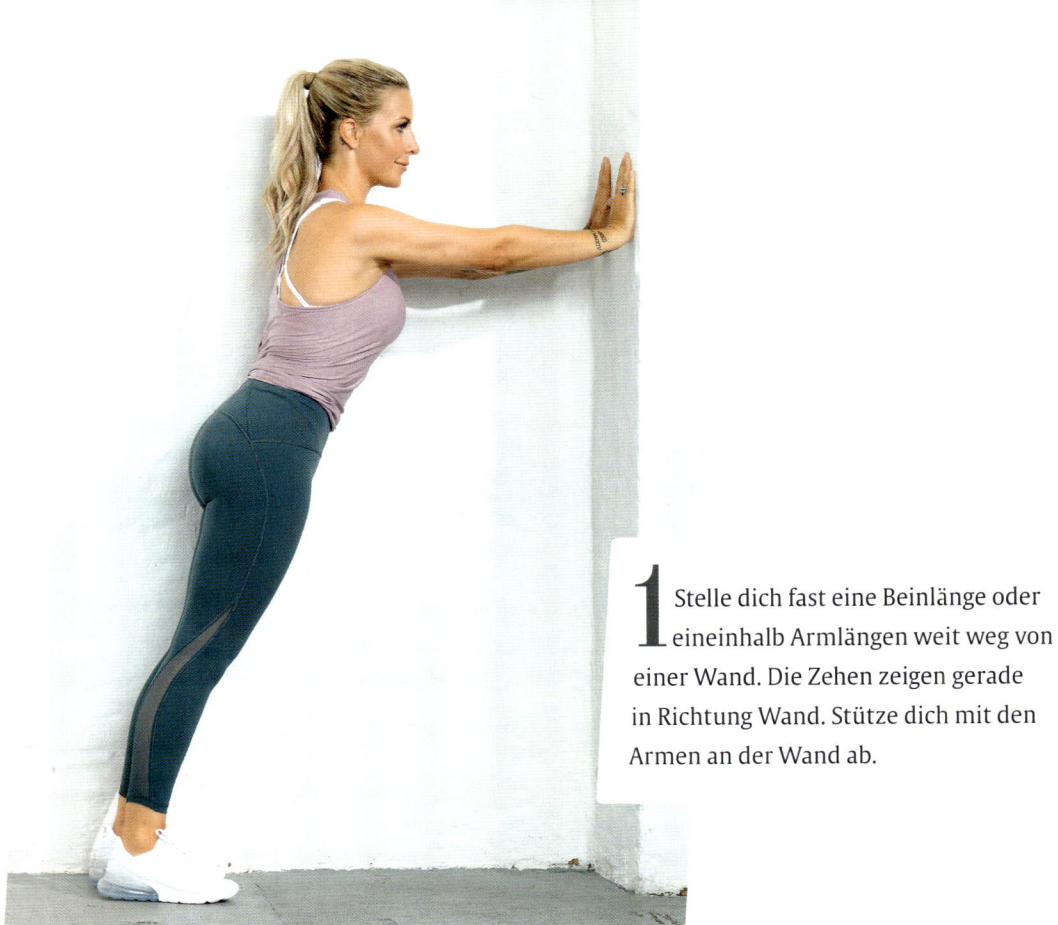

1 Stelle dich fast eine Beinlänge oder eineinhalb Armlängen weit weg von einer Wand. Die Zehen zeigen gerade in Richtung Wand. Stütze dich mit den Armen an der Wand ab.

2 Ziehe ein angewinkeltes Bein mit dem Knie vor dich, sodass du nur noch auf einem Bein stehst.

Gehe nun langsam mit deinem gesamten Gewicht auf die Zehenspitzen des Standbeines. Der Fuß, das Knie, die Hüfte und die Schultern bilden eine gerade Linie (eine Schräge).

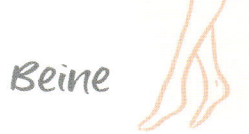

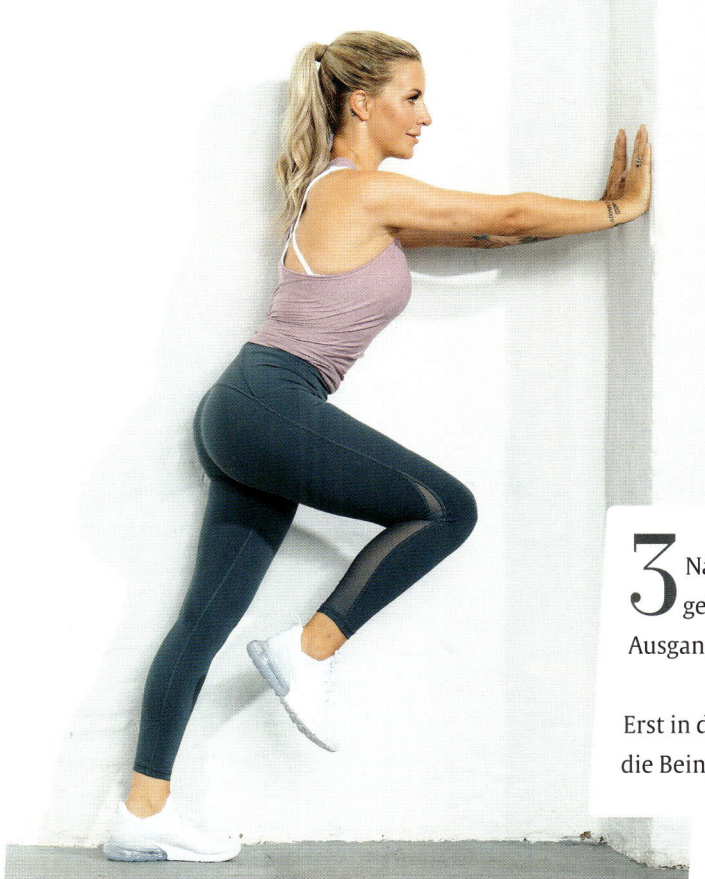

3 Nachdem du diese Position kurz gehalten hast, gehst du wieder in die Ausgangsposition zurück.

Erst in der zweiten Runde wechselst du die Beinposition.

WADEN
an der Wand

Mädels, wer gerne hohe Schuhe trägt, sollte hier eine Extrarunde machen!

FEHLERFALLE

Das Standbein muss die gesamte Zeit gestreckt sein, es darf kein bisschen gebeugt werden, um beim Stehen auf der Zehenspitze nachzuhelfen. Um optimale Ergebnisse zu bekommen, musst du auch die Bewegung nach unten langsam ausführen!

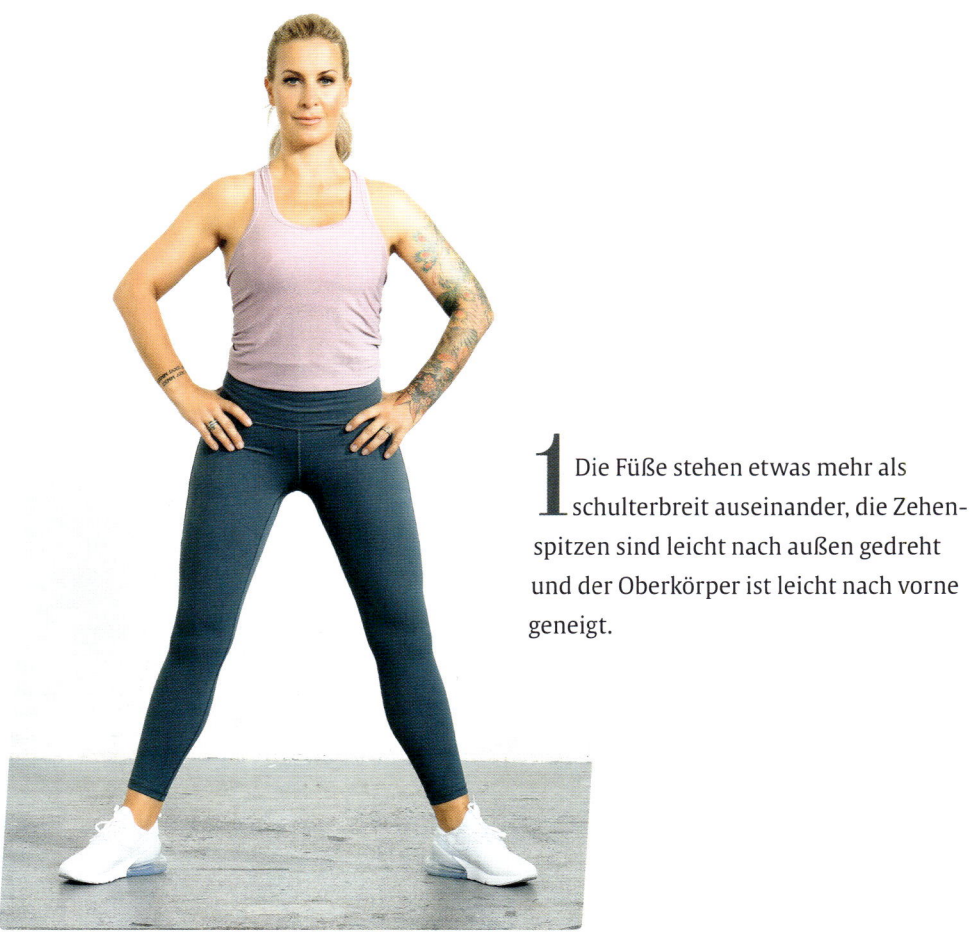

1 Die Füße stehen etwas mehr als schulterbreit auseinander, die Zehenspitzen sind leicht nach außen gedreht und der Oberkörper ist leicht nach vorne geneigt.

2 Strecke die Arme mittig vor dem Oberkörper nach unten. Gehe mit geradem Rücken wie in eine Kniebeuge nach unten. Neige den Oberkörper leicht nach vorne, bis die Fingerspitzen den Boden berühren. Der Po muss dabei immer den tiefsten Punkt bilden, d. h., die Schultern müssen während der Beugung der Knie immer höher als der Po sein.

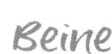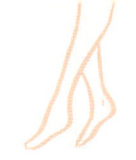

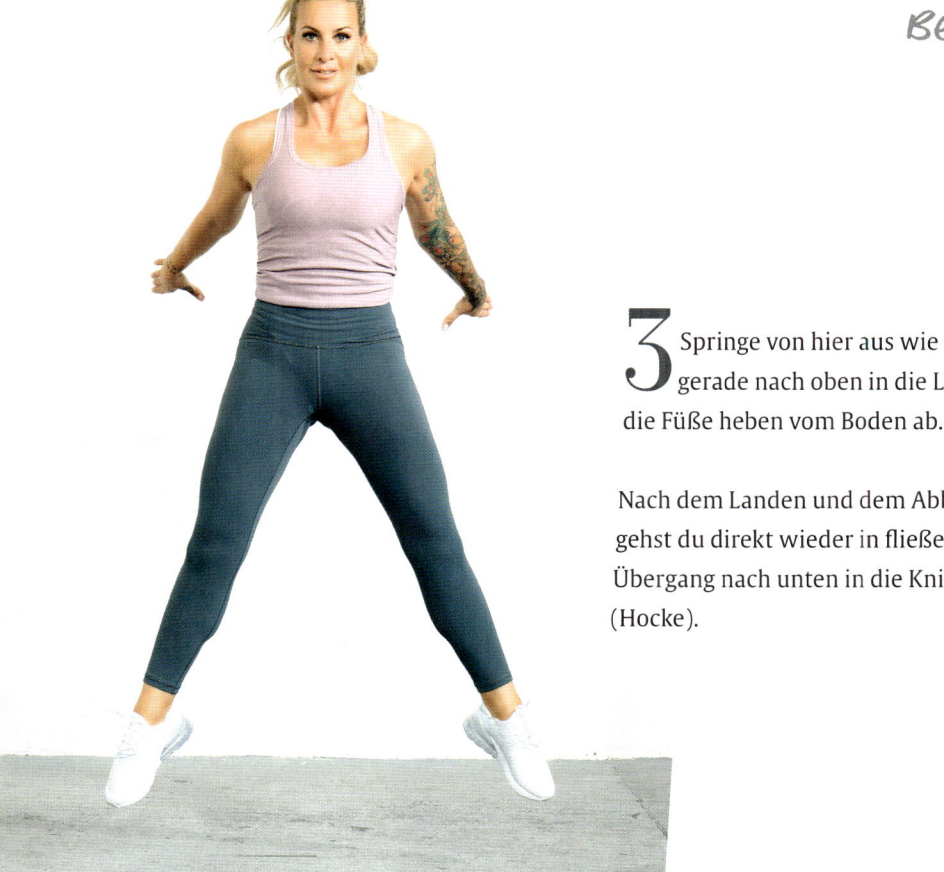

3 Springe von hier aus wie ein Frosch gerade nach oben in die Luft. Auch die Füße heben vom Boden ab.

Nach dem Landen und dem Abbremsen gehst du direkt wieder in fließendem Übergang nach unten in die Kniebeuge (Hocke).

FROSCH *sprung*

Seit dieser Übung sehe ich die Frösche, die meine Kindern immer so sammeln, mit völlig neuen Augen und frage mich: Wie zum Teufel können diese Tiere das freiwillig machen?

FEHLERFALLE

Das Abbremsen nach dem Sprung muss kontrolliert und langsam sein. Lass dich auf keinen Fall nach unten fallen. Der Sprung, das Strecken in die Luft, muss dagegen dynamisch und schnell sein!

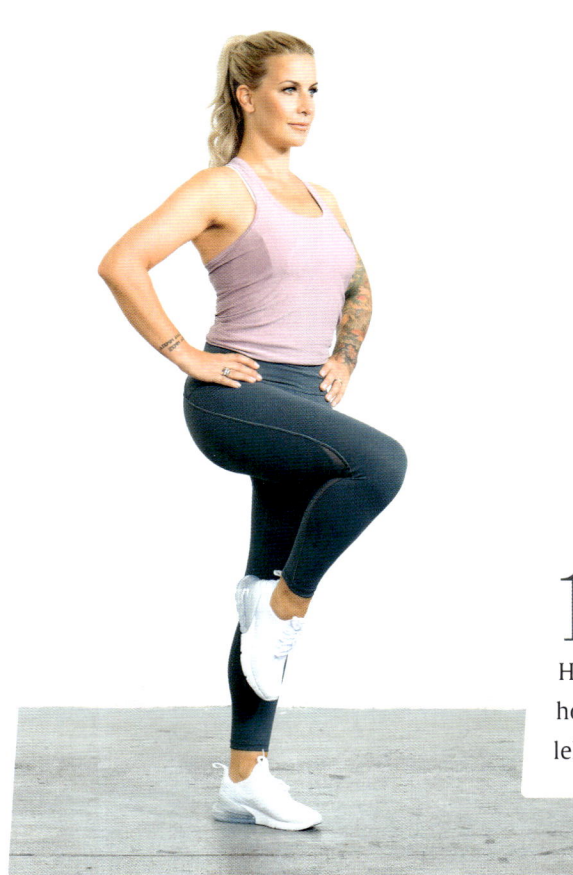

1 Stütze in gerader, aufrechter Haltung die Hände in die Hüften und hebe ein Knie vor dir hoch, bis der Oberschenkel parallel zum Boden ist.

2 Strecke nun den Unterschenkel gerade aus, das Bein ist jetzt gestreckt und fast parallel zum Boden.

Senke dann den Unterschenkel wieder kontrolliert in die Ausgangsposition ab.

Erst in der zweiten Runde wechselst du die Beinposition.

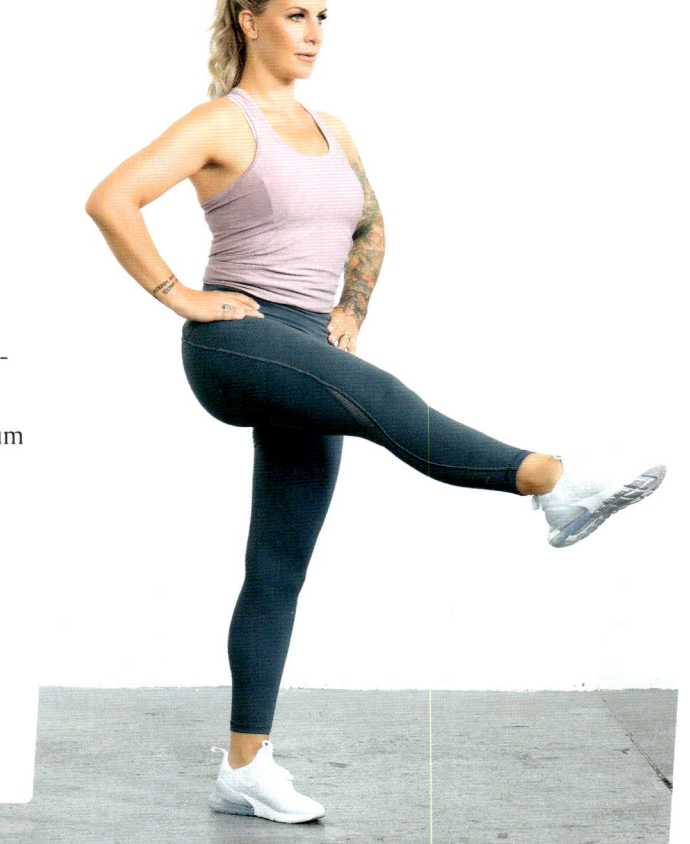

BEINSTRECKEN
im Stand

*Ich wusste vorher gar nicht, dass meine Beine
(gefühlt) so viel wiegen!*

FEHLERFALLE

Die Körperhaltung muss die gesamte Zeit aufrecht sein,
neige dich nicht nach hinten! Zudem muss das Standbein
durchgestreckt sein!

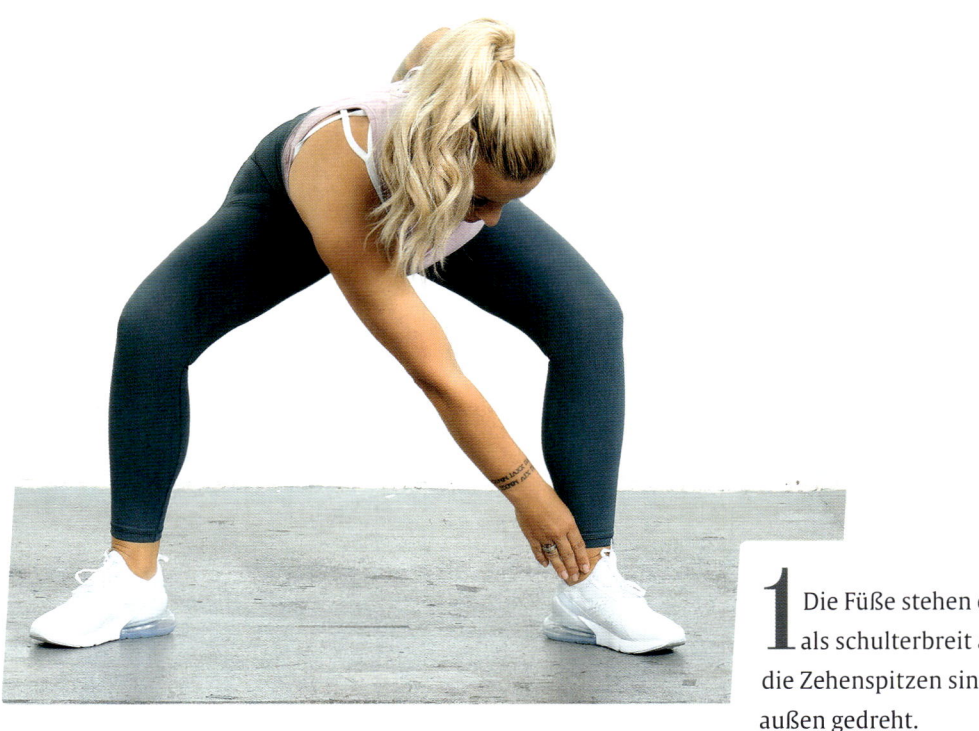

1 Die Füße stehen etwas mehr als schulterbreit auseinander, die Zehenspitzen sind leicht nach außen gedreht.

Mache nun eine Kniebeuge und tippe mit der rechten Hand die Innenseite des linken Knöchels an.

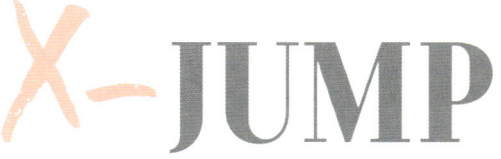-JUMP

Satz mit X, das bringt wohl nix! Eben doch, und wie!

FEHLERFALLE

Die Körperspannung muss die gesamte Übung hindurch sehr hoch sein, der Rücken gerade bleiben! Ein Rundrücken beim Runterbücken sollte vermieden werden! Außerdem muss das Gewicht bei der Kniebeuge stets auf den Fersen liegen.

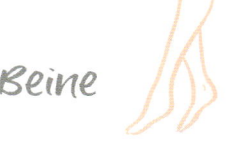

2 Mache aus dieser Bewegung einen Strecksprung in die Luft. Auch die Füße heben dabei ab. Die Arme sind ausgestreckt.

Bremse direkt nach dem Aufkommen kontrolliert ab und bewege dich flüssig in eine weitere Kniebeuge (Hocke). Dieses Mal tippst du mit der linken Hand den rechten Knöchel an, dann machst du wieder dynamisch einen Strecksprung.

Nach jedem Sprung wird die Seite gewechselt.

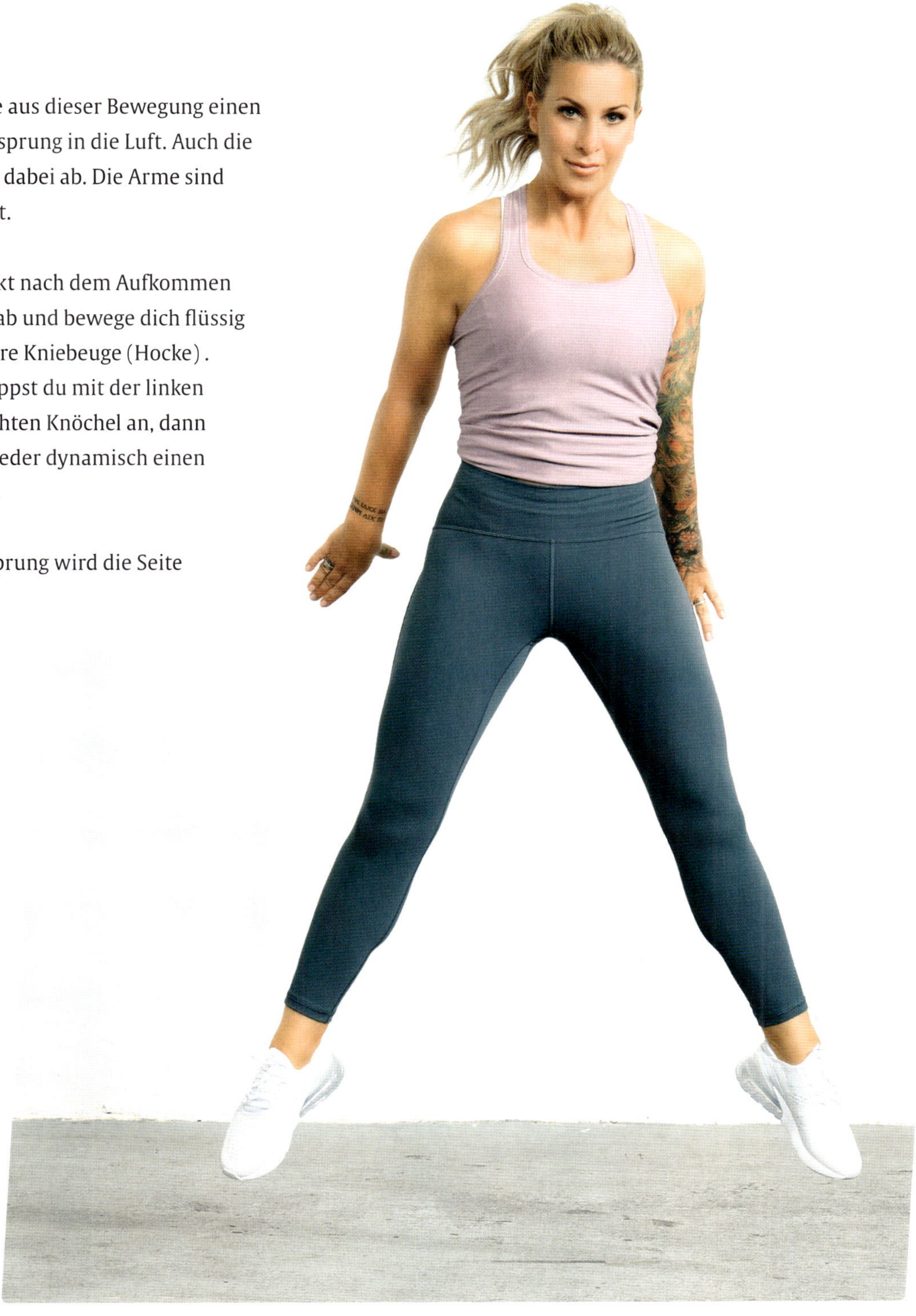

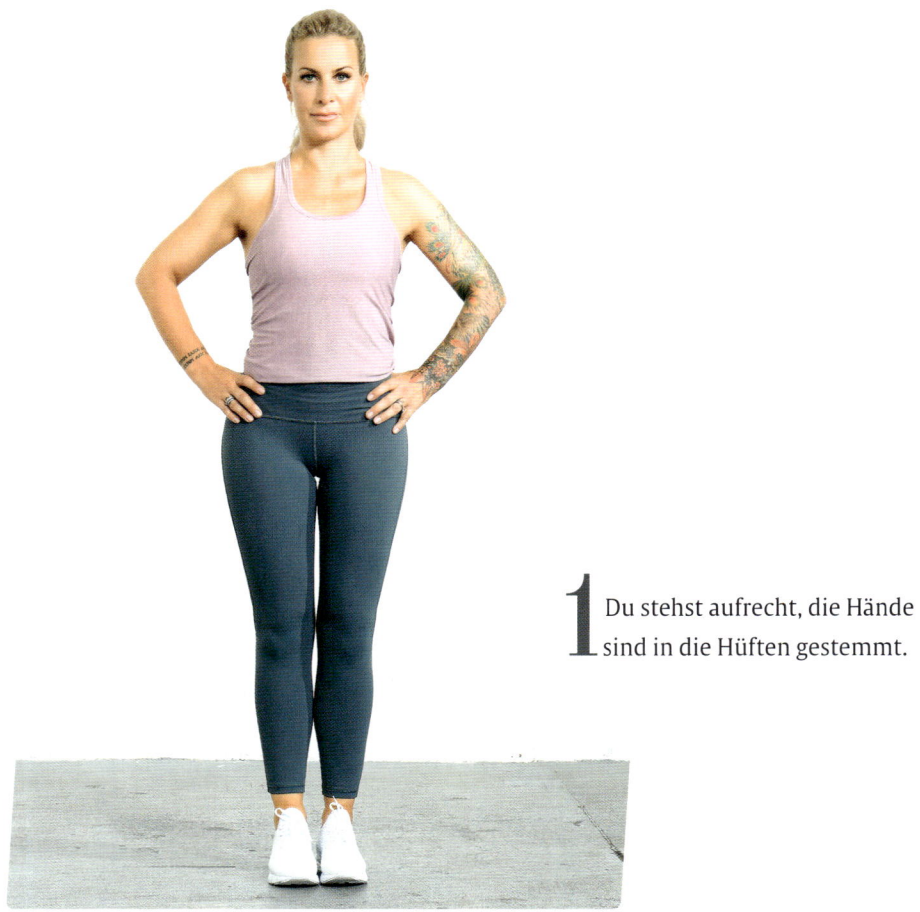

1 Du stehst aufrecht, die Hände sind in die Hüften gestemmt.

2 Mache nun einen großen Ausfallschritt nach rechts und lege auf diesen Fuß dein Gewicht. Achte aber darauf, dass der linke Fuß dabei nicht seitlich wegknickt. Der Oberkörper neigt sich leicht nach vorne über das Knie.

Gehe wieder zurück in die Ausgangsposition.

Mache als Nächstes den Ausfallschritt auf die andere Seite.

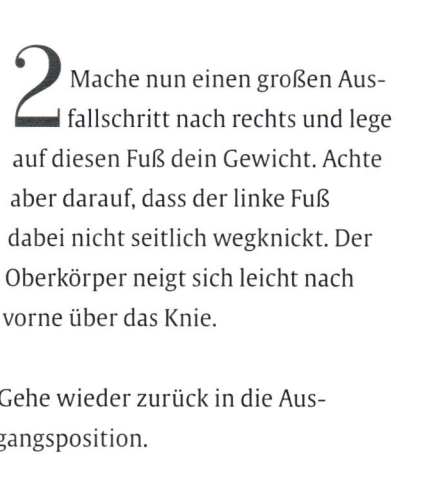

seitlicher AUSFALLSCHRITT im Stand

›Two in one‹ habe ich schon immer geliebt, die Übung dehnt dich und macht dabei super Beine und 'nen tollen Hintern.

FEHLERFALLE

Wenn Du den Ausfallschritt zur Seite jeweils zu klein machst, neigt das Knie dazu, deutlich vor die Zehenspitze zu kippen, was wiederum das Kniegelenk belastet!

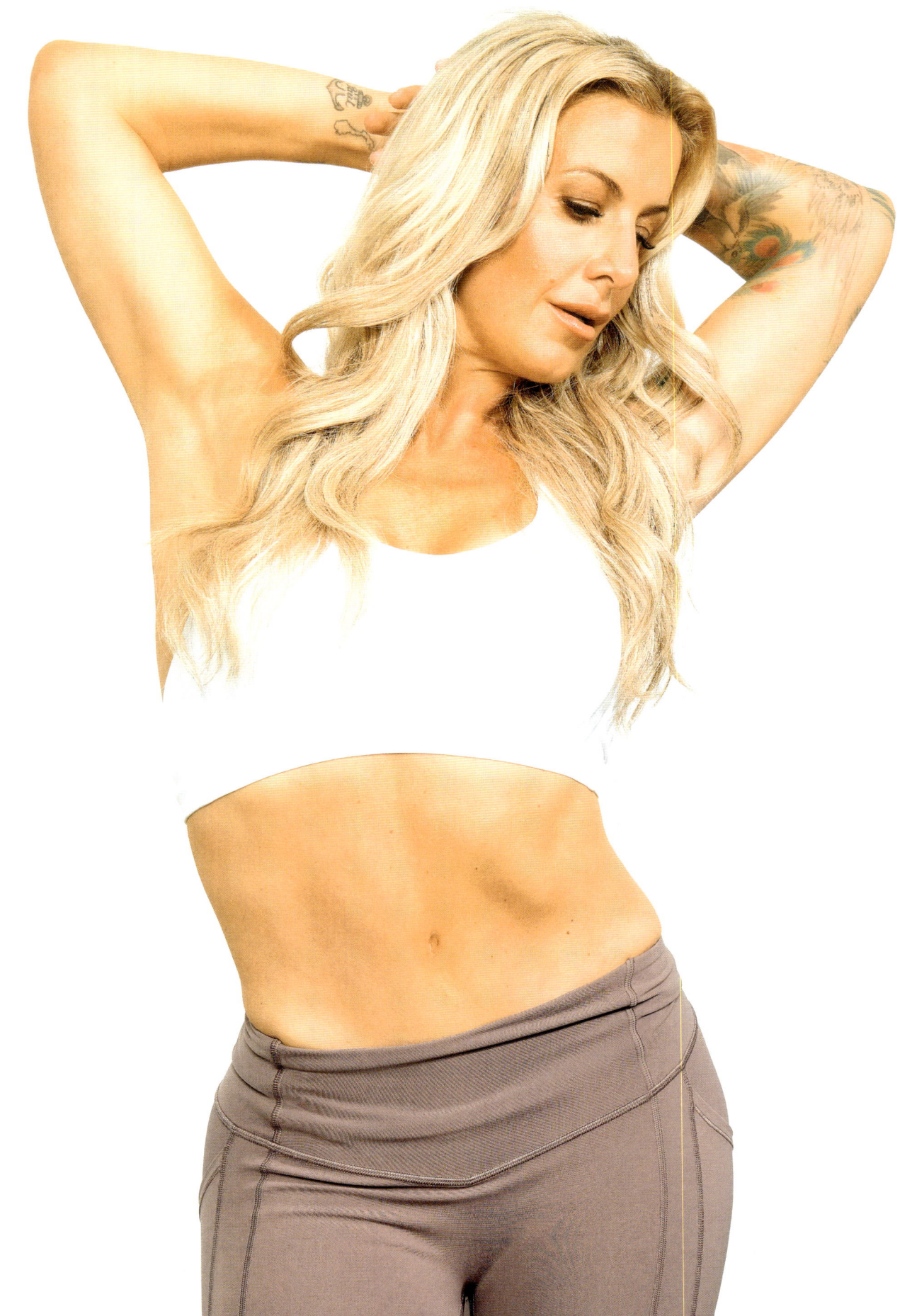

Bauch & Hüfte

ÜBUNGEN

6

DAUER GESAMT

9 MIN.

DURCHGÄNGE

2

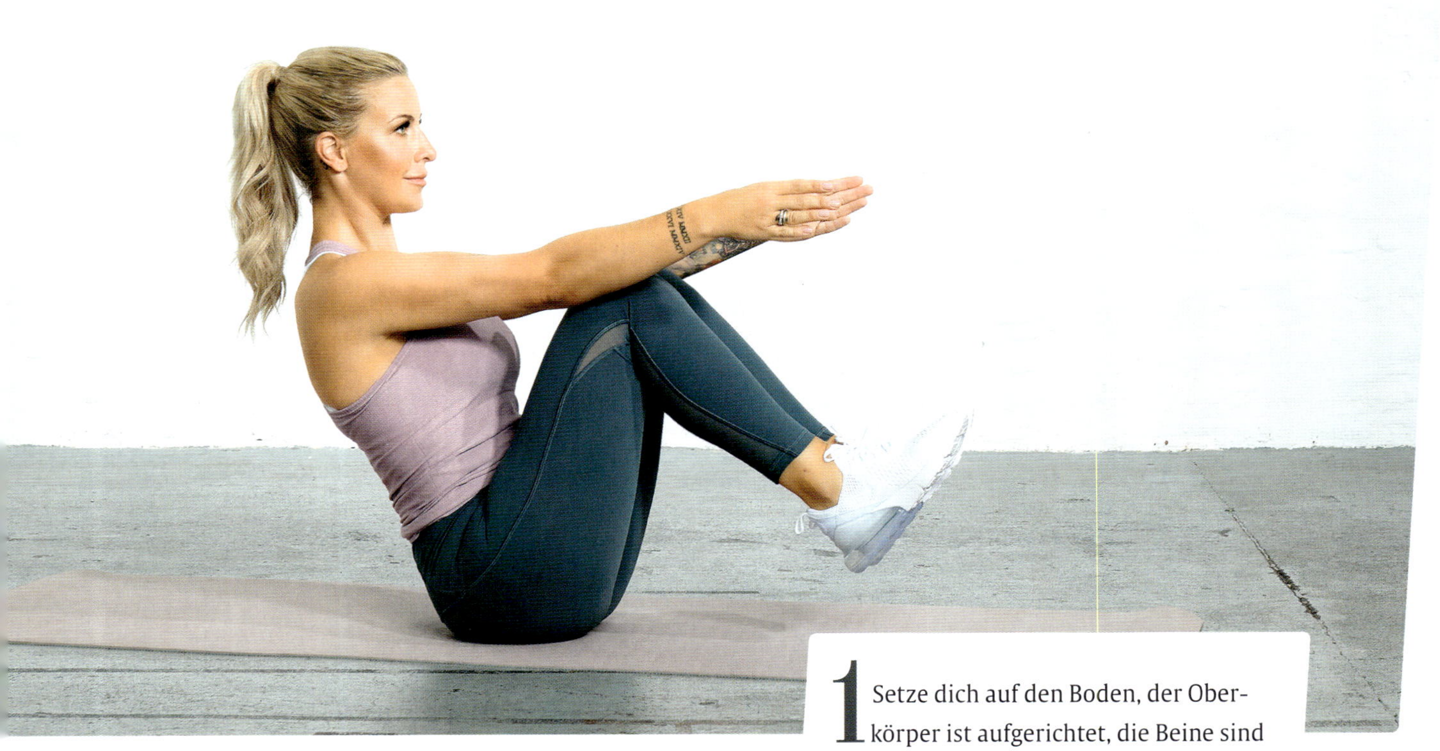

1 Setze dich auf den Boden, der Oberkörper ist aufgerichtet, die Beine sind bis fast an die Brust herangezogen, die Füße sind vom Boden gelöst. Die Arme sind rechts und links leicht vom Körper weggestreckt, damit die Beine Platz haben.

BEINANZIEHEN
im Sitzen

Diese Übung brennt in den Bauchmuskeln, aber keine Sorge, es werden ja nur Kalorien verbrannt!

FEHLERFALLE

Die Spannung im Bauch ist zu gering und du fällst ins Hohlkreuz. Je geringer der Abstand der ausgestreckten Beine zum Boden ist, desto größer ist die Beanspruchung der Bauchmuskeln.

2 Strecke nun die Beine weg vom Oberkörper, bis diese ganz ausgestreckt sind. Der Oberkörper neigt sich gleichzeitig nach hinten, geht dabei aber weniger weit in Richtung Boden als die Beine.

Mit angespanntem Bauch gehst du nun wieder zurück in die Ausgangsposition.

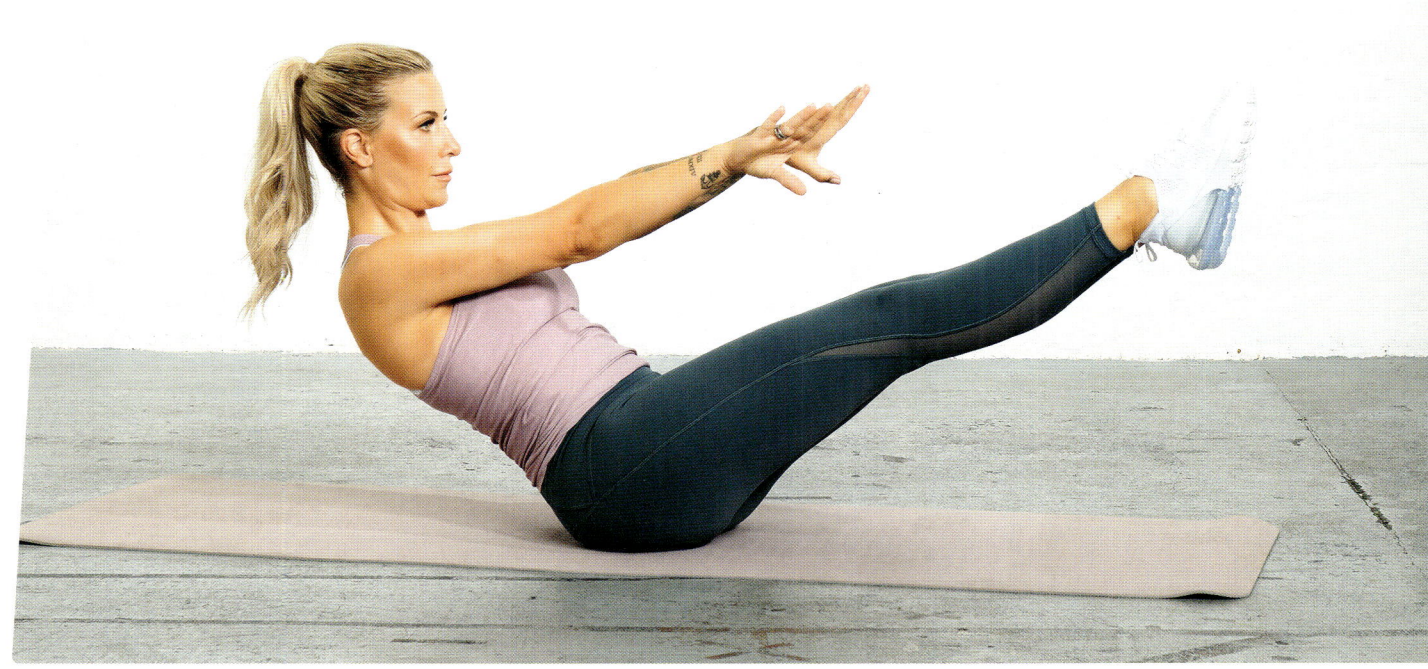

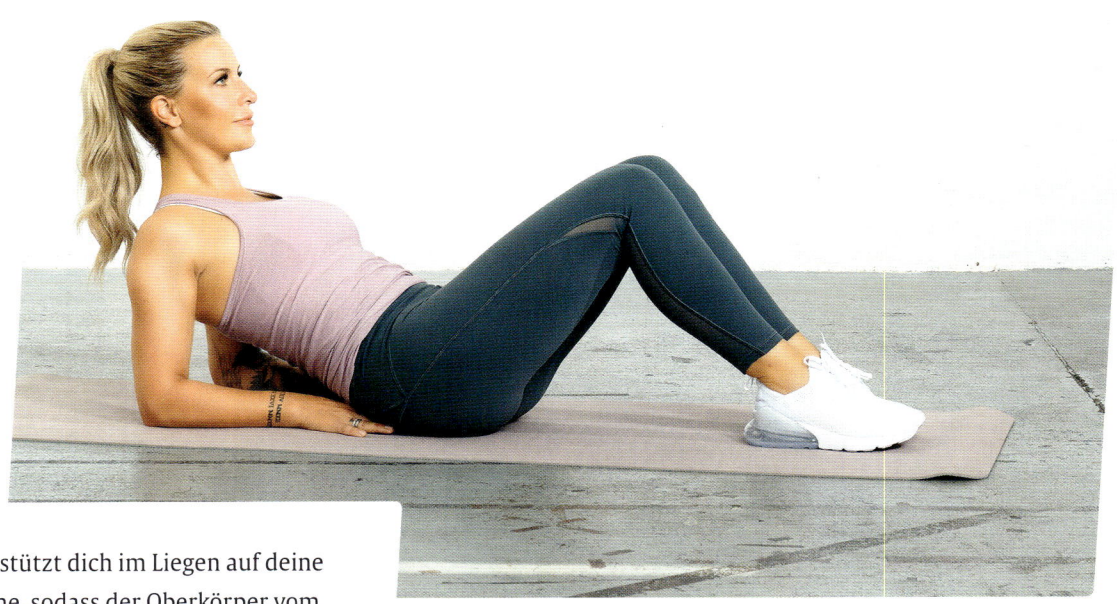

1 Du stützt dich im Liegen auf deine Arme, sodass der Oberkörper vom Boden gelöst ist. Du blickst in Richtung Füße. Der untere Rücken fällt nicht ins Hohlkreuz. Die Knie sind angewinkelt und die Füße aufgestellt.

2 Hebe die Beine gerade gestreckt etwas in die Luft und beginne, sie zusammen oval in eine Richtung kreisen zu lassen. Du schreibst ein liegendes O.

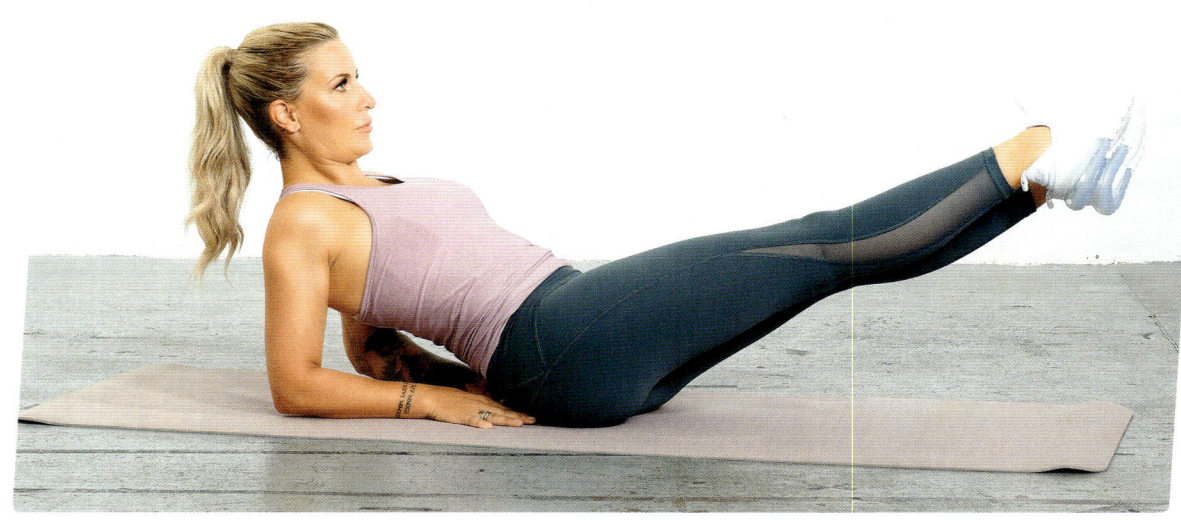

3 Ein Richtungswechsel findet erst in der zweiten Runde statt.

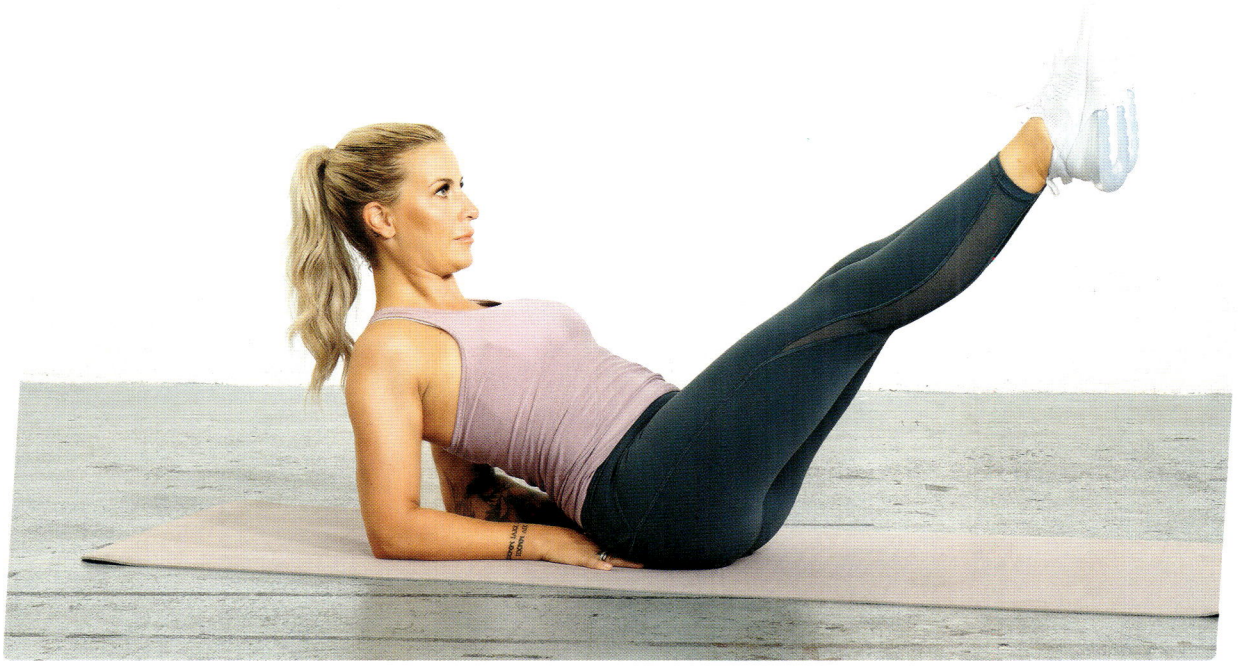

Ovales BEINKREISEN

Während ich dieses »O« mache, denke ich mir immer nur: »Oh, no«, danach aber jedes Mal: »Oh wow«!

FEHLERFALLE

Führe jeden Kreis langsam aus und in der gleichen Geschwindigkeit – ich weiß, der untere Halbkreis ist besonders anstrengend, aber logisch, auch für den nimmst du dir ausreichend Zeit!

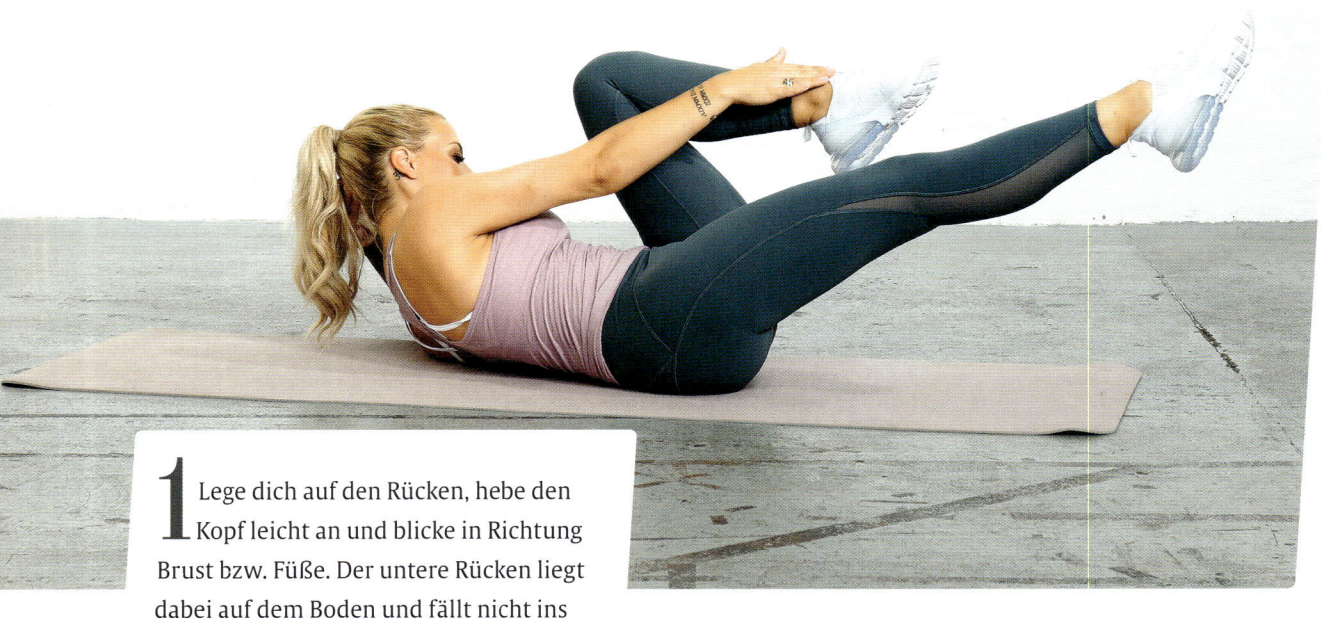

1 Lege dich auf den Rücken, hebe den Kopf leicht an und blicke in Richtung Brust bzw. Füße. Der untere Rücken liegt dabei auf dem Boden und fällt nicht ins Hohlkreuz.

Während du das linke Knie in Richtung Gesicht an dich heranziehst, berührst du mit der rechten Hand, mit ganz gestrecktem Arm, den Innenknöchel des linken Fußes. Gleichzeitig führst du den linken Arm hinter den Kopf und streckst das rechte Bein gerade zum Boden aus. Der Fuß befindet sich etwas über dem Boden.

2 Nun wechselst du die Seiten: Führe den rechten Arm hinter den Kopf und strecke das linke Bein aus, dabei berührt die linke Hand den rechten Innenknöchel.

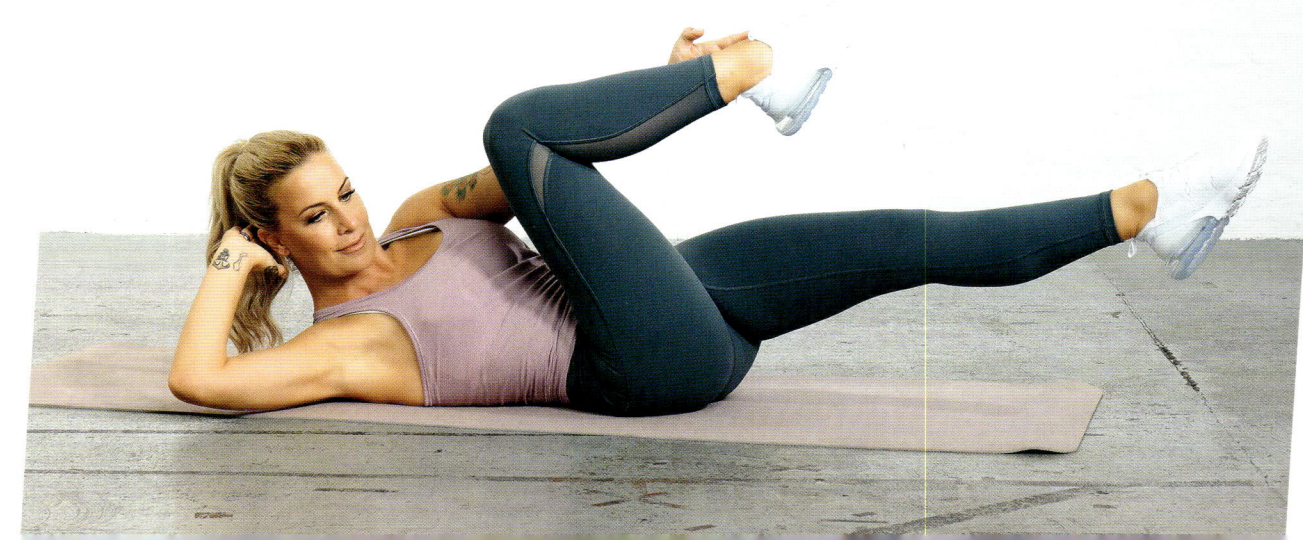

Krabbelnder KÄFER

Sieht bei mir ja immer mehr nach sterbendem Käfer
aus, aber wenn's schön macht …

FEHLERFALLE

Die Knie dürfen im Moment des Heranziehens nicht nach außen
kippen. Sie müssen in einer geraden Linie an den Oberkörper
herangezogen werden.

1 Stütze dich auf dem Boden auf deine Unterarme, Gesicht zum Boden. Hebe den gesamten Körper an, sodass du nur auf Unterarme und Zehenspitzen gestützt bist. Der gesamte Körper bildet eine Linie und hat Spannung.

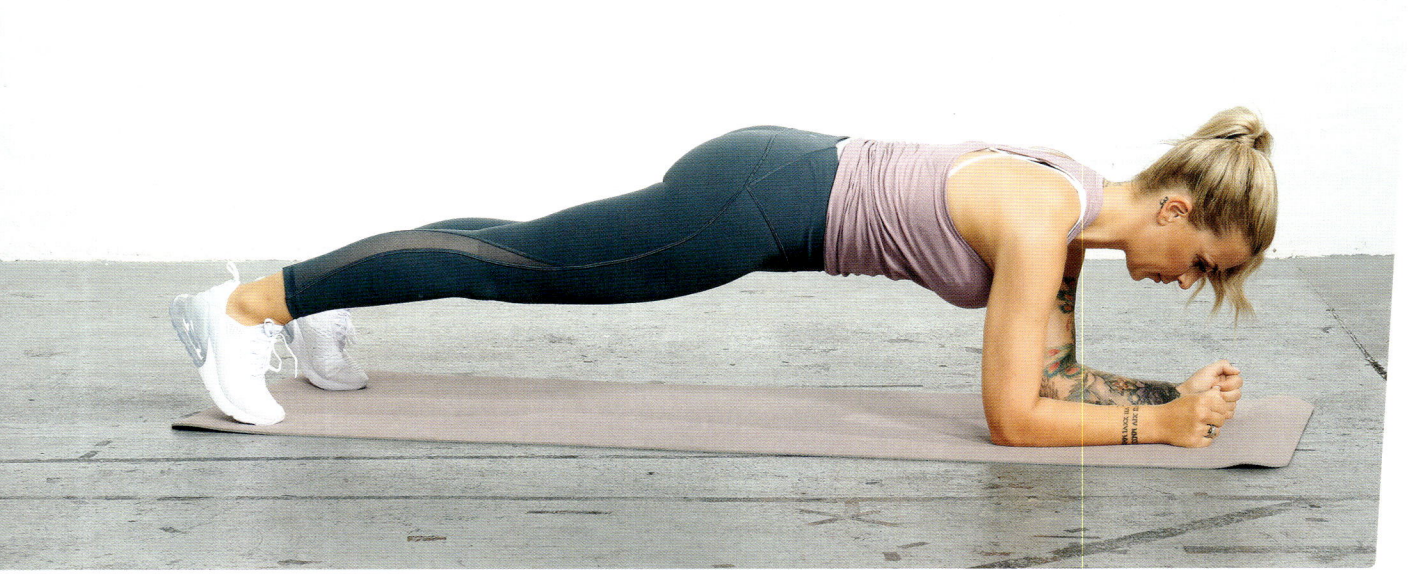

Dreipunkt PLANK

Oh je, manchmal ist es einfach wahnsinnig anstrengend, ZWEI Beine zu haben!

FEHLERFALLE

Die Hüfte darf nach dem Anheben des jeweiligen Fußes nicht nach unten kippen!

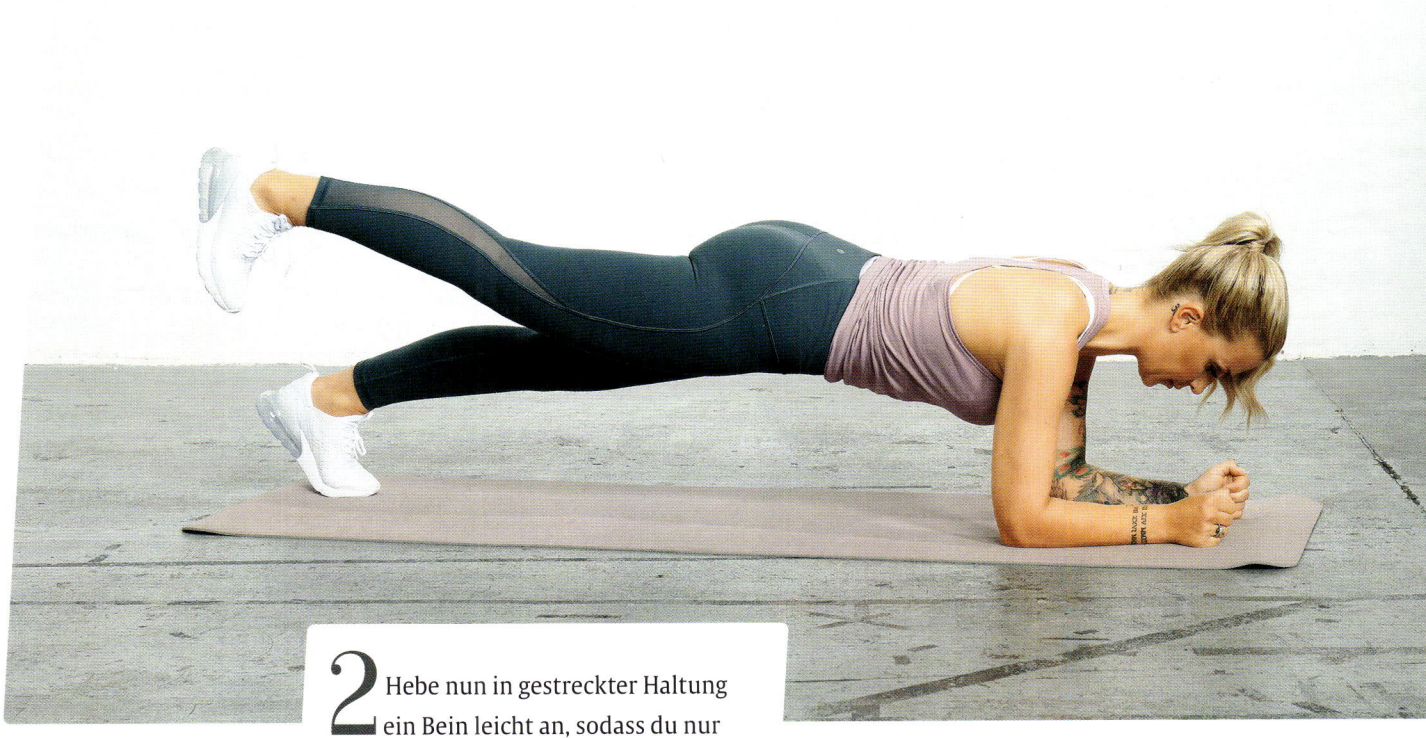

2 Hebe nun in gestreckter Haltung
ein Bein leicht an, sodass du nur
noch auf beide Unterarme und die
Zehenspitzen des einen Beines gestützt
bist.

Wechsle die Seite, also das »Standbein«,
erst in der zweiten Runde.

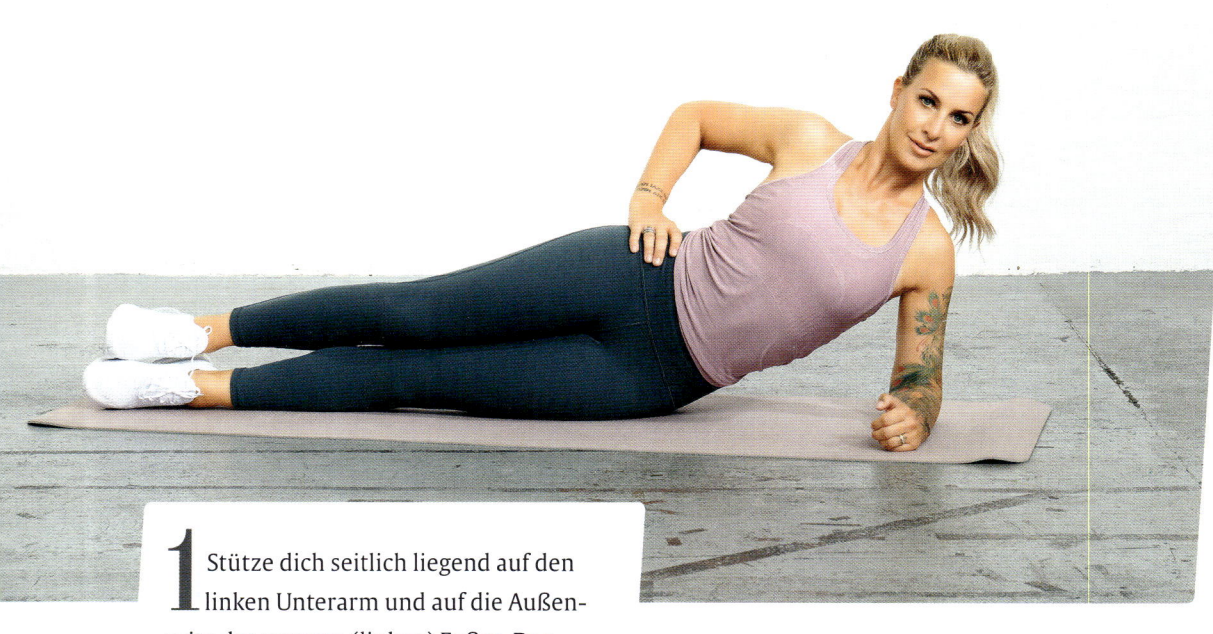

1 Stütze dich seitlich liegend auf den linken Unterarm und auf die Außenseite des unteren (linken) Fußes. Das rechte Bein liegt dabei auf dem linken. Der rechte Arm ist in die Hüfte gestemmt.

2 Während der Körper in einer geraden Linie und ganz angespannt ist, schiebst du nun immer wieder in regelmäßigen Bewegungen das ganze Becken von unten nach oben und wieder zurück.

Wechsle die Liegeseite erst in der zweiten Runde.

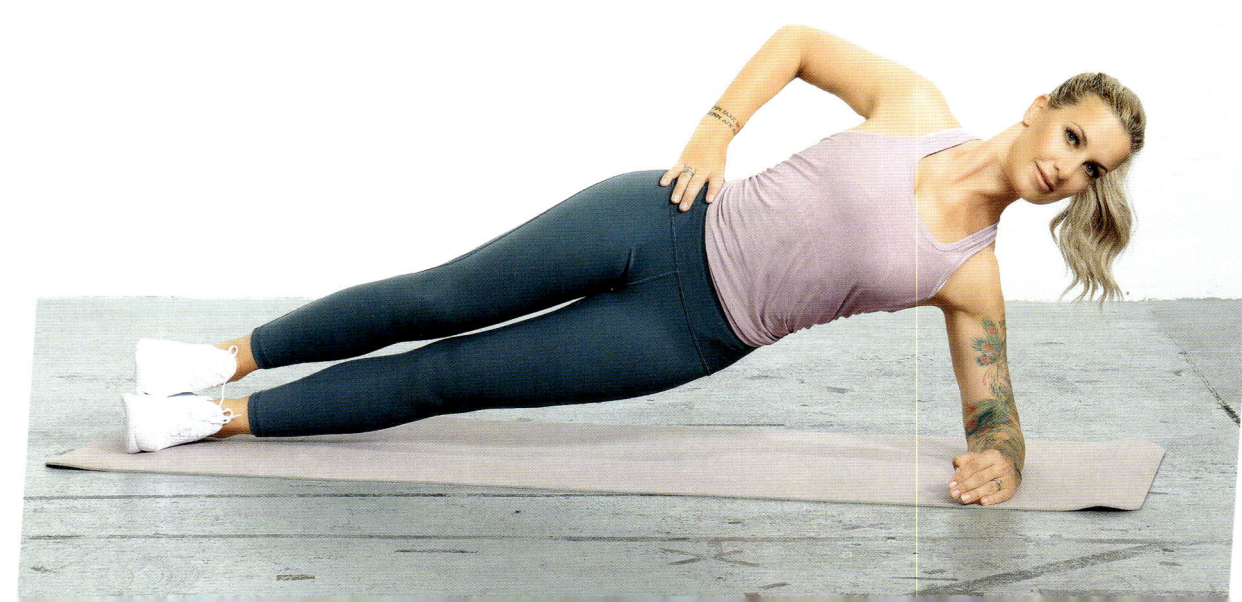

seit LIEGESTÜTZE

Wer was gegen seine kleinen »Speckis« rechts und links
über dem Jeansbund hat, muss hier ran!

FEHLERFALLE

Der Po darf nicht nach hinten »ausbrechen«, du musst stets
in einer geraden Haltung bleiben! Fuß, Knie, Po und Schulter
bilden eine Linie!

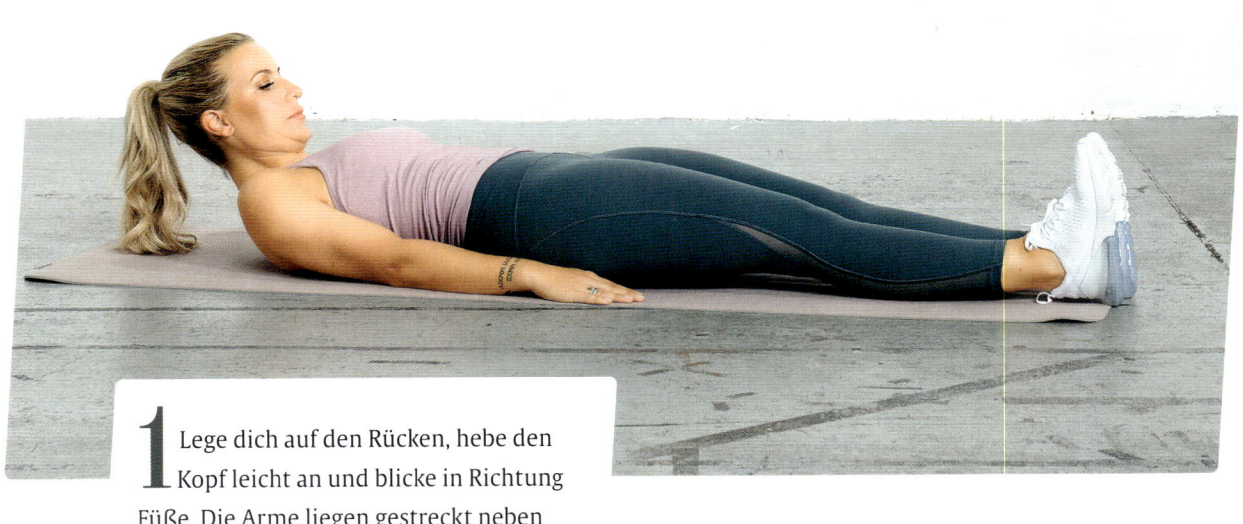

1 Lege dich auf den Rücken, hebe den Kopf leicht an und blicke in Richtung Füße. Die Arme liegen gestreckt neben dem Körper.

BEIN
schere

Ein echter Sixpack-Garant!

FEHLERFALLE

Mache die Scherenbewegung nicht zu hoch, denn die Bauchmuskeln werden am meisten beansprucht, wenn die Beine knapp über dem Boden sind!

2 Hebe die Beine gerade gestreckt leicht in die Luft, die Zehen sind angezogen.

Der untere Rücken darf nicht ins Hohlkreuz fallen.

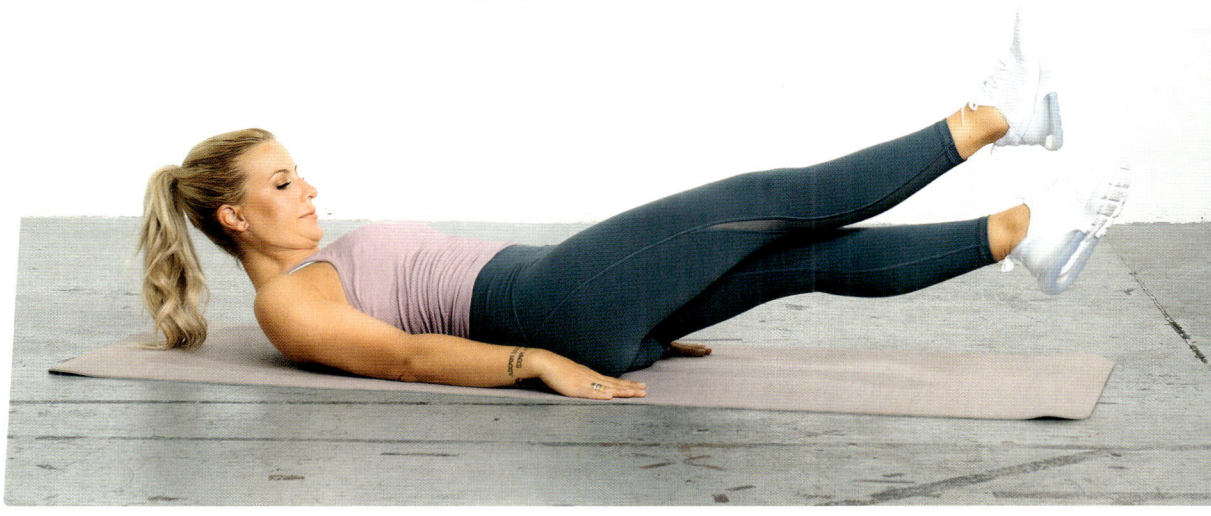

3 Beginne nun, die Beine wie eine Schere nach oben und unten auseinanderzubewegen, indem du das eine Bein leicht nach unten neigst, das andere währenddessen leicht nach oben hebst und stetig wechselst.

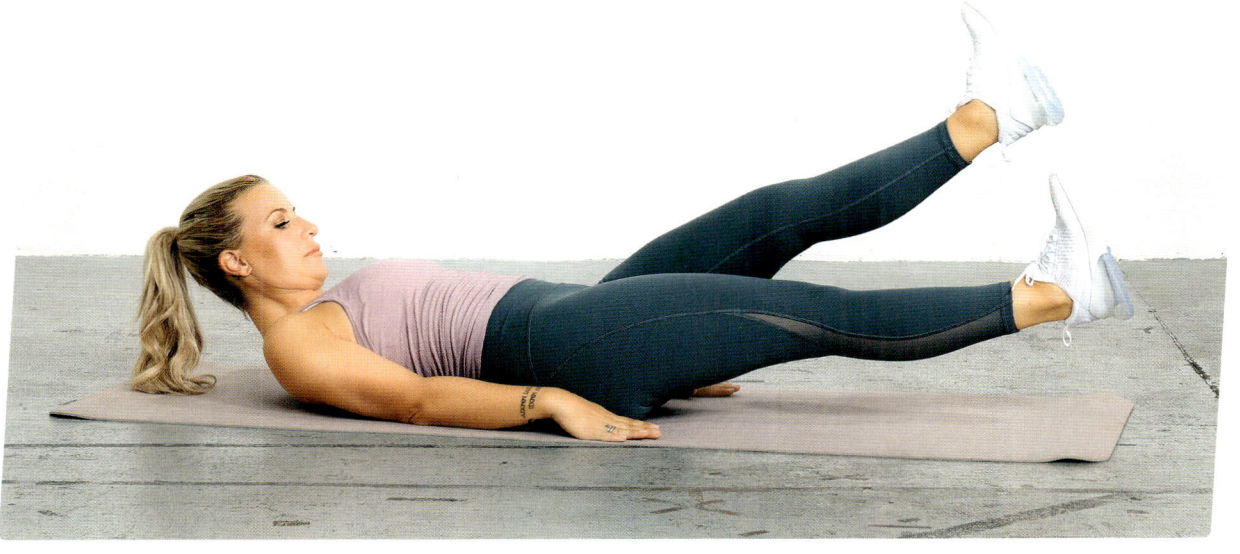

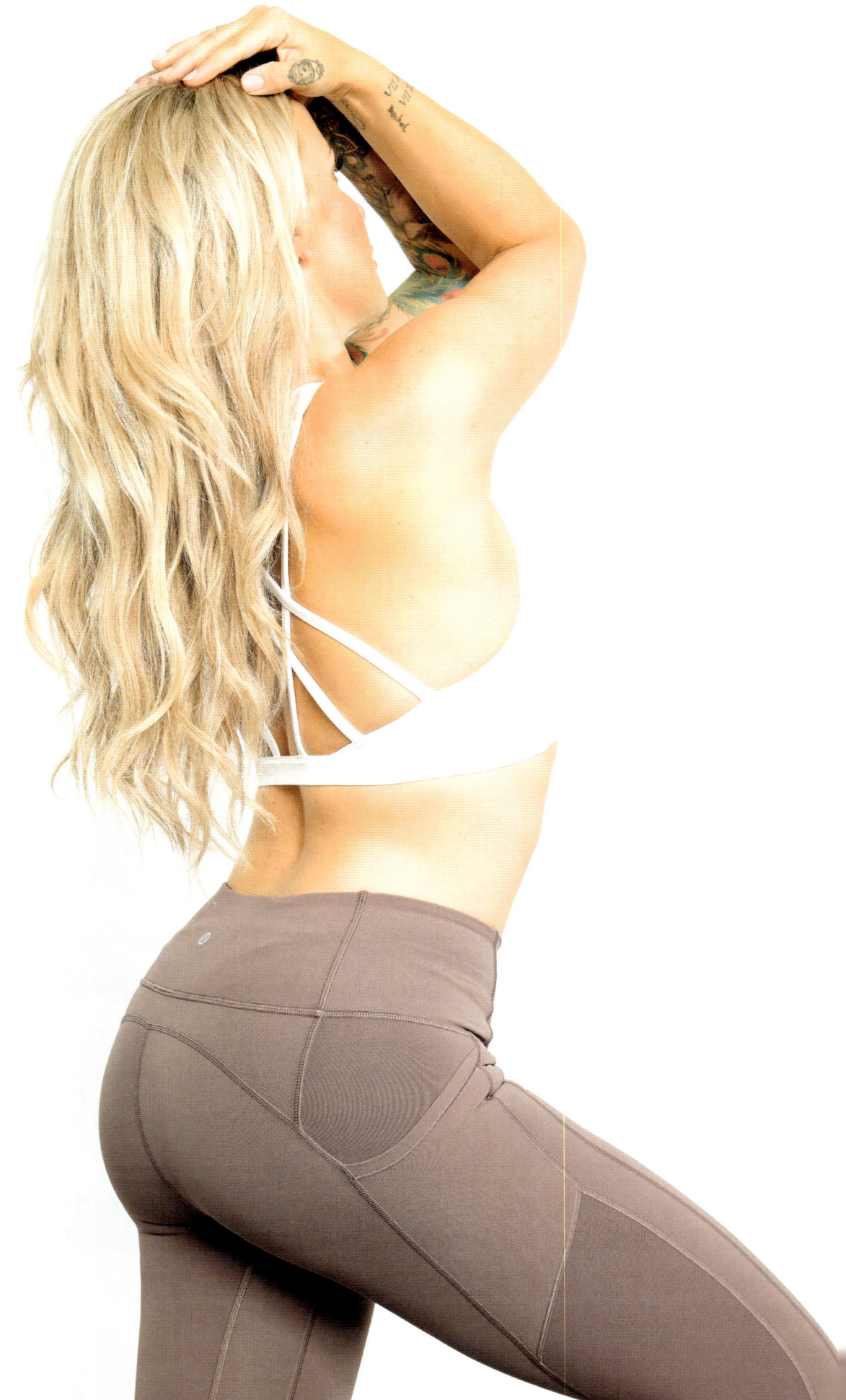

Rücken & Po

ÜBUNGEN

9

DAUER GESAMT

14 MIN.

DURCHGÄNGE

2

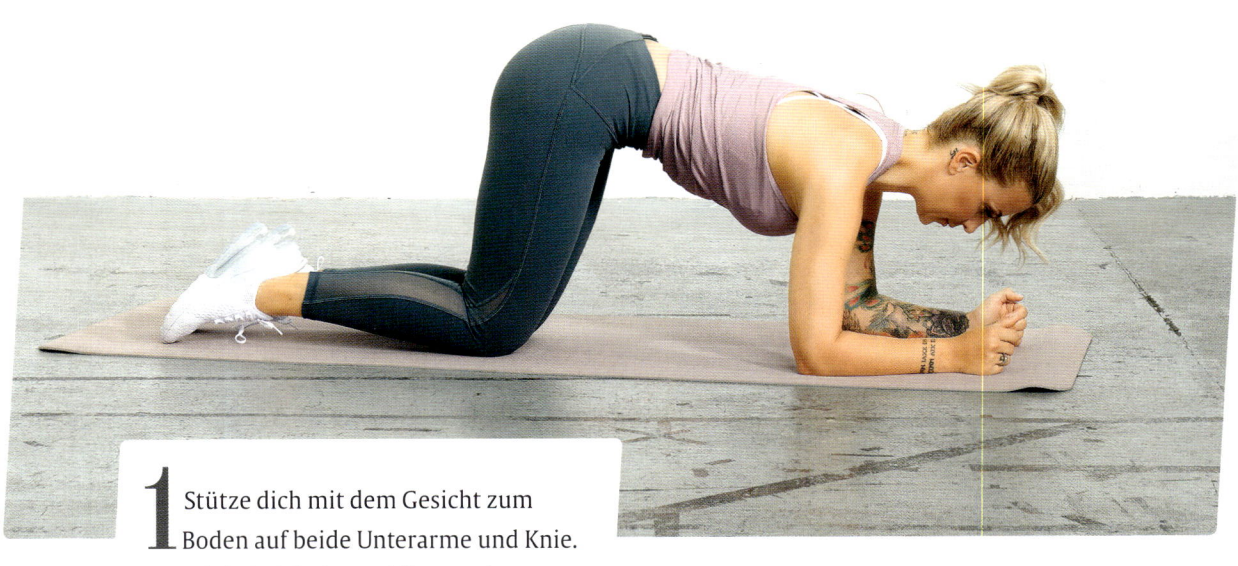

1 Stütze dich mit dem Gesicht zum Boden auf beide Unterarme und Knie. Falle dabei nicht ins Hohlkreuz, der Rücken ist ganz gerade.

2 Hebe nun ein Bein an und strecke es nach hinten ganz gerade aus, bis Fuß, Knie, Po und Schulter eine Linie bilden.

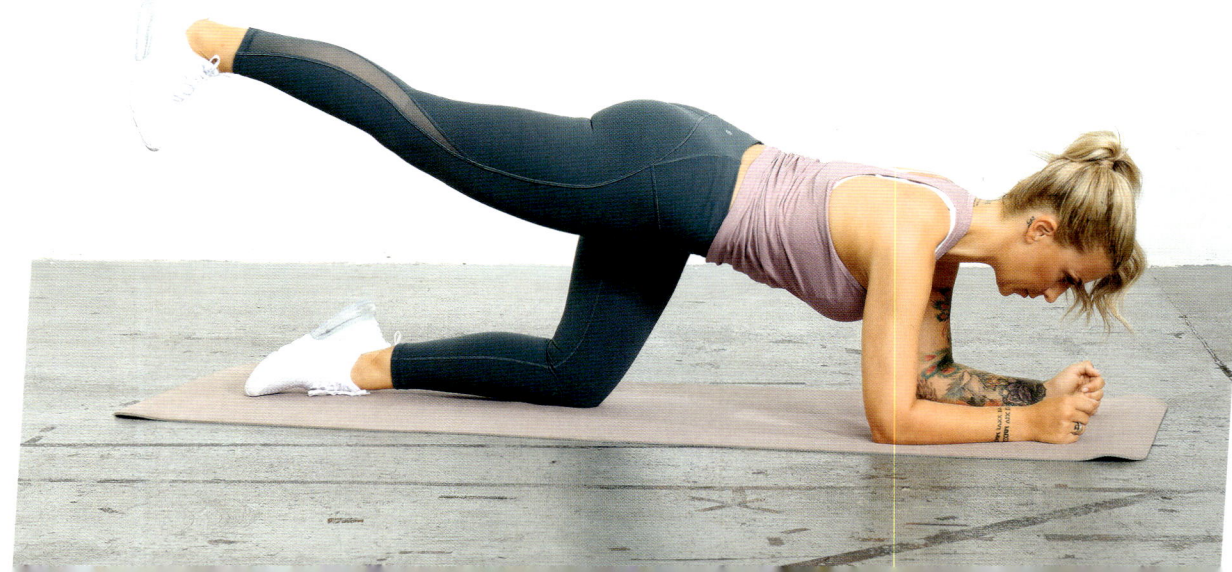

3 Ziehe nun das Bein wieder an. Weder Fuß noch Knie dürfen jetzt den Boden berühren.

Wechsle das Bein erst in der zweiten Runde.

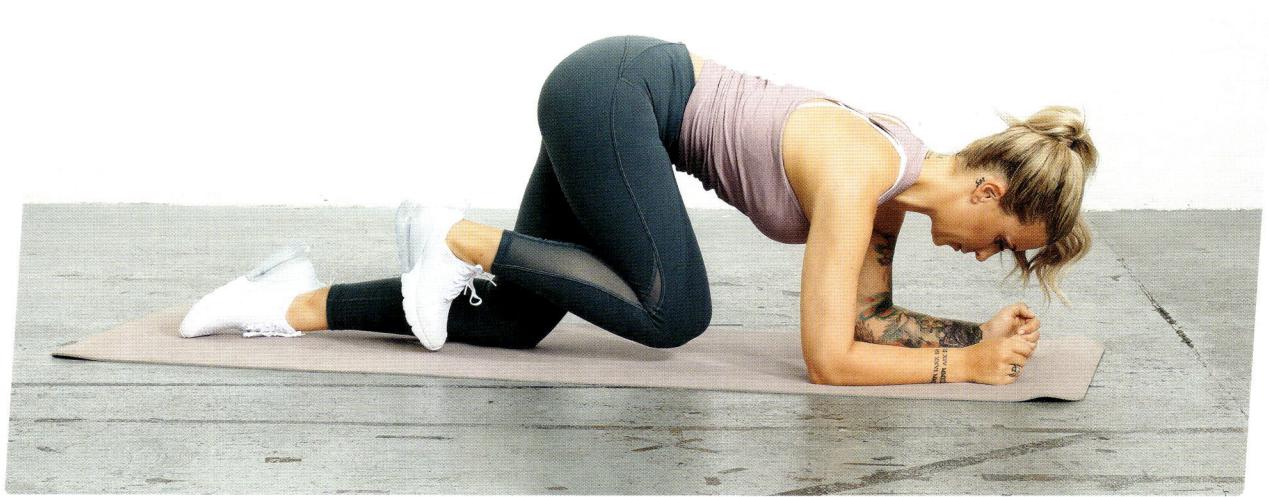

HOLZI *beck*

Eine Übung, die man definitiv ein paar Mal machen muss, um sie im Schlaf zu beherrschen. Aber bleib dran, auch wenn sie sich anfangs echt hölzern anfühlt!

FEHLERFALLE

Strecke den Fuß des aktiven Beines nicht zu hoch. Außerdem darf die Hüfte trotz Streck- und Anziehbewegung nicht zur Seite wegkippen!

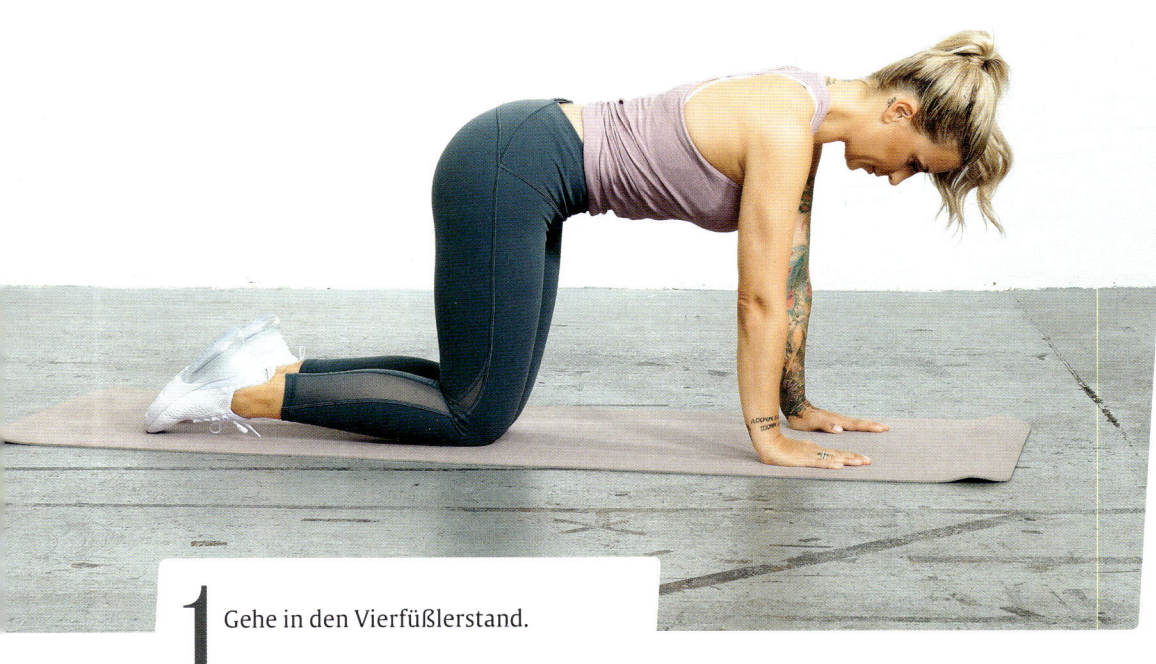

1 Gehe in den Vierfüßlerstand.

2 Hebe ein Bein im rechten Winkel so weit nach oben, dass der Oberschenkel eine Linie mit Po und Rücken bildet.

Kicke das Bein dynamisch, wie ein Esel, in die Luft.

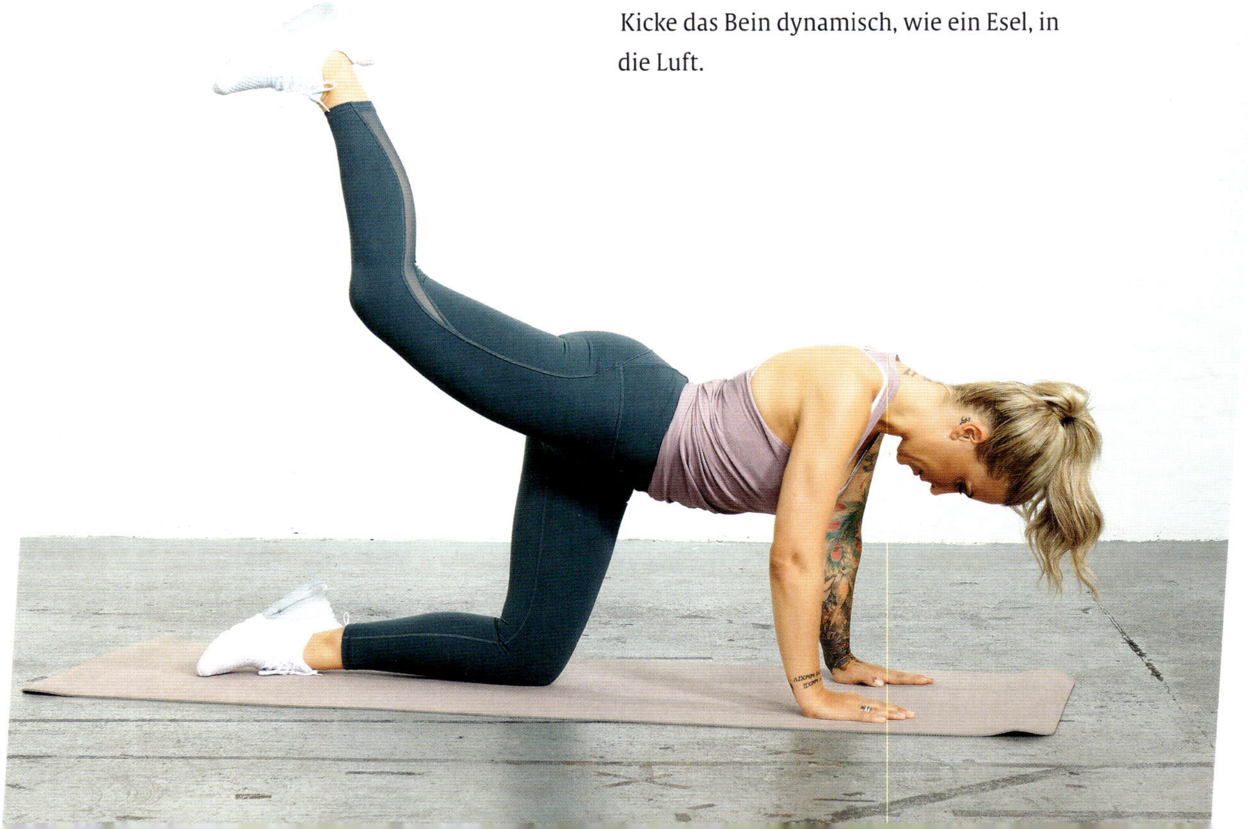

3 Ziehe das Bein dann bewusst und kontrolliert wieder an dich heran.

Wechsle die Seite erst in der zweiten Runde.

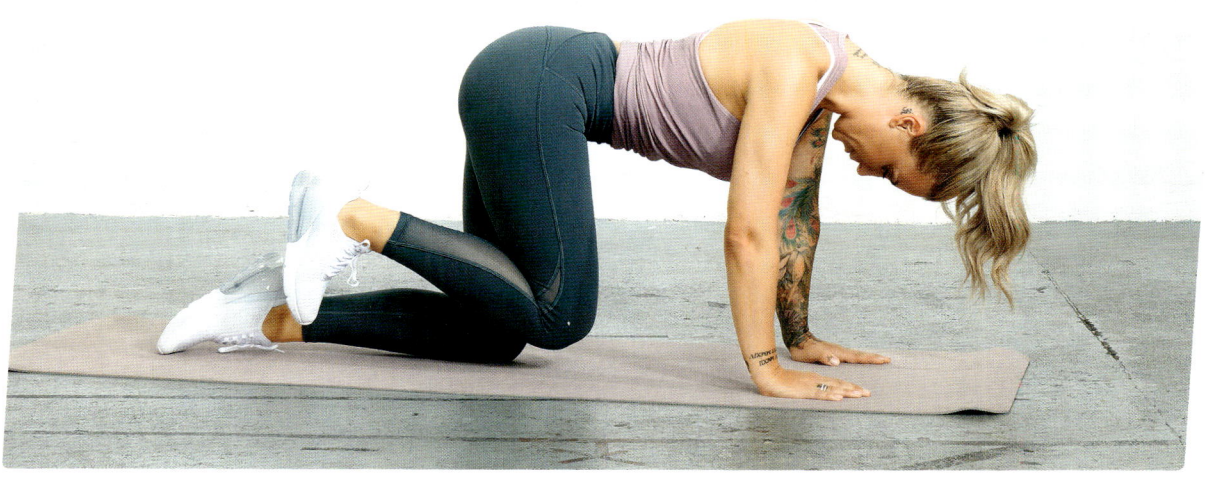

DONKEY
Kick

Stelle dir einfach eine Zielscheibe mit dem Gesicht von jemandem vor, den du nicht magst. Der Kick kommt dann von ganz alleine!

FEHLERFALLE

Achte darauf, während der gesamten Übung das abgehobene Knie nahezu 90 Grad gebeugt zu halten. Falle dabei nicht zu sehr ins Hohlkreuz. Die Hüfte darf dabei nicht zu sehr zur Seite wegkippen.

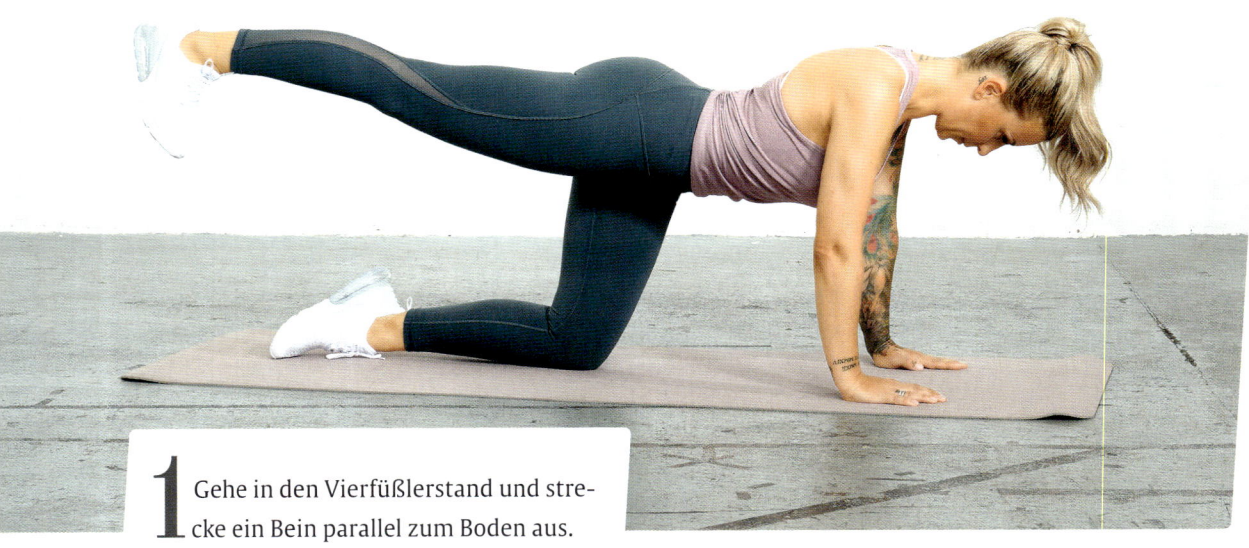

1 Gehe in den Vierfüßlerstand und strecke ein Bein parallel zum Boden aus.

2 Bewege nun das ausgestreckte Bein im Halbkreis immer wieder von rechts nach links über das angewinkelte Standbein hinweg und tippe auf jeder Seite leicht den Boden an.

Wechsle das »Regenbogenbein« erst in der zweiten Runde.

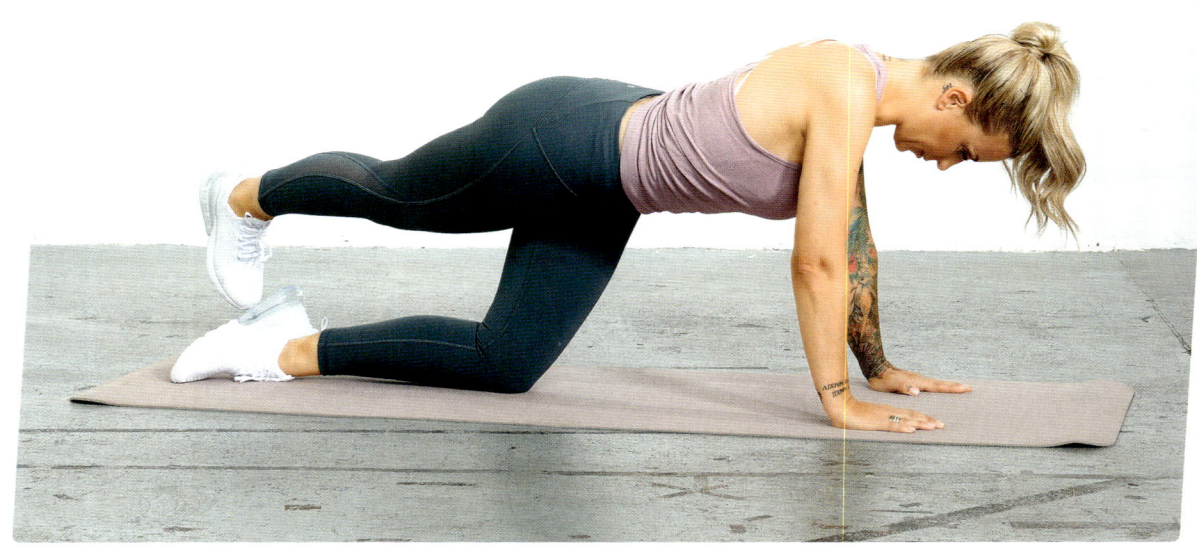

REGENBOGEN–
bein

Das macht nicht nur 'nen heißen Hintern, sondern bringt
auch noch Schwung in deine Hüfte!

FEHLERFALLE

Spanne das »Regenbogenbein« bewusst die ganze Zeit an und
versuche, den Halbkreis so groß wie möglich zu machen.

1 Gehe in den Vierfüßlerstand und hebe ein Bein im rechten Winkel so weit nach oben, dass der Oberschenkel eine Linie mit Po und Rücken bildet.

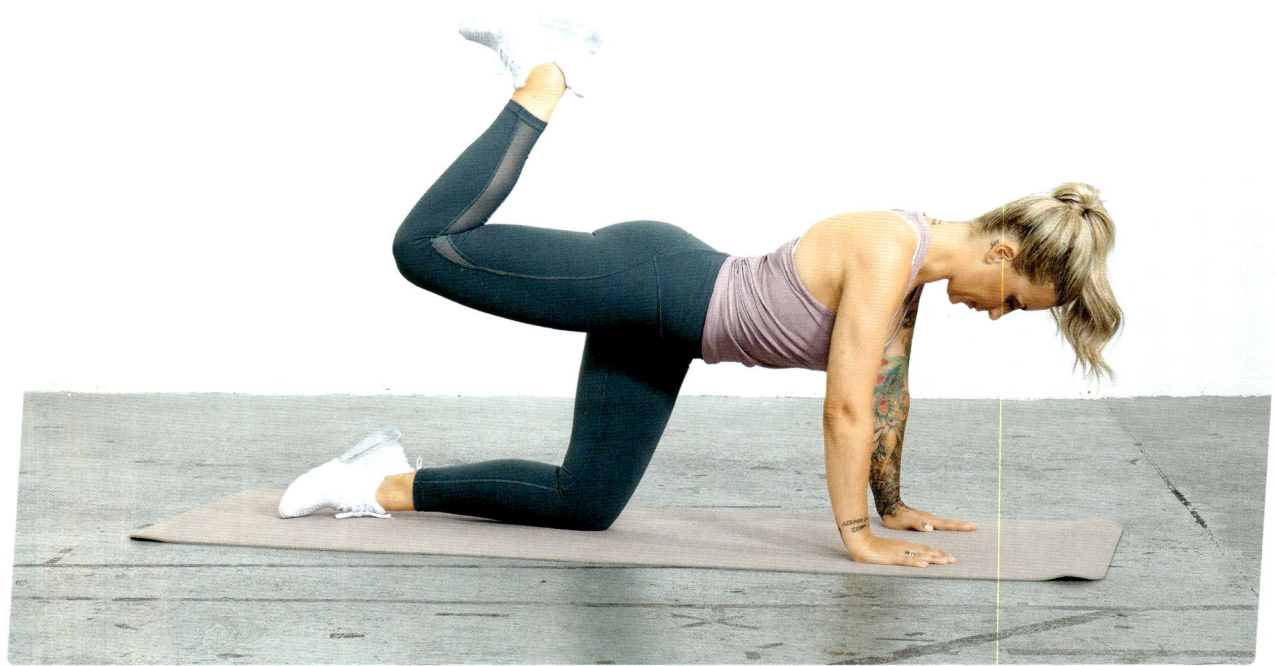

BEUGER–
Curls

Das Rundum-Sorglos-Paket für einen echt straffen Po!

FEHLERFALLE

Das Bein muss gerade ausgestreckt werden und beim Anwinkeln dicht an den Po herangezogen werden. Sprich, der Winkel zwischen Oberschenkel und Unterschenkel sollte wenigstens 90 Grad betragen.

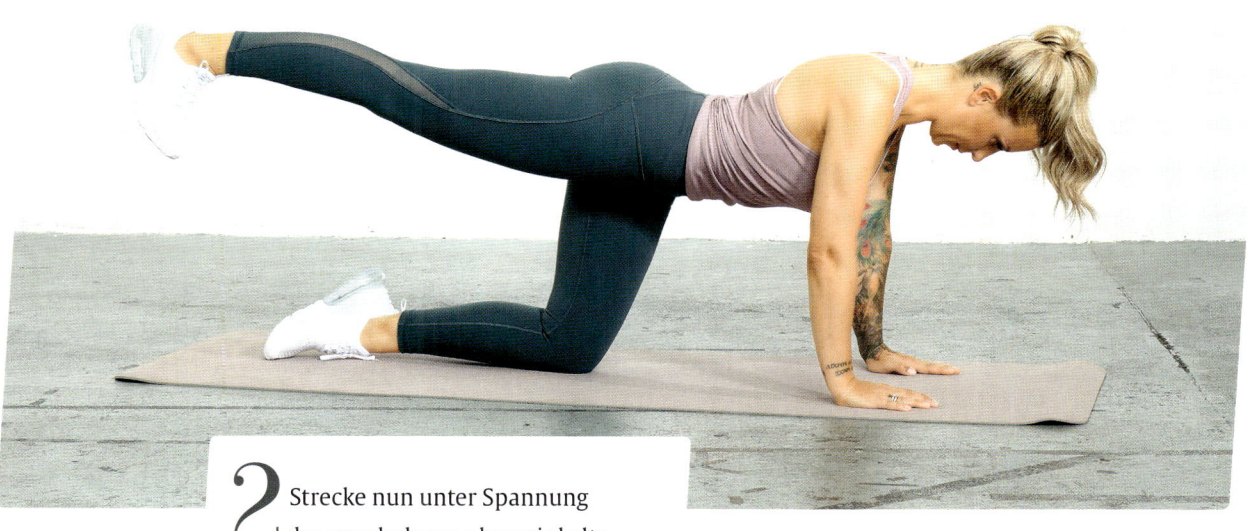

2 Strecke nun unter Spannung das angehobene, abgewinkelte Bein gerade aus und winkele es dann wieder an. Beides passiert mit gleicher Geschwindigkeit.

Wechsle die Beine erst in der zweiten Runde.

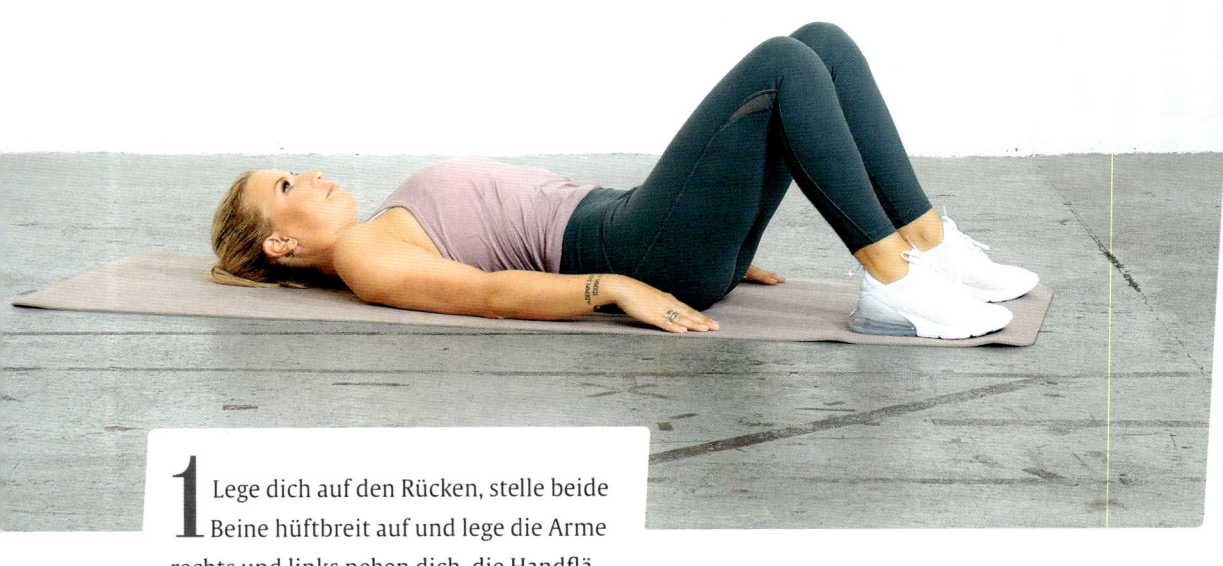

1 Lege dich auf den Rücken, stelle beide
Beine hüftbreit auf und lege die Arme
rechts und links neben dich, die Handflächen nach unten gerichtet.

2 Hebe nun das Becken, bis der ganze
Oberkörper mit den Oberschenkeln
eine gerade Linie bildet. Oben angekommen, kneifst du nun für einen Extraeffekt
die Pobacken noch einmal zusammen.

Danach senkst du die Hüfte wieder
ab und berührst dabei den Boden nur
minimal.

Aus dieser Position schiebst du das Becken wieder direkt nach oben.

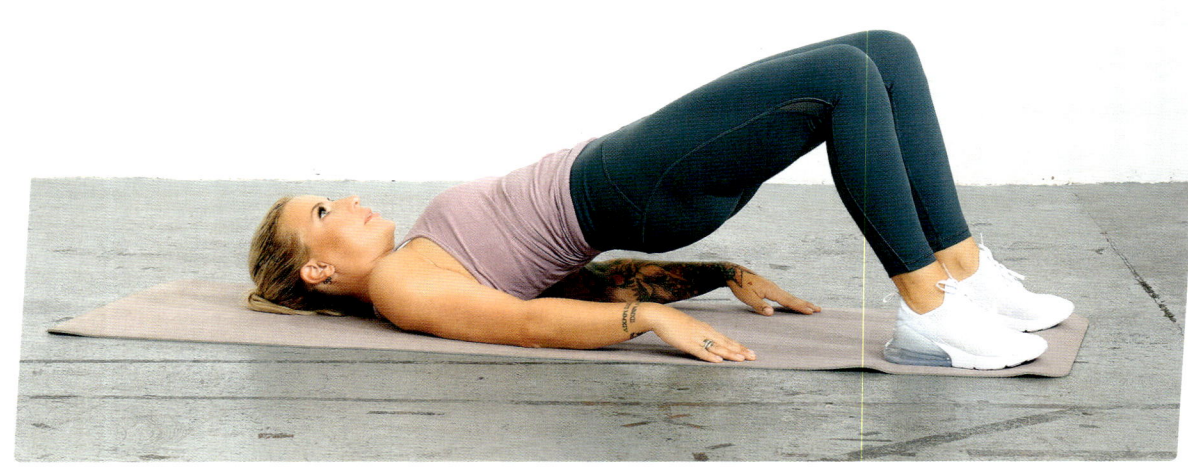

Brücke HÜFTHEBEN

Als Kinder haben wir immer eine richtige Brücke gemacht, heute freuen wir uns schon, wenn unsere Kinder bei dieser Übung unter uns durch passen!

FEHLERFALLE

Behalte Spannung im Po, während du die Hüfte nach oben schiebst. Achte zudem darauf, dass das Becken niemals nach unten sackt, sondern mit Spannung langsam und kontrolliert nach unten gesenkt wird.

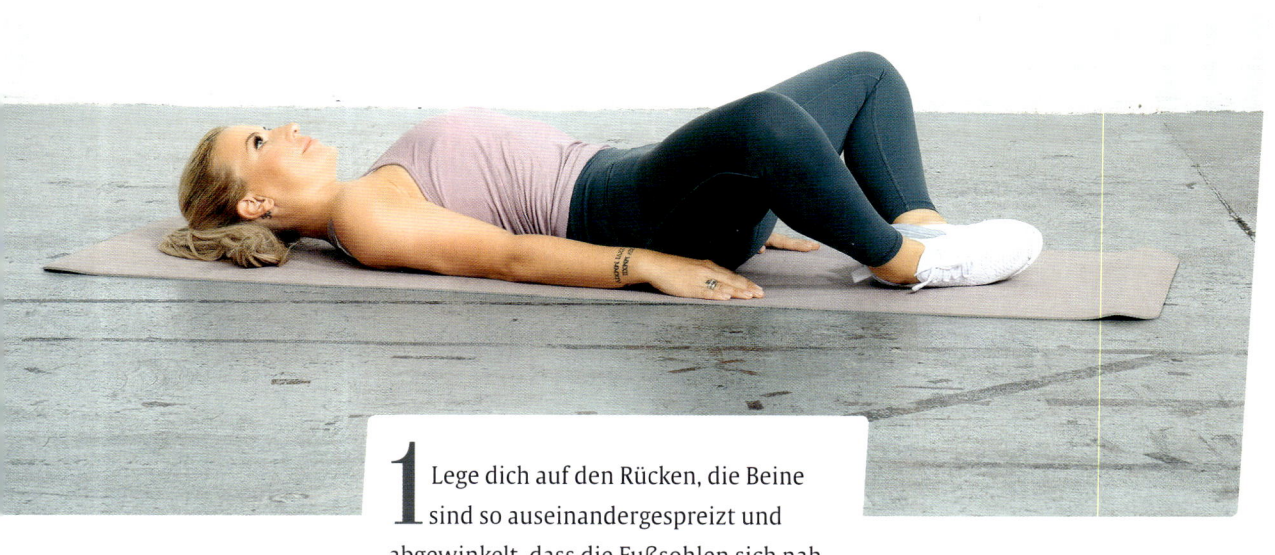

1 Lege dich auf den Rücken, die Beine sind so auseinandergespreizt und abgewinkelt, dass die Fußsohlen sich nah am Po berühren. Die Arme liegen rechts und links neben dir, die Handflächen sind nach unten gerichtet.

2 Hebe nun so weit es geht das Becken an.

Senke danach die Hüfte wieder ab und berühre dabei den Boden nur minimal.

Aus dieser Position schiebst du das Becken wieder direkt nach oben.

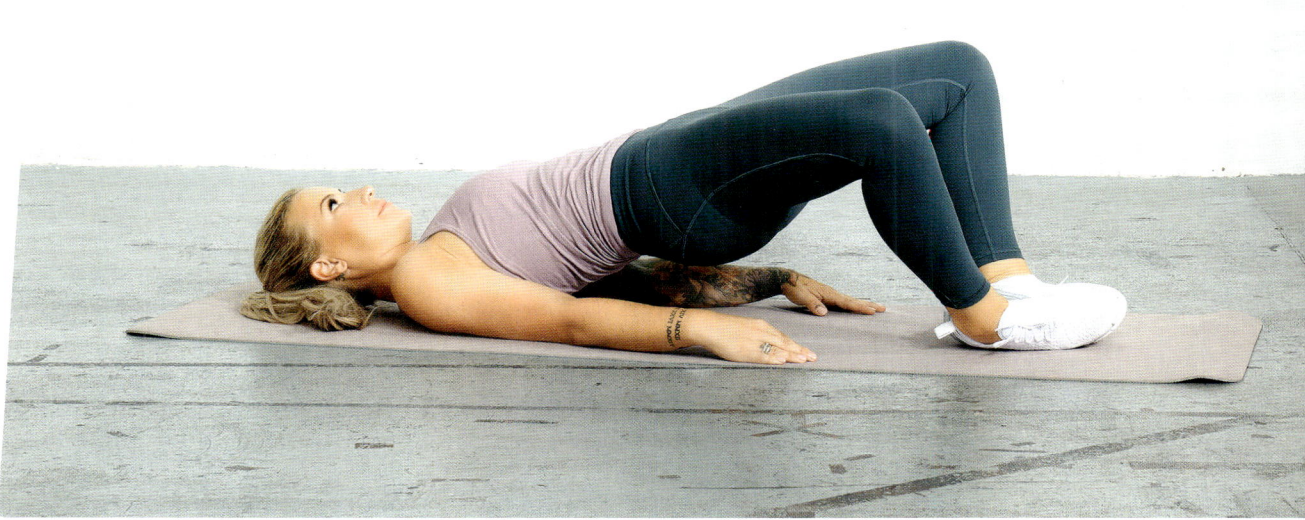

YOGA
Brücke

Hier ist es wichtig, regelmäßig zu atmen.
Lass alles fließen!

FEHLERFALLE

Bewege die Hüften nicht aus Kraft der Füße in die Höhe, sondern aus Kraft des Beckens und des Rückens.

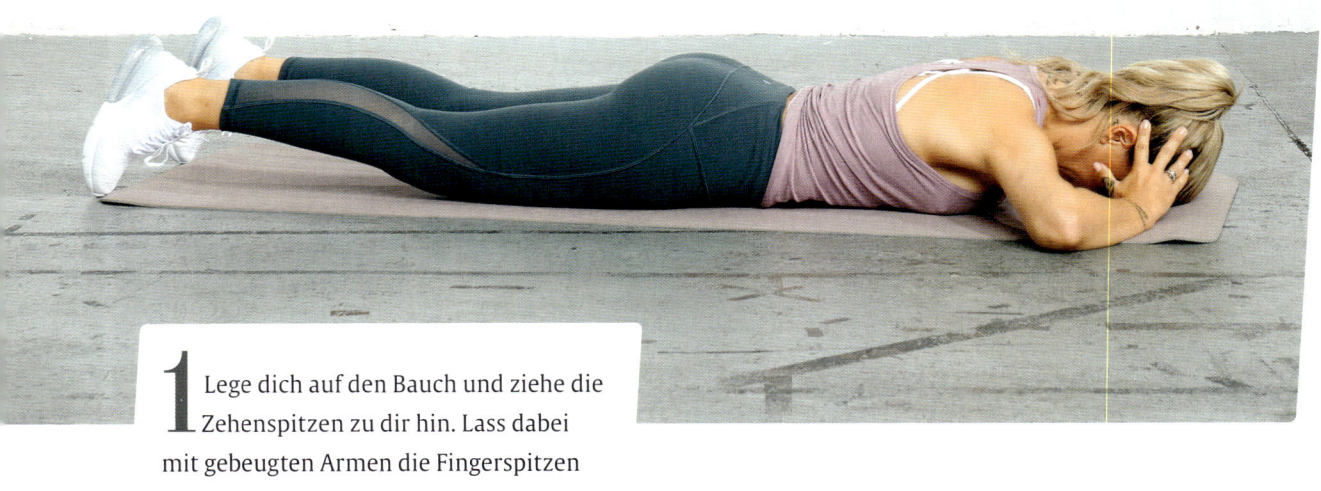

1 Lege dich auf den Bauch und ziehe die Zehenspitzen zu dir hin. Lass dabei mit gebeugten Armen die Fingerspitzen den Kopf berühren.

2 Hebe nun in gerader, gestreckter Haltung deinen Oberkörper so weit es geht vom Boden ab.

Senke anschließend wieder in gleichem Tempo den Oberkörper in Richtung Boden, ohne diesen wirklich zu berühren.

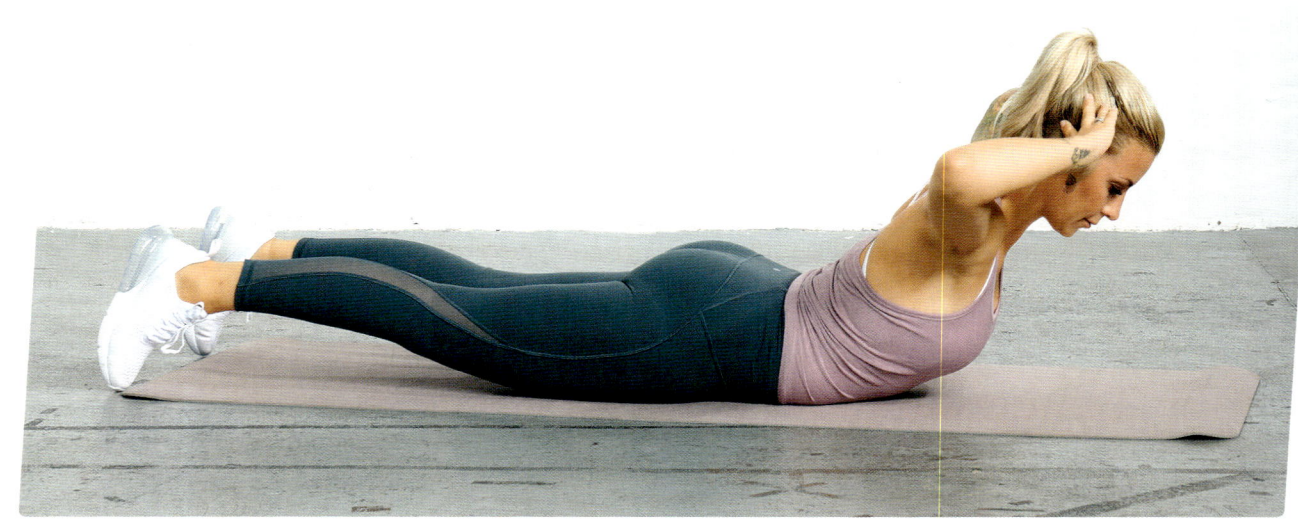

BRUSTHEBEN
Hände am Kopf

Eine super Übung für eine aufrechte Körperhaltung!

FEHLERFALLE

Drücke die Knie in Richtung Boden, um eine ganzheitliche Spannung im Körper zu bekommen. Der Kopf darf nie in den Nacken fallen, sondern muss stets eine gerade, unveränderte Linie mit dem Oberkörper bilden.

1 Lege dich auf den Bauch und ziehe die Zehenspitzen zu dir hin. Die Arme liegen rechts und links neben dem Kopf.

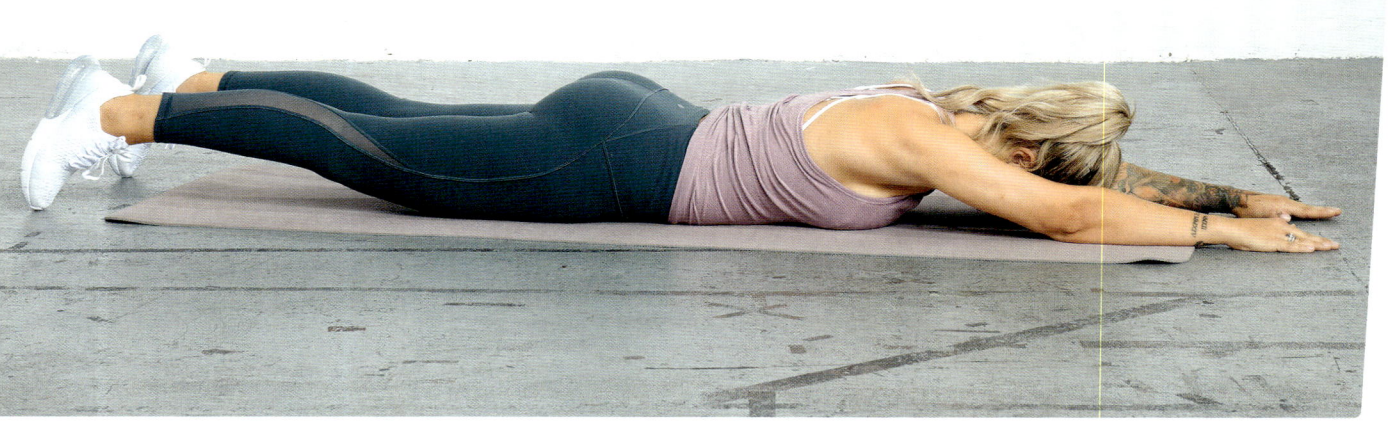

BRUSTHEBEN
Hände ausgestreckt

Minimale Bewegung, aber maximale Wirkung, denn dein Rücken wird nicht nur schön definiert, du beugst auch noch Rückenschmerzen vor!

FEHLERFALLE

Drücke die Knie in Richtung Boden, um gezielter deinen Rücken zu trainieren. Der Kopf darf nie in den Nacken fallen, sondern muss stets eine gerade, unveränderte Linie mit dem Oberkörper bilden.

2 Hebe nun mit gerader, gestreckter Haltung deinen Oberkörper
so weit es geht vom Boden. Die Arme
dürfen hierbei nicht den Oberkörper als
Hilfe mit nach oben »reißen«.

Senke anschließend wieder in gleichem
Tempo den Oberkörper in Richtung Boden, ohne diesen wirklich zu berühren.

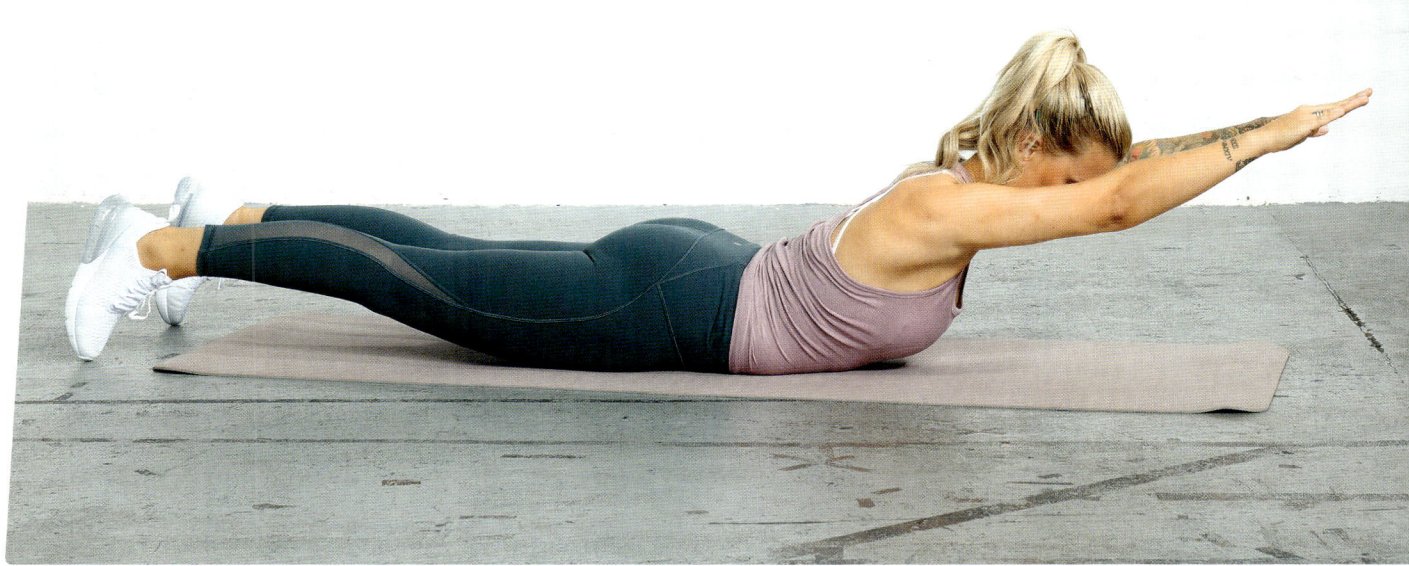

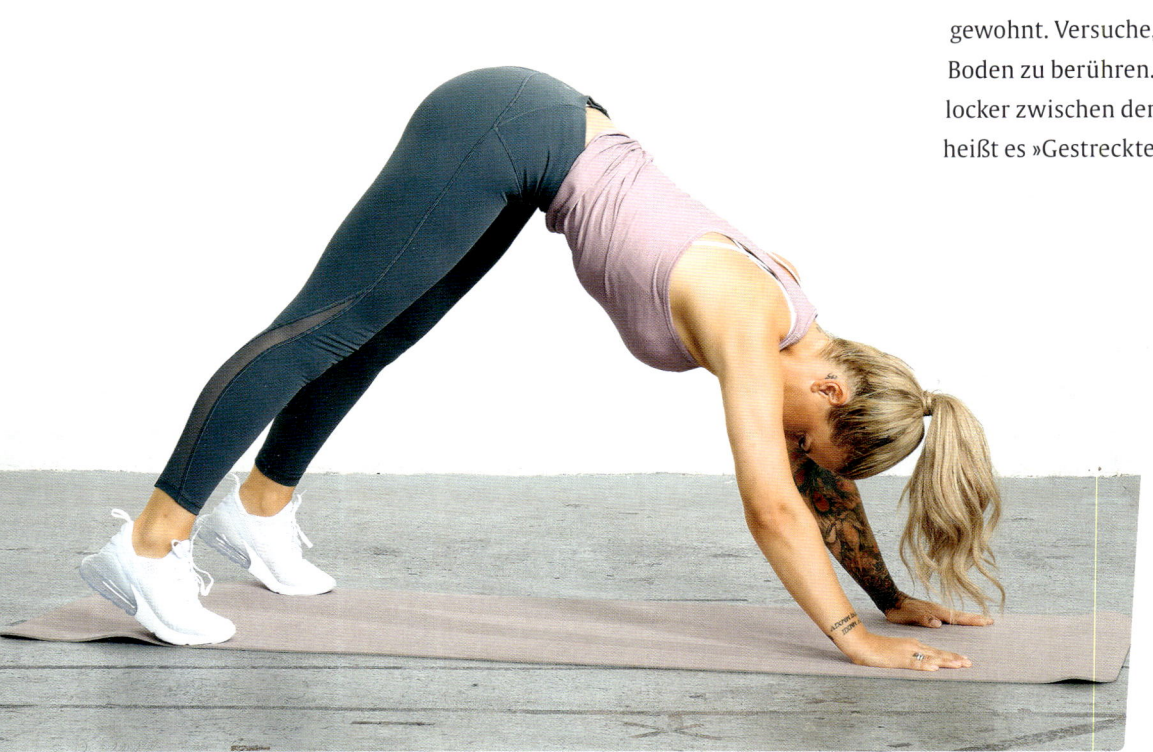

1 Stelle dich in den Vierfüßlerstand mit gestreckten Beinen, Hände und Füße sind etwas weiter auseinander als gewohnt. Versuche, mit den Fersen den Boden zu berühren. Der Kopf hängt dabei locker zwischen den Armen (im Yoga heißt es »Gestreckter Hund«).

2 Berühre nun mit der linken Hand den rechten Fuß und setze sie anschließend wieder ab.

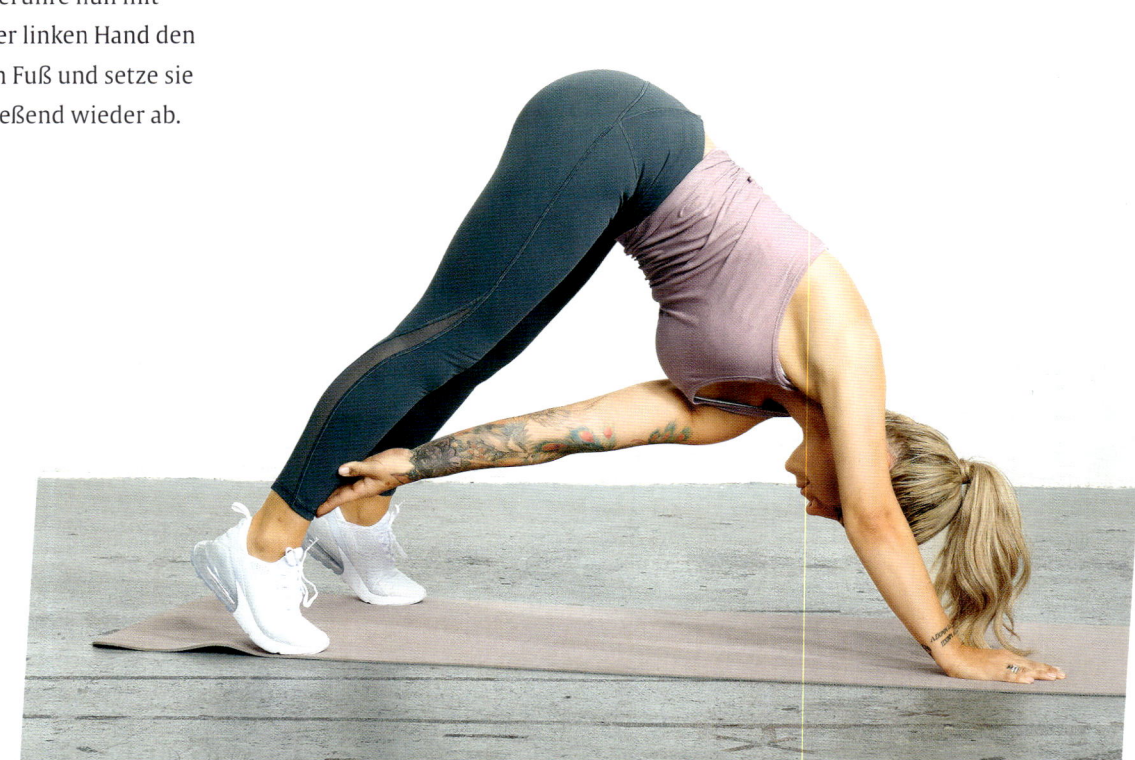

3 Strecke den ganzen Körper mit einer fließenden Vorwärtsbewegung parallel zum Boden aus, die Beine werden aber nicht abgelegt. Der Kopf wird in den Nacken gelegt (im Yoga heißt es »Kobra«). Die Arme bleiben stets durchgestreckt.

Gehe nun wieder zurück in die Ausgangsposition (zum »Gestreckten Hund«), um als Nächstes mit der rechten Hand das linke Bein zu berühren.

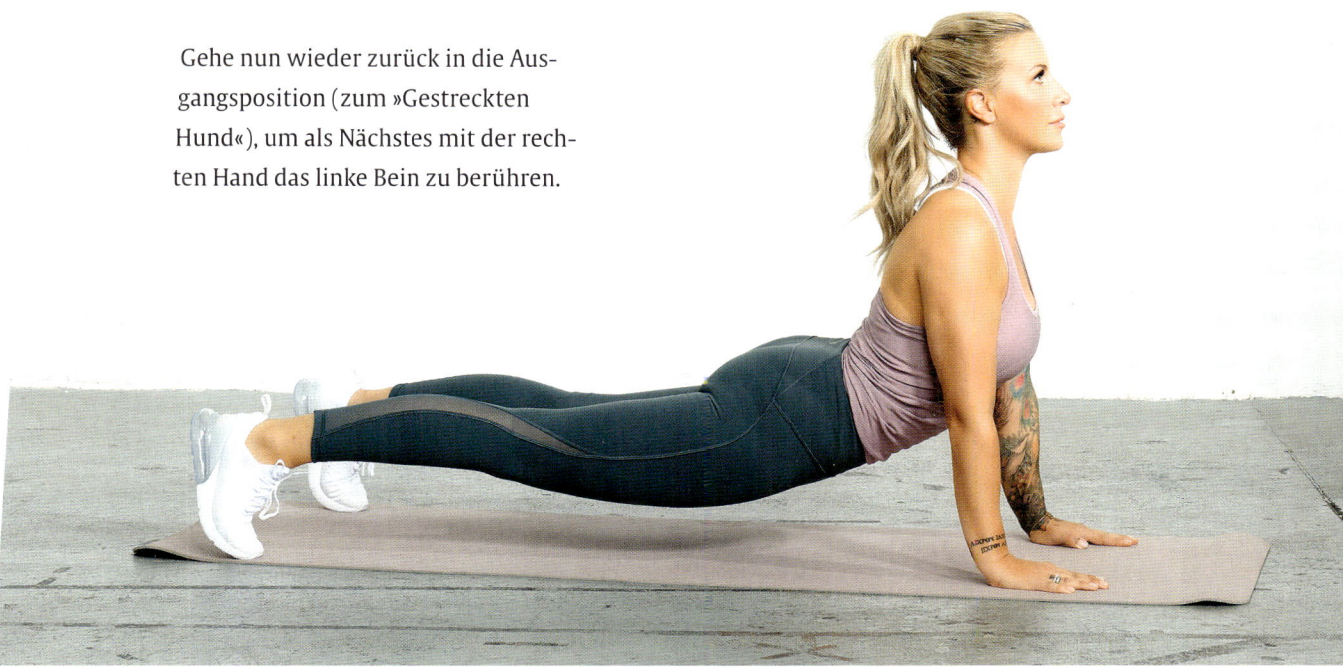

HUND MEETS
Kobra

Inhale – Exhale, Omm!

FEHLERFALLE

Die Hände und Füße bleiben als vier Fixpunkte jeweils auf derselben Stelle, nur beim kurzen Berühren des entgegengesetzten Beines darfst du deine Hände bewegen. Achte darauf, dass sowohl die Arme als auch die Beine die ganze Zeit durchgestreckt sind.

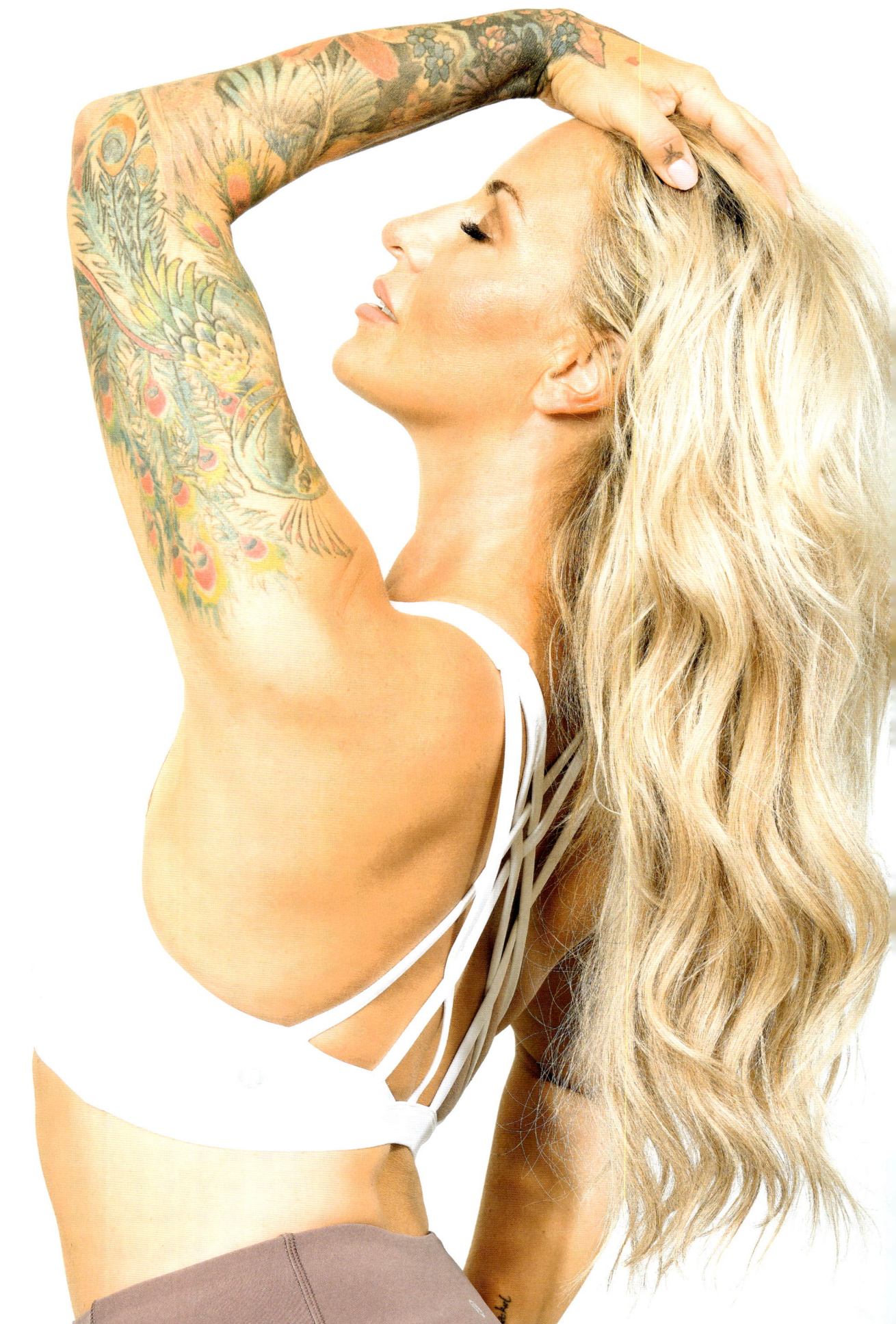

Arme & Schultern

ÜBUNGEN

8

DAUER GESAMT

9 MIN.

DURCHGÄNGE

2

1 Stelle dich in den Vierfüßlerstand mit gestreckten Beinen. Die Hände sind schulterbreit und die Füße hüftbreit auseinander.

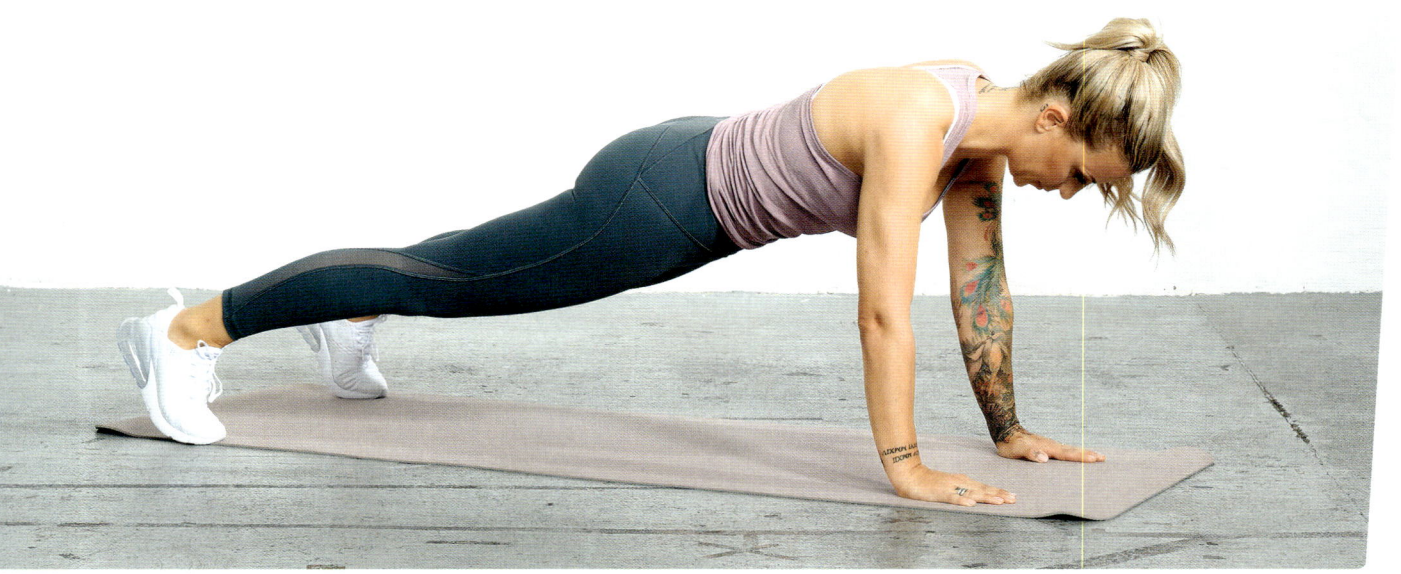

LIEGESTÜTZ
Schulterklopfer

Schulterklopfen, und dann noch mit Fitness-Effekt?
Na logisch!

FEHLERFALLE

Der Rücken muss stets in (fast) gerader Linie bleiben. Falle auf keinen Fall ins Hohlkreuz, tendenziell kann der Po eher etwas nach oben, hochgestreckt sein, als zu tief in Richtung Boden nach unten zu kippen. Die Hüfte soll sich nicht hin und her bewegen und schaukeln. Der Bauch ist fest angespannt!

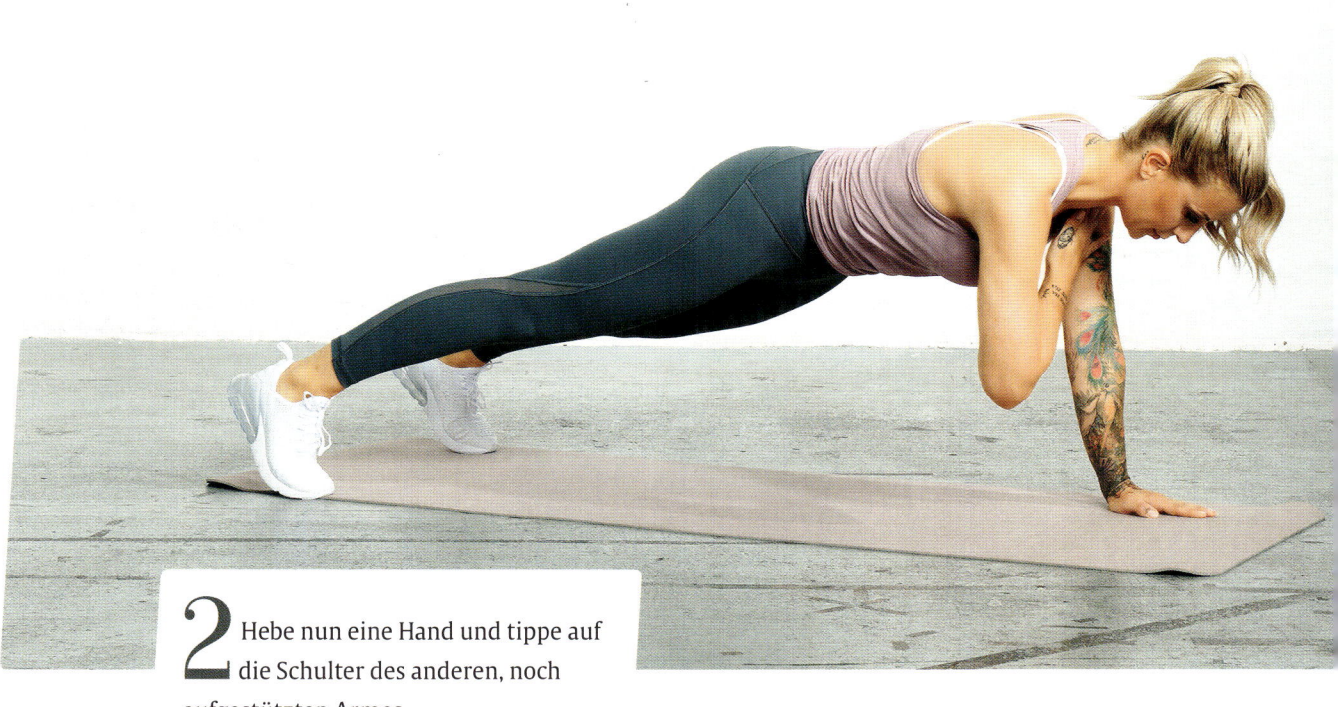

2 Hebe nun eine Hand und tippe auf die Schulter des anderen, noch aufgestützten Armes.

Wechsle die Hand und tippe auf die andere Schulter.

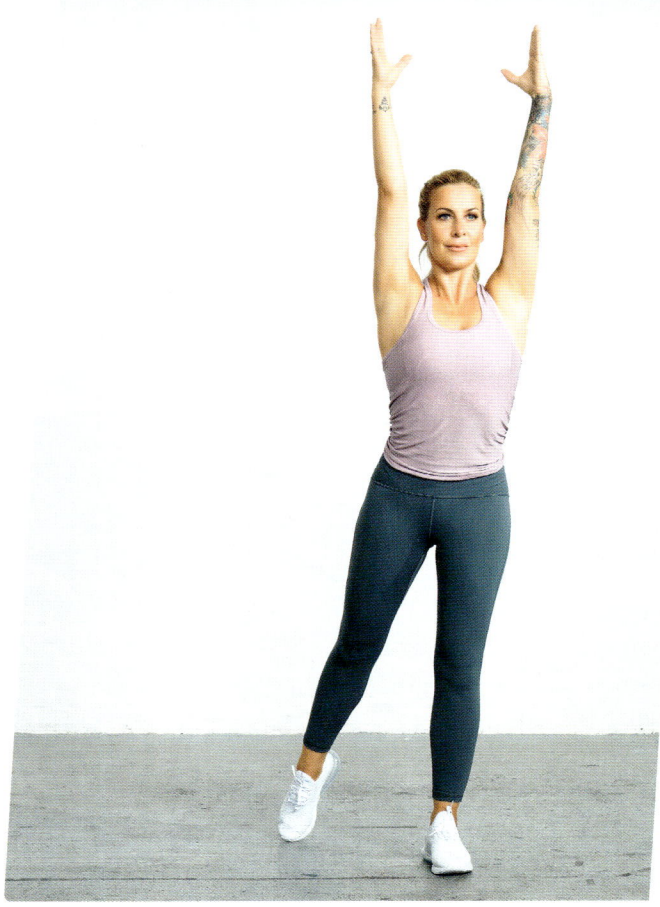

1 Stelle dich auf ein ganz leicht gebeugtes Bein (Standbein). Der Oberkörper ist ganz leicht nach vorne geneigt. Strecke das Schwungbein nach hinten aus und die Arme nach oben neben den Kopf. Schwungbein, Oberkörper und Arme bilden eine gerade Linie.

2 Nun ziehe das Schwungbein von hinten zu dir nach vorne und winkle es an. Während dieser Bewegung nimmst du die Arme nach unten, bis sie sich über dem angewinkelten Bein vor deinem Oberkörper befinden.

Mache danach die gleiche Bewegung wieder rückwärts. Sprich, strecke das Schwungbein nach hinten aus und nehme die Arme gestreckt neben den Kopf.

Wechsle das »Dampflok-Bein« erst in der zweiten Runde.

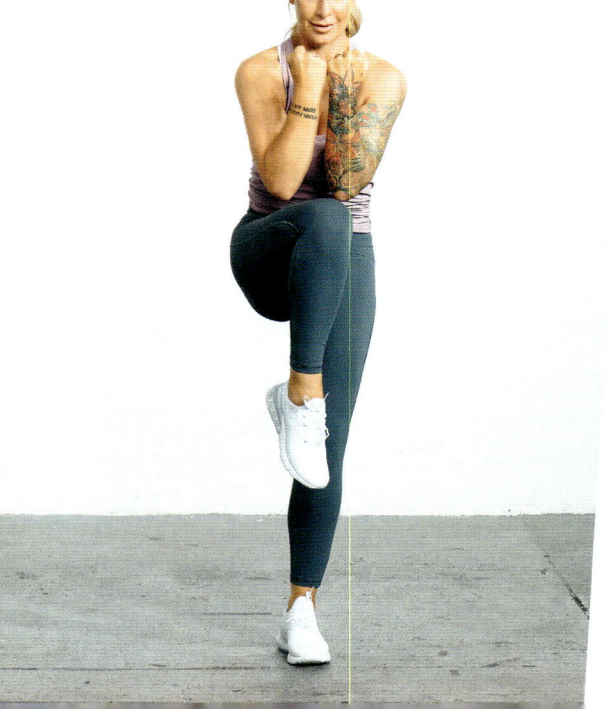

DAMPF*lok*

Ja, ich bin auch immer wieder ganz erstaunt, dass
ich nicht nur mit meinen Kindern Eisenbahn spiele,
sondern auch für mich alleine!

FEHLERFALLE

Achte darauf, dass sich der Oberkörper und der Kopf so
gut wie gar nicht bewegen. Ausschließlich beide Arme
und das Schwungbein dürfen sich bewegen.

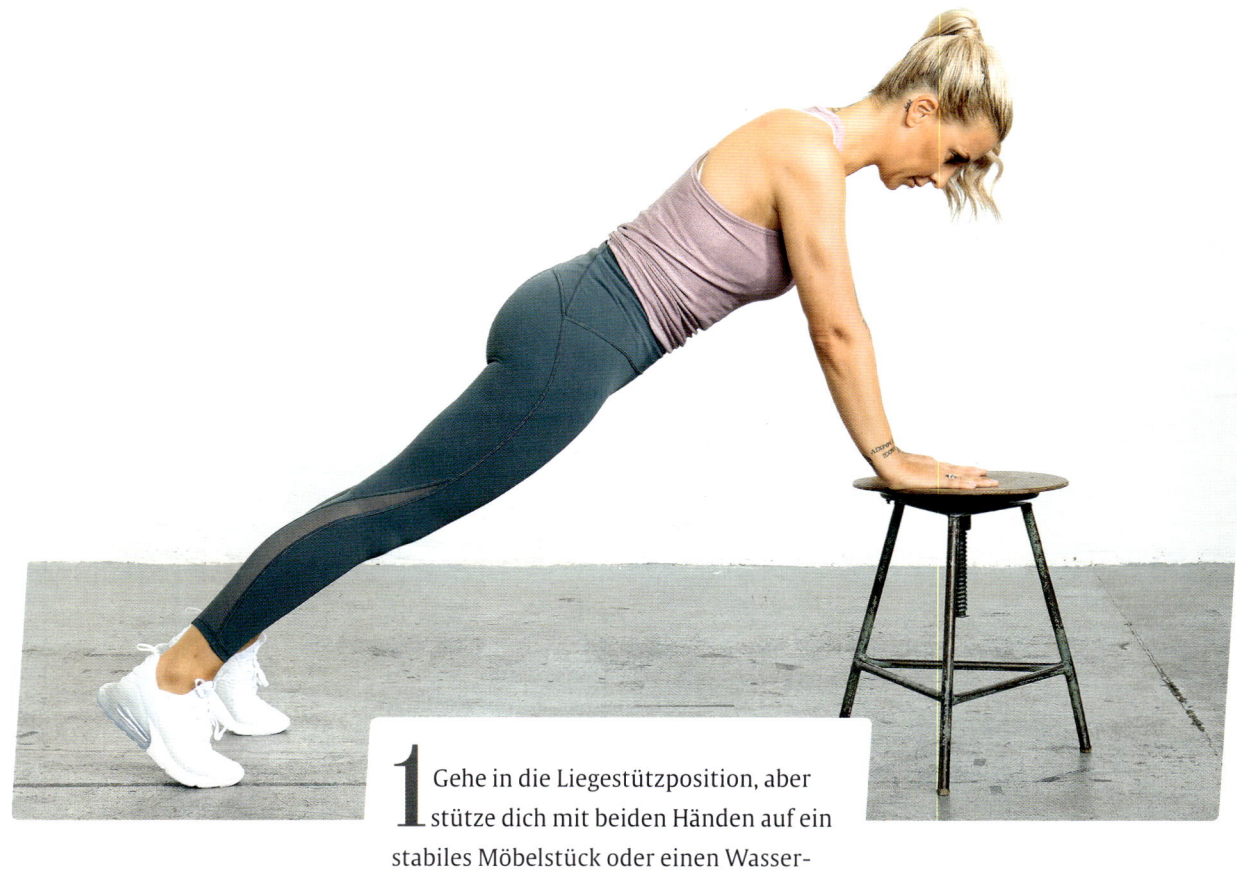

1 Gehe in die Liegestützposition, aber stütze dich mit beiden Händen auf ein stabiles Möbelstück oder einen Wasserkasten ab. Die Arme sind schulterbreit und die Füße fast hüftbreit auseinander.

Erhöhte LIEGESTÜTZE

Eine meiner Hassübungen – während ich sie mache.
Wenn ich das Ergebnis dann sehe, meine Lieblingsübung.

FEHLERFALLE

Achte dringend darauf, dass die Ellbogen beim Anwinkeln nicht nach außen gedrückt werden, sondern stets nah am Oberkörper bleiben!

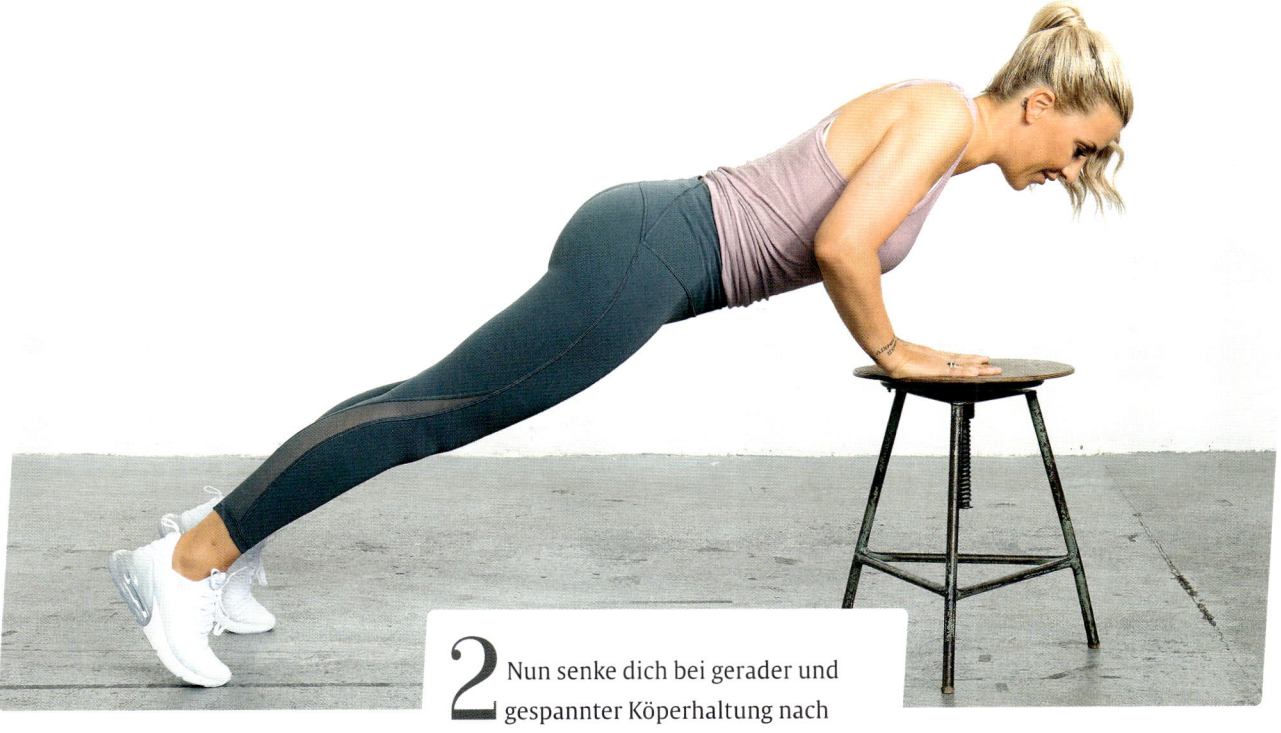

2 Nun senke dich bei gerader und gespannter Köperhaltung nach unten, indem du die Arme langsam und kontrolliert anwinkelst. Versuche, es möglichst tief zu schaffen, ohne jedoch so tief zu gehen, dass du nicht mehr in die ausgestreckte Ausgangsposition hochkommst.

Stemme dich wieder in deine Ausgangsposition. Diese Auf- und Abwärtsbewegung machst du nun in regelmäßigem Tempo.

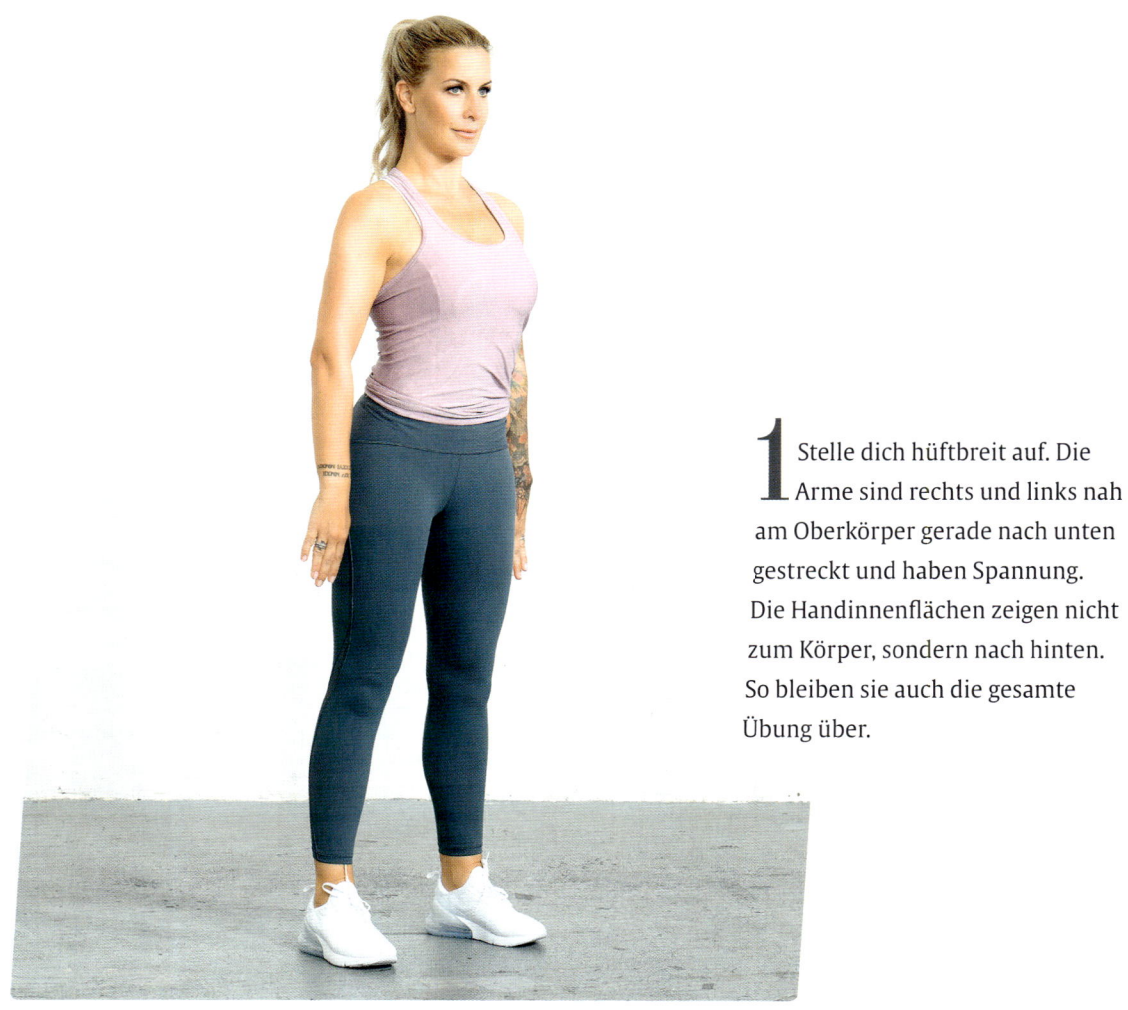

1 Stelle dich hüftbreit auf. Die Arme sind rechts und links nah am Oberkörper gerade nach unten gestreckt und haben Spannung. Die Handinnenflächen zeigen nicht zum Körper, sondern nach hinten. So bleiben sie auch die gesamte Übung über.

Vorderes ARMHEBEN

Hat meine Oma schon nach dem Aufstehen gemacht. Sieht so easy aus, bringt aber richtig was! Geübte Löwinnen nehmen noch Hanteln oder Wasserflaschen als Gewichte dazu.

FEHLERFALLE

Halte die Körperspannung auch beim Absenken der Arme, lasse sie nicht einfach nur nach unten fallen.

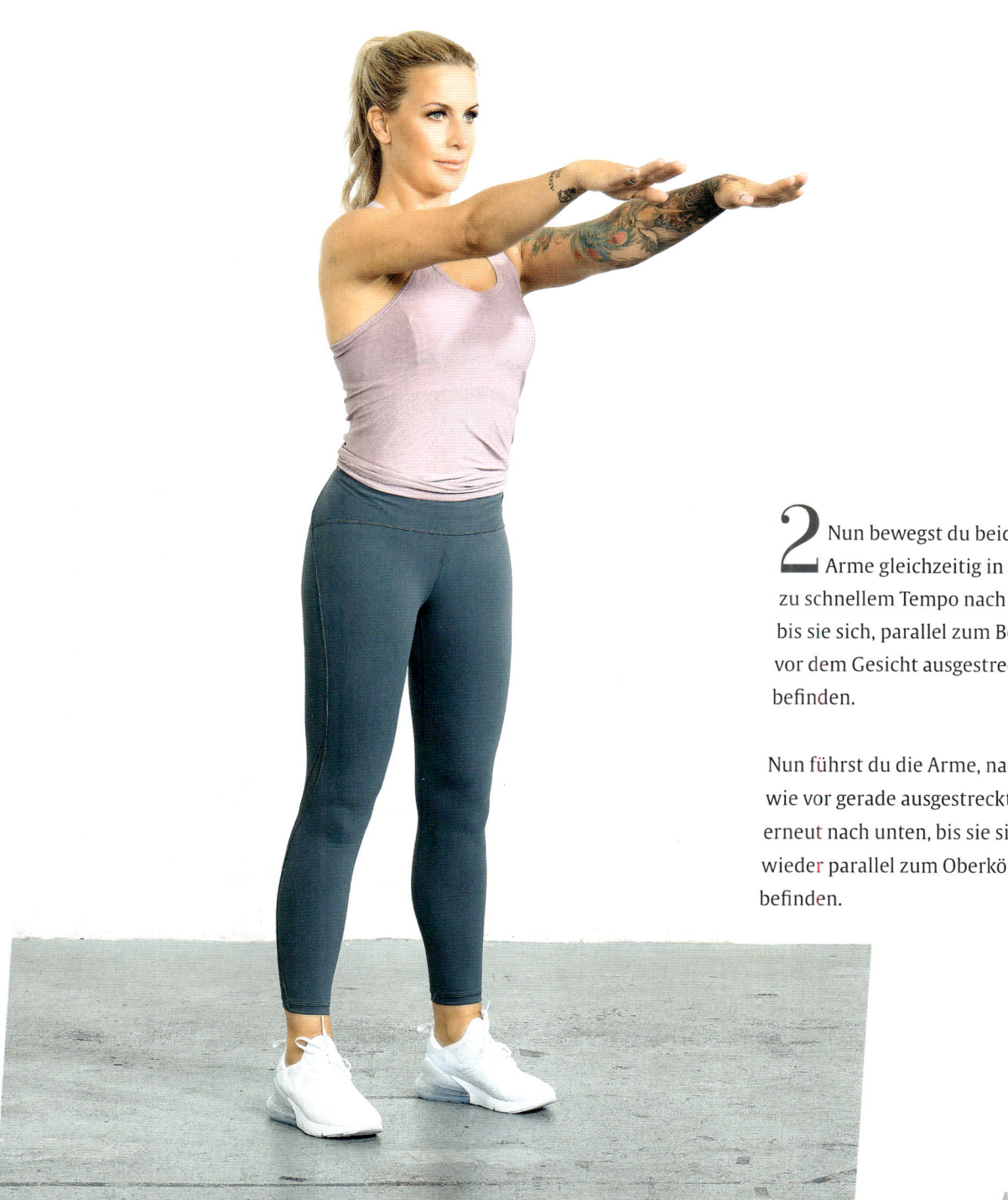

2 Nun bewegst du beide Arme gleichzeitig in nicht zu schnellem Tempo nach oben, bis sie sich, parallel zum Boden, vor dem Gesicht ausgestreckt befinden.

Nun führst du die Arme, nach wie vor gerade ausgestreckt, erneut nach unten, bis sie sich wieder parallel zum Oberkörper befinden.

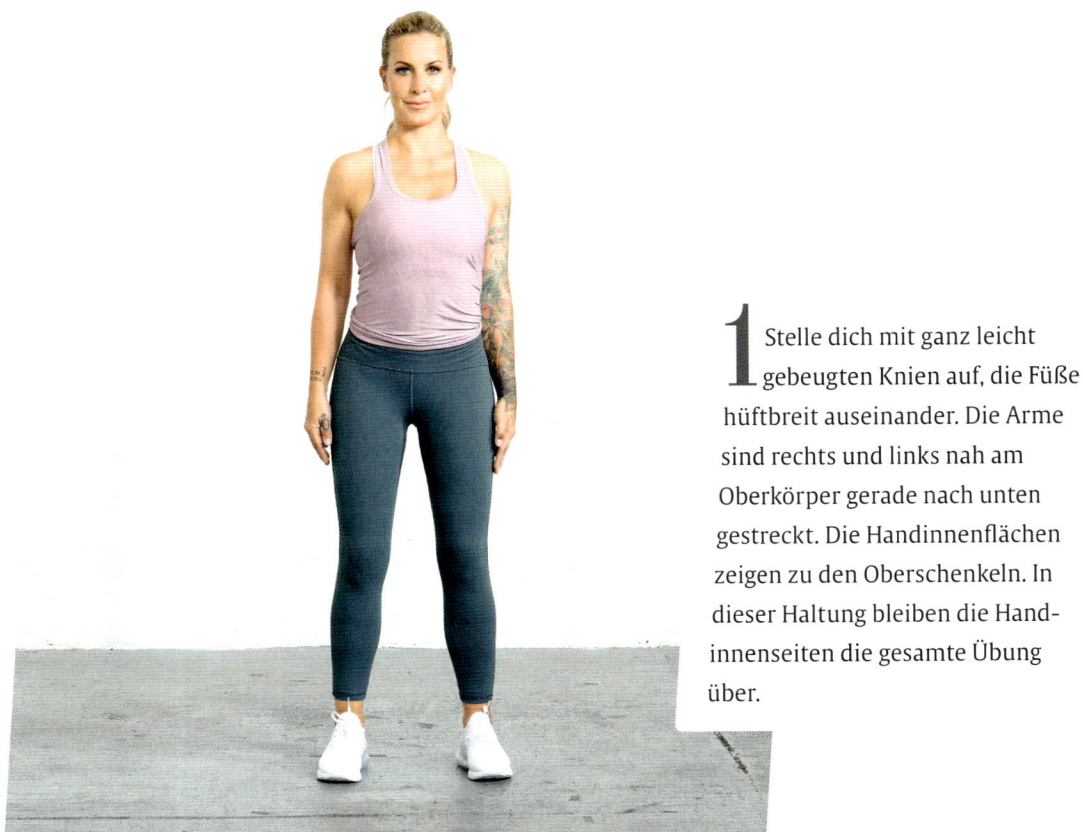

1 Stelle dich mit ganz leicht gebeugten Knien auf, die Füße hüftbreit auseinander. Die Arme sind rechts und links nah am Oberkörper gerade nach unten gestreckt. Die Handinnenflächen zeigen zu den Oberschenkeln. In dieser Haltung bleiben die Handinnenseiten die gesamte Übung über.

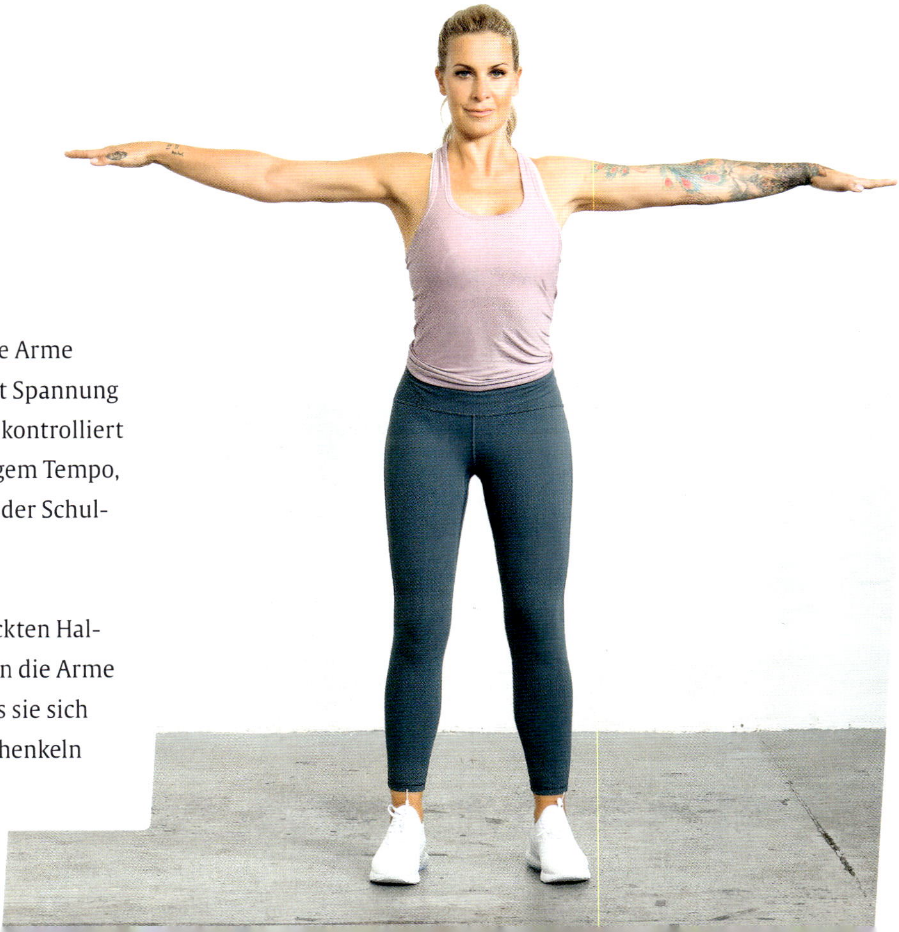

2 Nun hebe beide Arme gleichzeitig mit Spannung seitlich in die Höhe, kontrolliert und mit gleichmäßigem Tempo, bis sie sich auf Höhe der Schultern befinden.

Von dieser ausgestreckten Haltung aus führst du nun die Arme erneut nach unten, bis sie sich wieder an den Oberschenkeln befinden.

Seitliches ARMHEBEN

Denk an was Schönes und stell dir vor, du schwebst durch die Lüfte, dann geht's vielleicht leichter, hoffentlich!

FEHLERFALLE

Halte die Körperspannung auch beim Absenken der Arme, lasse sie nicht einfach nur nach unten fallen.

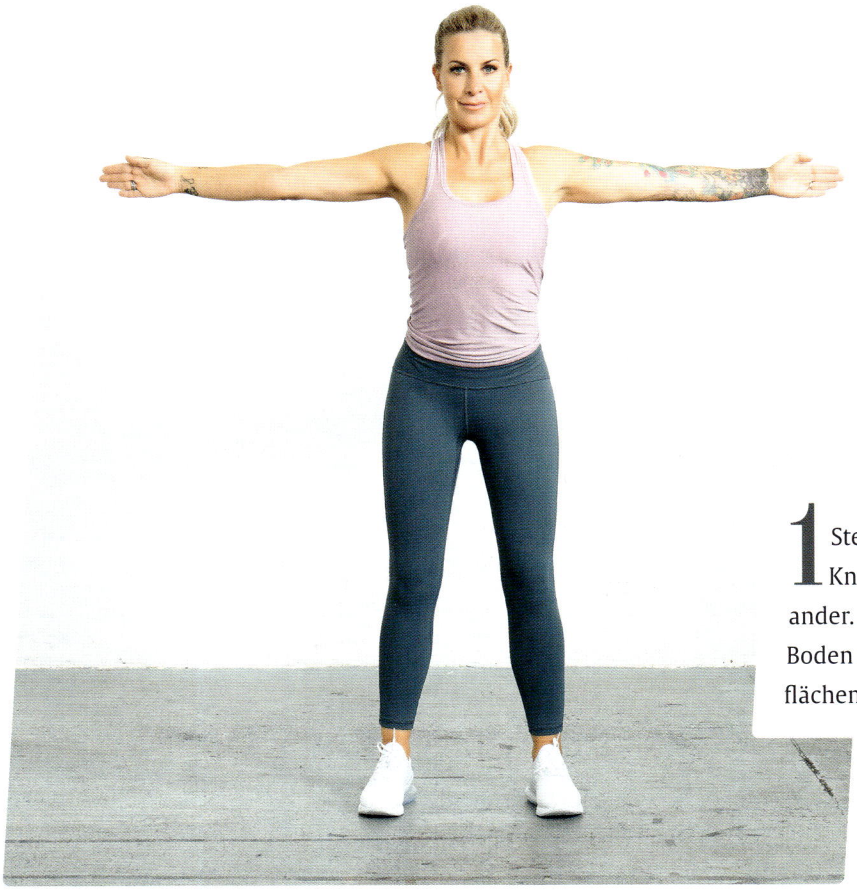

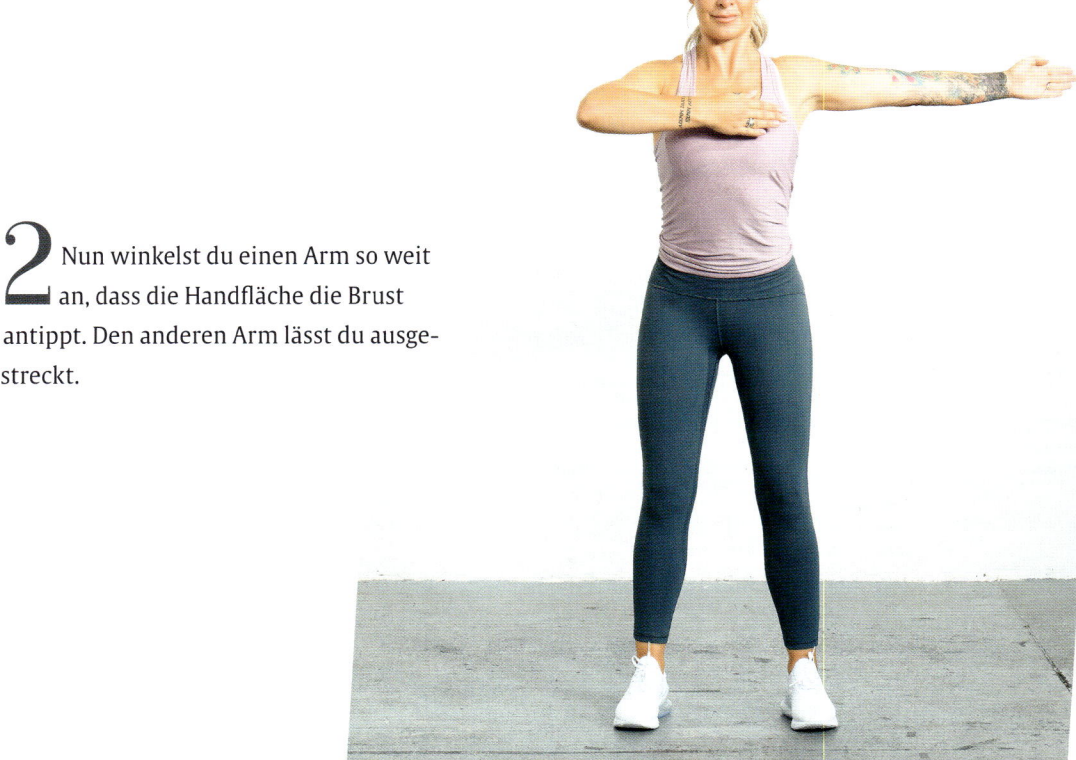

1 Stelle dich mit ganz leicht gebeugten Knien auf, die Füße hüftbreit auseinander. Beide Oberarme sind parallel zum Boden seitlich ausgestreckt, die Handflächen zeigen nach vorne.

2 Nun winkelst du einen Arm so weit an, dass die Handfläche die Brust antippt. Den anderen Arm lässt du ausgestreckt.

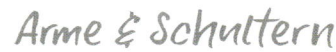
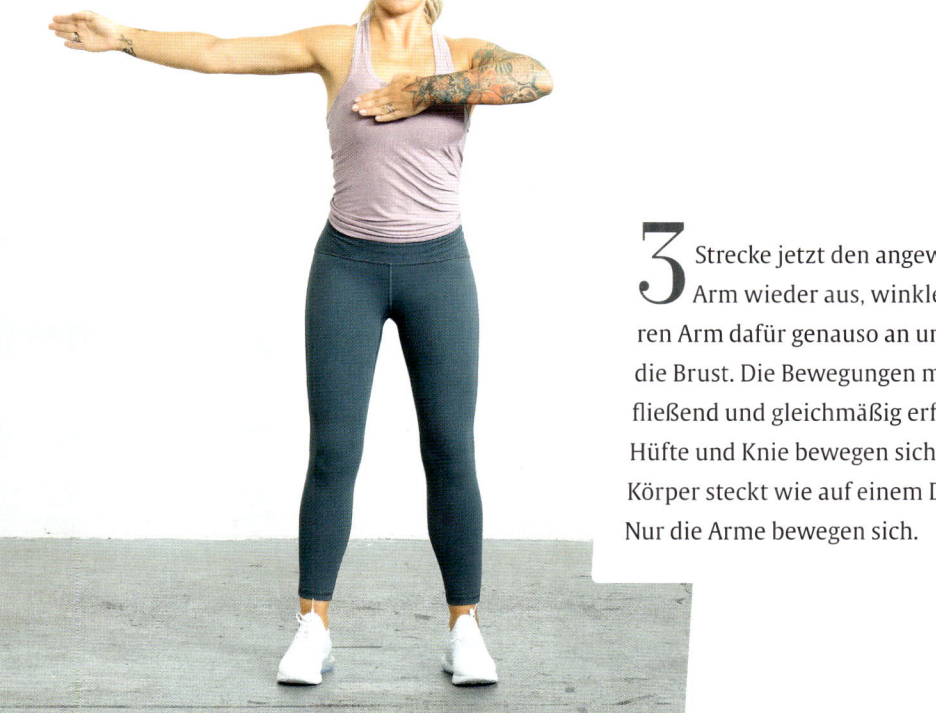

3 Strecke jetzt den angewinkelten Arm wieder aus, winkle den anderen Arm dafür genauso an und tippe an die Brust. Die Bewegungen müssen ganz fließend und gleichmäßig erfolgen. Kopf, Hüfte und Knie bewegen sich nicht (dein Körper steckt wie auf einem Dönerspieß). Nur die Arme bewegen sich.

BRUST
Tipper

Liebe Löwin, mach uns den Gorilla!

FEHLERFALLE

Halte die ganze Zeit Spannung in den Armen, vor allem beim Nach-außen-Strecken sollst du die beanspruchten Muskeln spüren. Schiebe zudem bewusst die Schultern nach hinten und lasse den Oberkörper nicht nach vorne sacken.

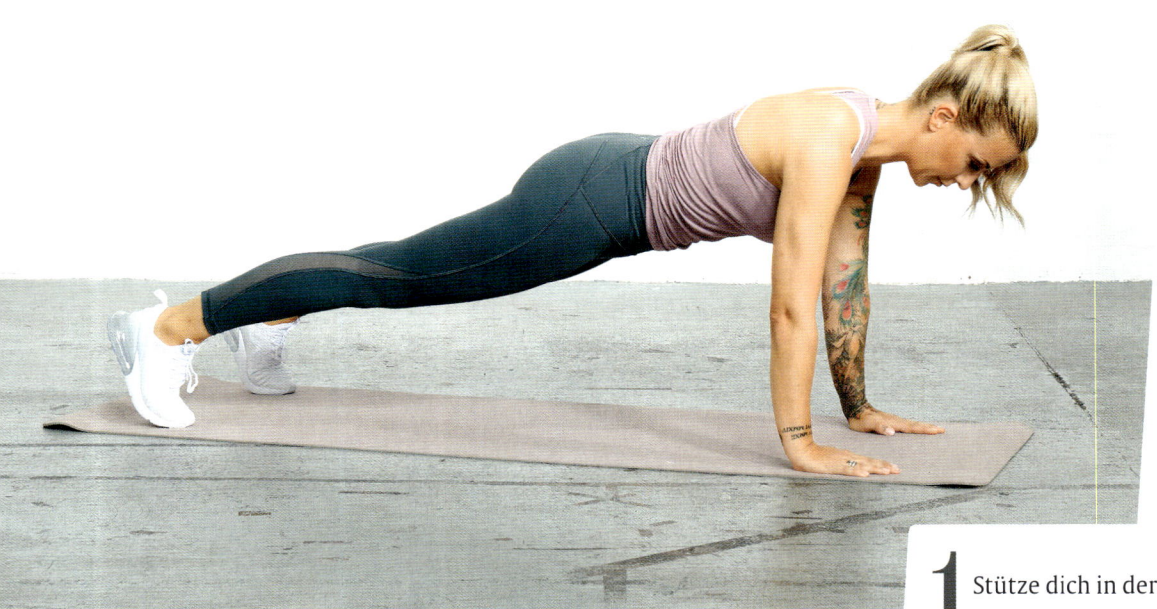

1 Stütze dich in der Liegestützposition auf beide Hände und beide Zehenspitzen. Die Hände sind schulterbreit und die Füße hüftbreit auseinander.

2 In dieser Position drehst du nun das Becken leicht auf eine Seite, indem du das eine Bein anhebst und es von hinten über das andere kreuzt, um auf der anderen Seite mit den Zehenspitzen kurz den Boden zu berühren. Dabei kippt der Fuß des anderen Beins von den Zehenspitzen über die Außenseite des Fußes bis zur Ferse. Der gesamte Unterkörper dreht sich dadurch leicht auf eine Seite.

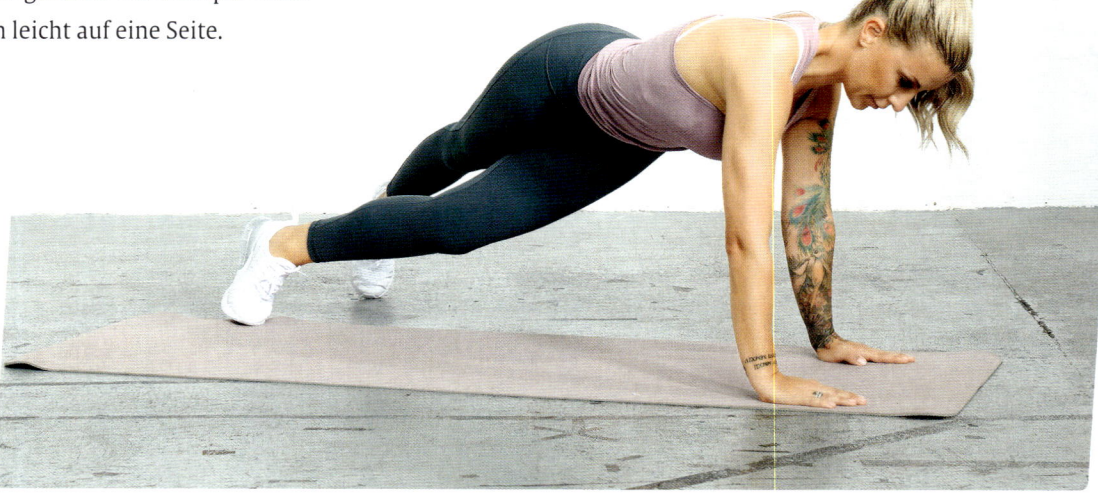

3 Um nun wieder in die Ausgangsposition zurückzukommen, bewegst du das Spielbein wieder über das Standbein und stellst es in die Ausgangsposition.

In einer fließenden Bewegung, wie bei einem Tanz, wechselst du nun die Beine immer wieder ab, während die Arme, die Schultern und der Kopf ganz gerade dem Boden zugewandt bleiben.

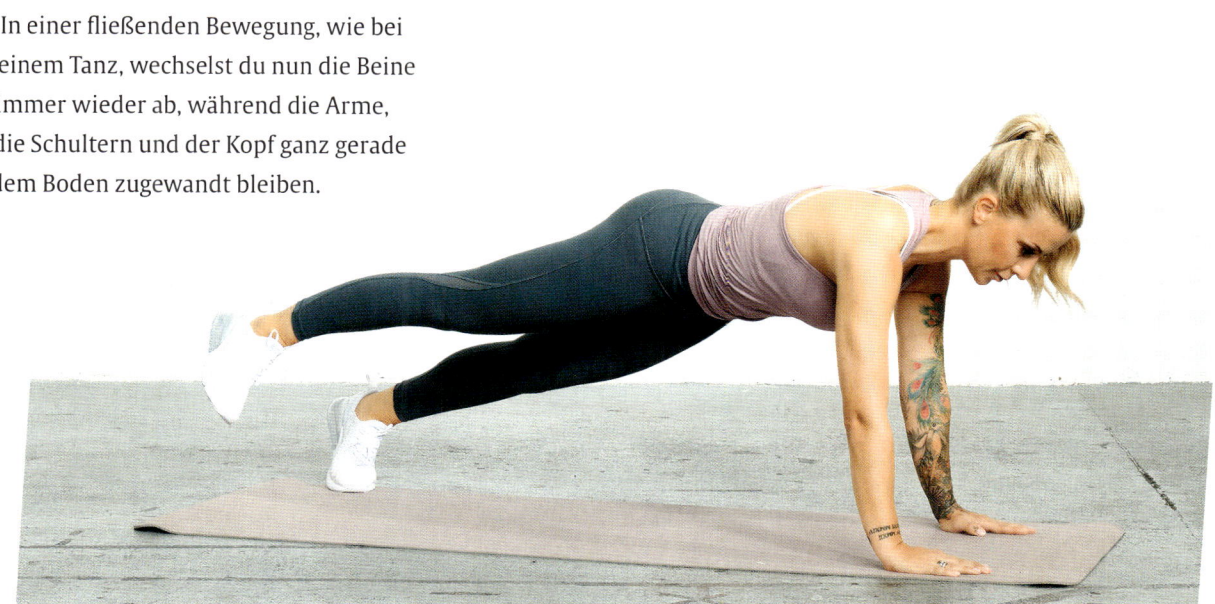

LIEGESTÜTZ
Tänzchen

Möchtest du schöne Oberarme haben? Tja, dann kann ich dir diese Übung nur wärmstens empfehlen!

FEHLERFALLE

Dreht euch jeweils nicht zu stark auf eine Seite; der Körper soll während der ganzen Übung die Spannung behalten und nicht überdehnen!

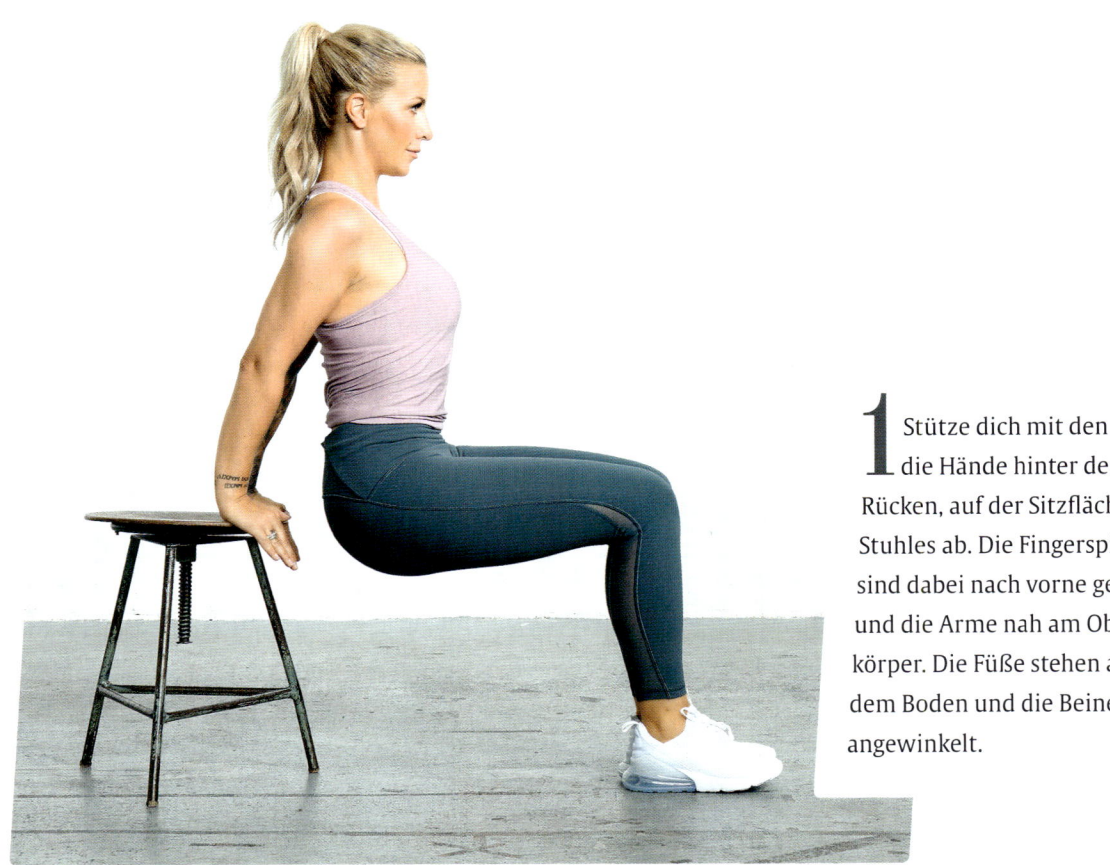

1 Stütze dich mit den Armen, die Hände hinter dem Rücken, auf der Sitzfläche eines Stuhles ab. Die Fingerspitzen sind dabei nach vorne gerichtet und die Arme nah am Oberkörper. Die Füße stehen auf dem Boden und die Beine sind angewinkelt.

DIPS

Durch diese Übung kannst du dem Winkearm endgültig ein ordentliches Ciao zuwinken!

FEHLERFALLE

Achte dringend darauf, dass die Ellbogen beim Beugen nicht nach außen gedrückt werden, sondern stets nah am Oberkörper bleiben.

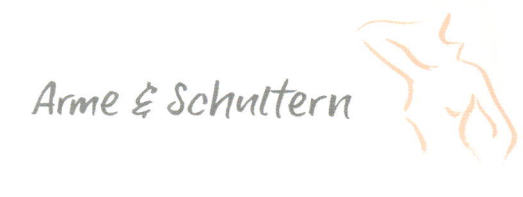

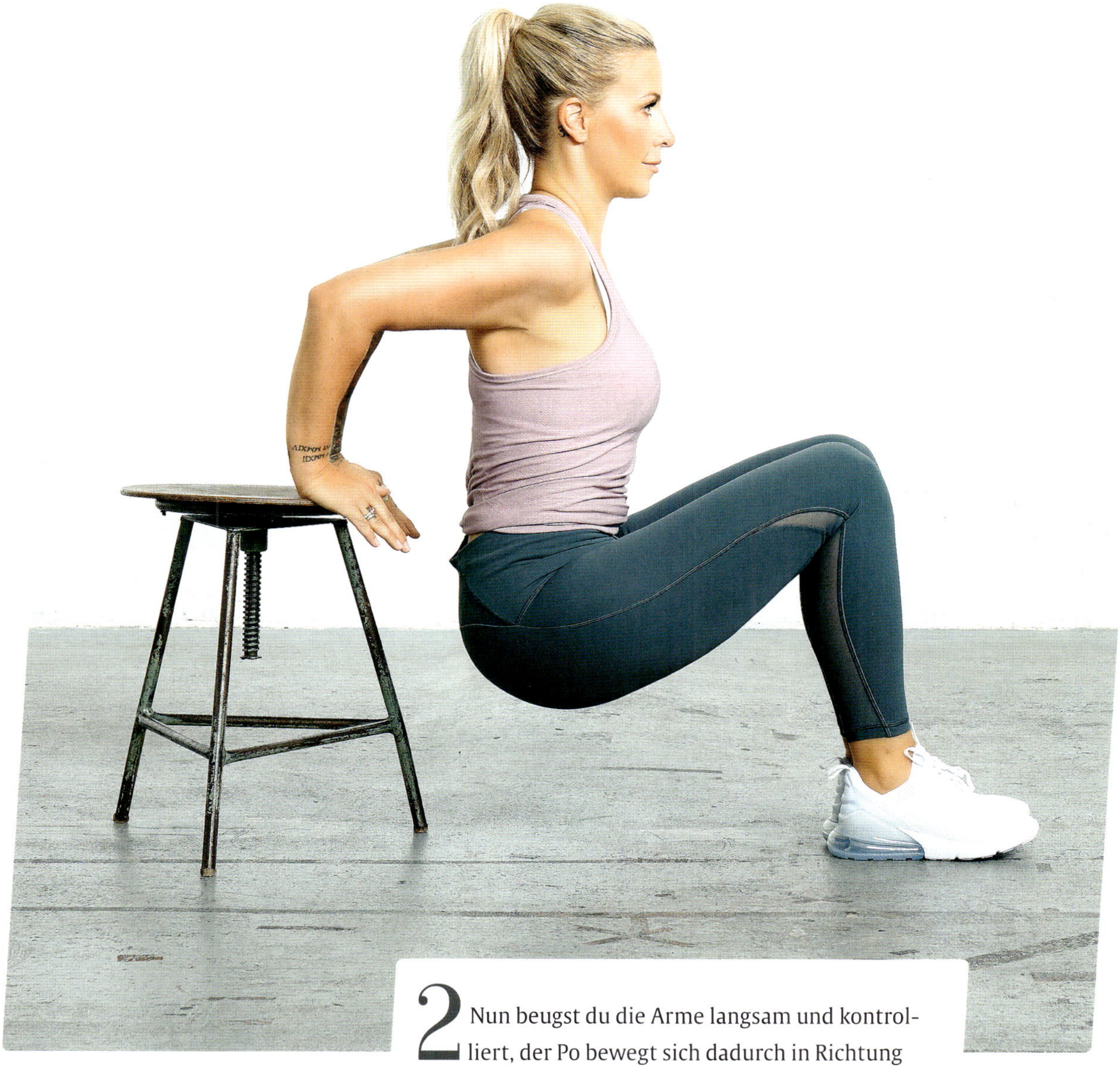

2 Nun beugst du die Arme langsam und kontrolliert, der Po bewegt sich dadurch in Richtung Boden, wobei der Rücken stets aufrecht bleibt. Gehe tief, aber nicht so tief, dass du aus der unteren Position nicht wieder in die Ausgangsposition nach oben zurückkommst.

Bewege dich wieder in die Ausgangsposition zurück.

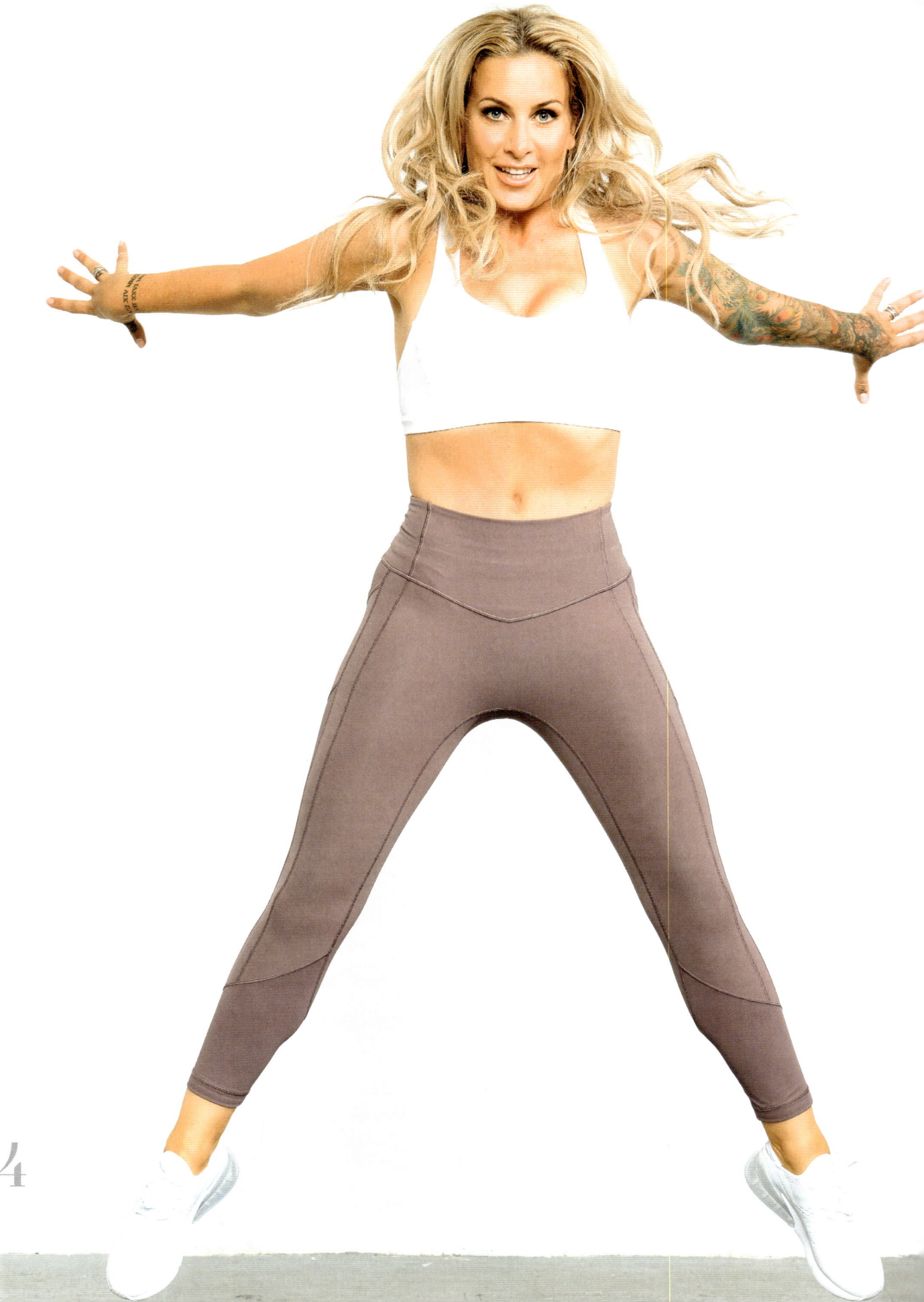

Cardio-training & Fett-verbrennung

ÜBUNGEN

6

DAUER GESAMT

7 MIN.

DURCHGÄNGE

2

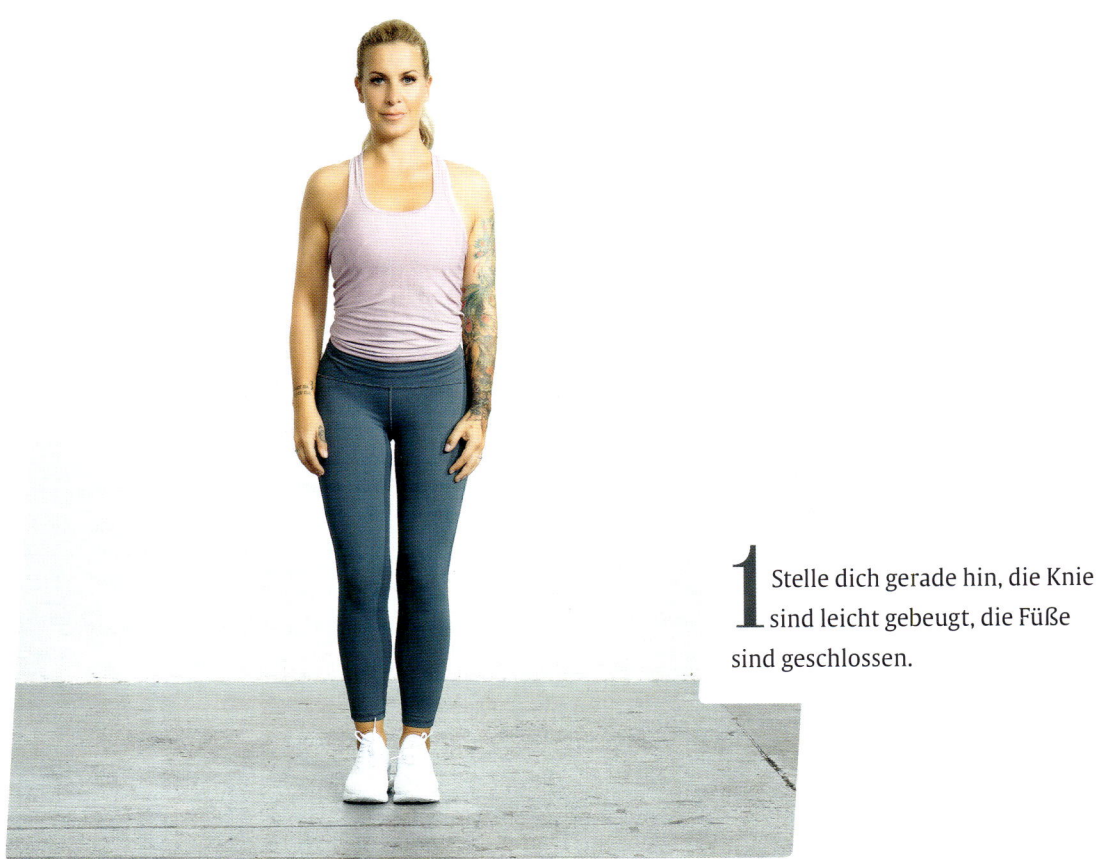

1 Stelle dich gerade hin, die Knie sind leicht gebeugt, die Füße sind geschlossen.

Easy HAMPELMANN

Weniger fürs Gelenk, mehr für den Kopf! Dieser Hampelmann belastet nicht so sehr die Knie und Knöchel, man muss sich dafür ein bisschen mehr auf die Ausführung konzentrieren!

FEHLERFALLE

Der Oberkörper muss stets gestreckt sein, ebenso das Schwungbein. Die Hüfte öffnet sich nicht, die Knie zeigen immer nach vorne!

2 Nun strecke ein Bein (das Schwungbein) seitlich von dir weg. Der Fuß ist dabei ausgestreckt und berührt leicht den Boden. Beuge das andere Bein (Standbein) leicht.

Gleichzeitig zur Beinbewegung hebst Du die Arme seitlich nach oben, bis sich die Hände über dem Kopf befinden.

Während du das Schwungbein wieder heranziehst, bewegen sich die Arme gestreckt wieder nach unten.

Wiederhole die Bewegung mit dem anderen Bein.

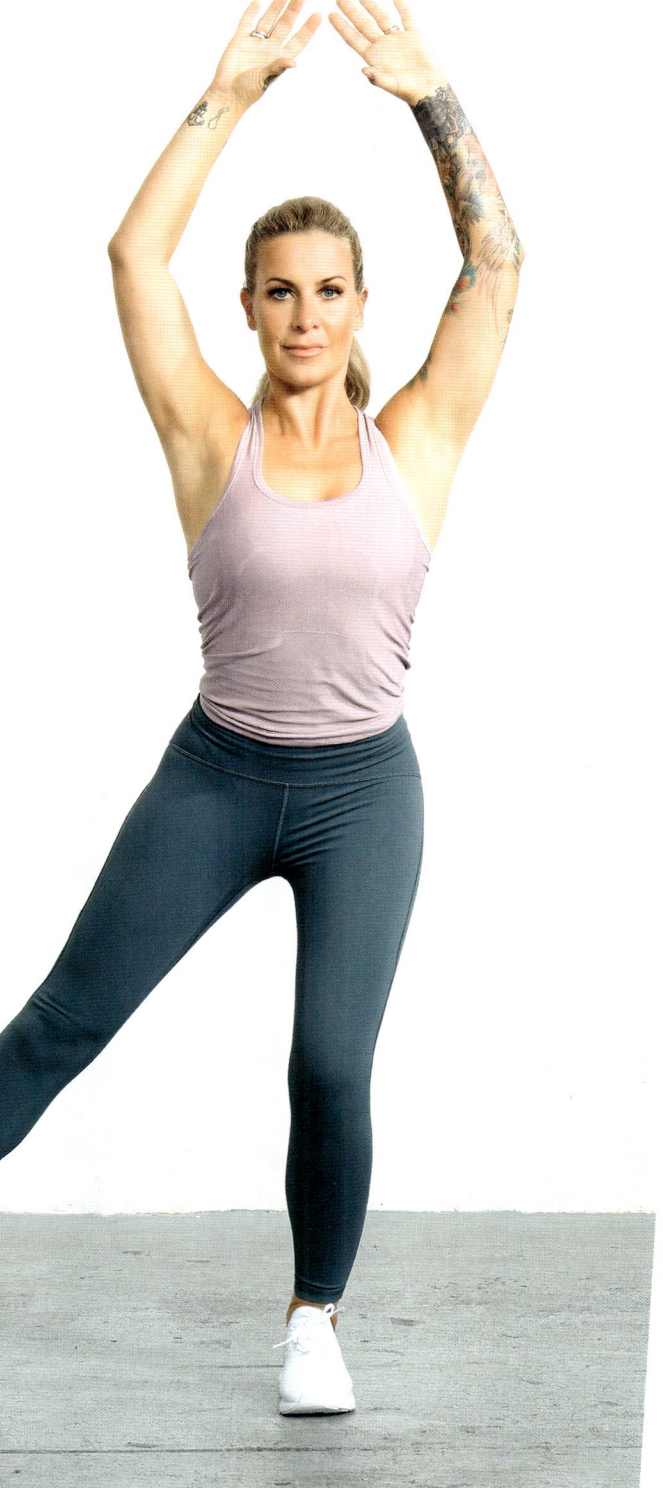

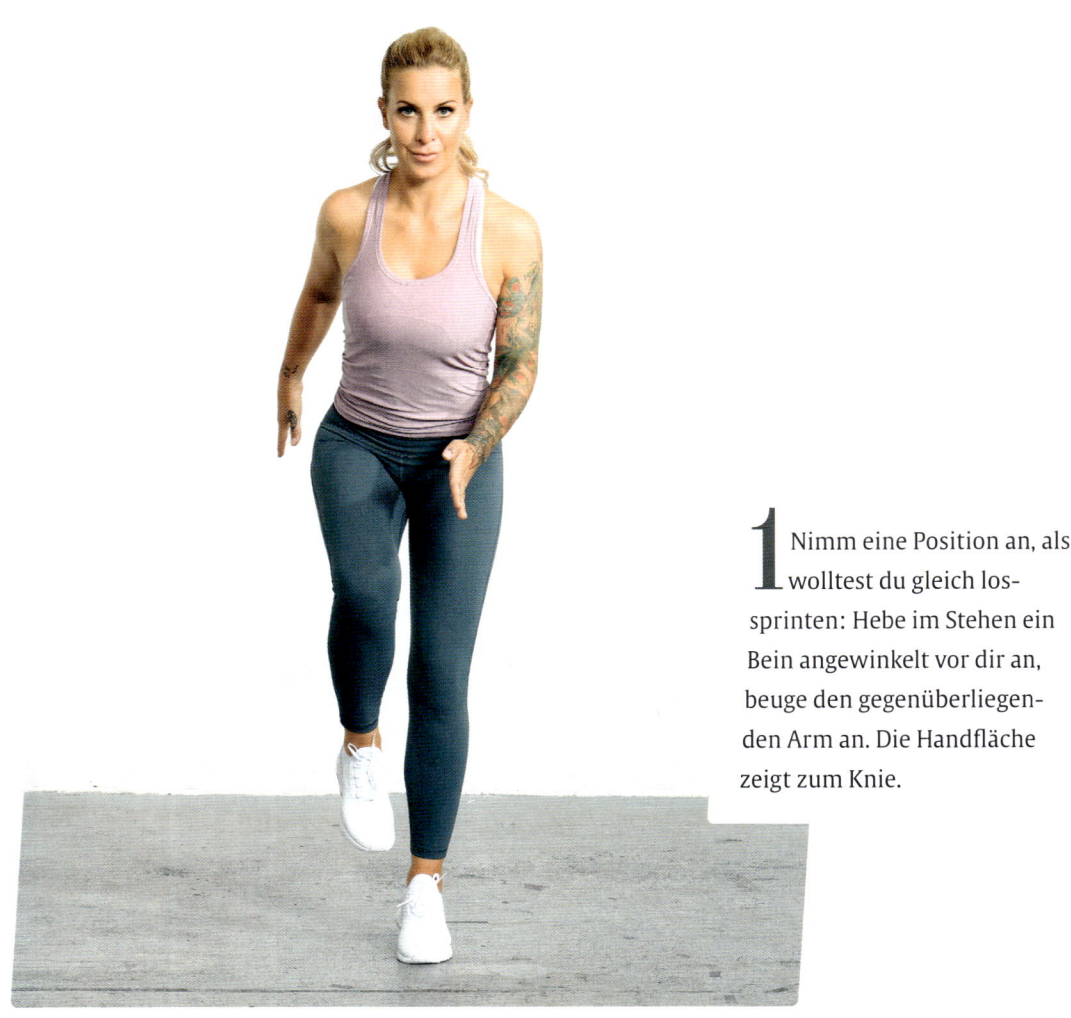

1 Nimm eine Position an, als wolltest du gleich lossprinten: Hebe im Stehen ein Bein angewinkelt vor dir an, beuge den gegenüberliegenden Arm an. Die Handfläche zeigt zum Knie.

SKIPPINGS

Skippings! Eine selten dämliche Bewegung, wie ich finde. Aber leider auch eine selten effektive Übung, wenn man sich ganzheitlich in Form bringen möchte!

FEHLERFALLE

Der ganze Bewegungsablauf findet vor dem Oberkörper statt. Je höher die Knie gezogen werden, umso größer ist der Trainingseffekt!

2 Wechsle Bein und Arm durch einen kleinen Sprung in einer schnellen Bewegung. Waren also gerade noch das rechte Bein und der linke Arm angewinkelt, sind es nach dem Sprung das linke Bein und der rechte Arm. Du läufst und springst auf der Stelle, nur werden die Arme und Beine nicht einfach leicht angewinkelt, wie an der Ampel wartend beim Joggen, sondern aktiv und dynamisch eingesetzt.

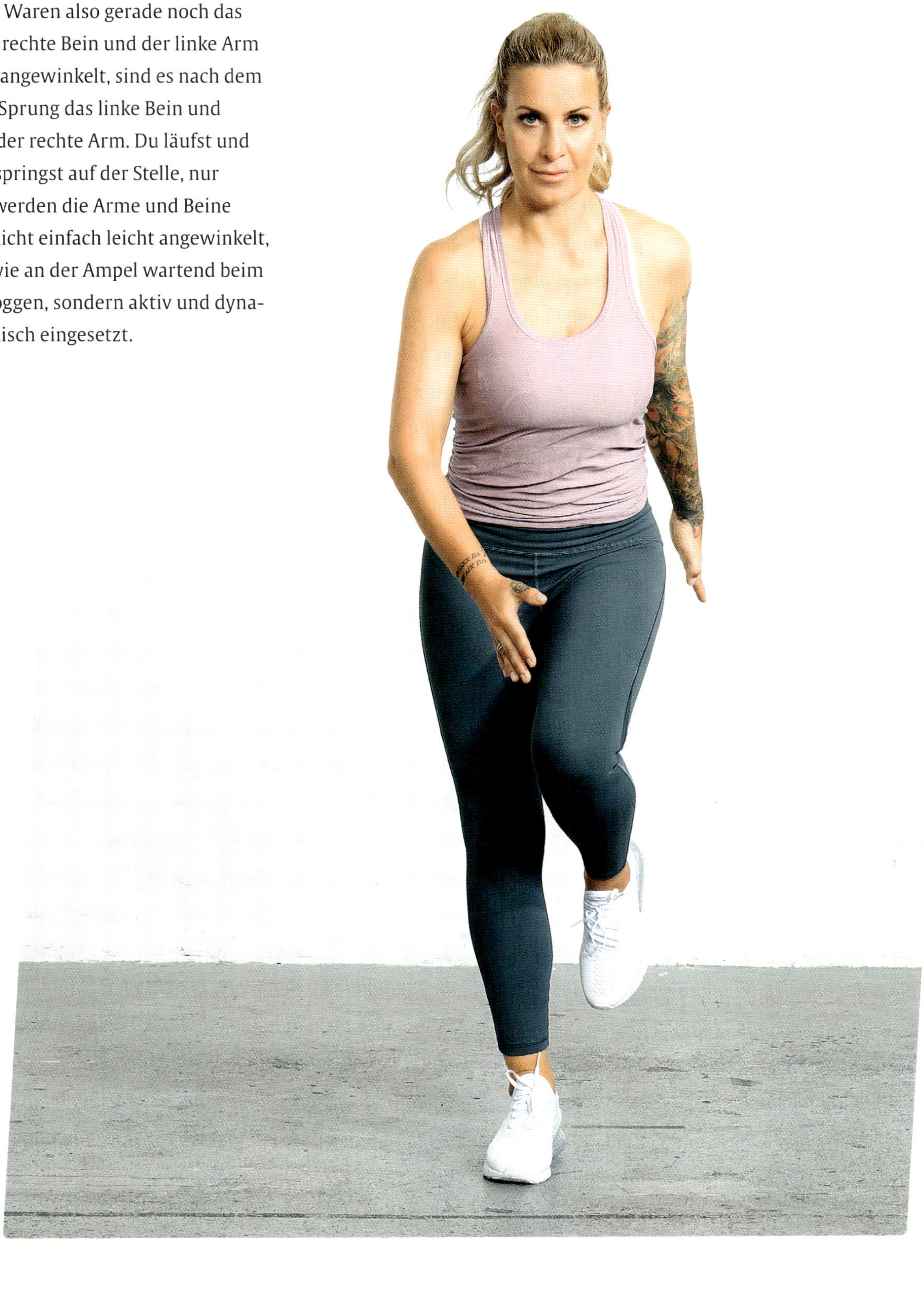

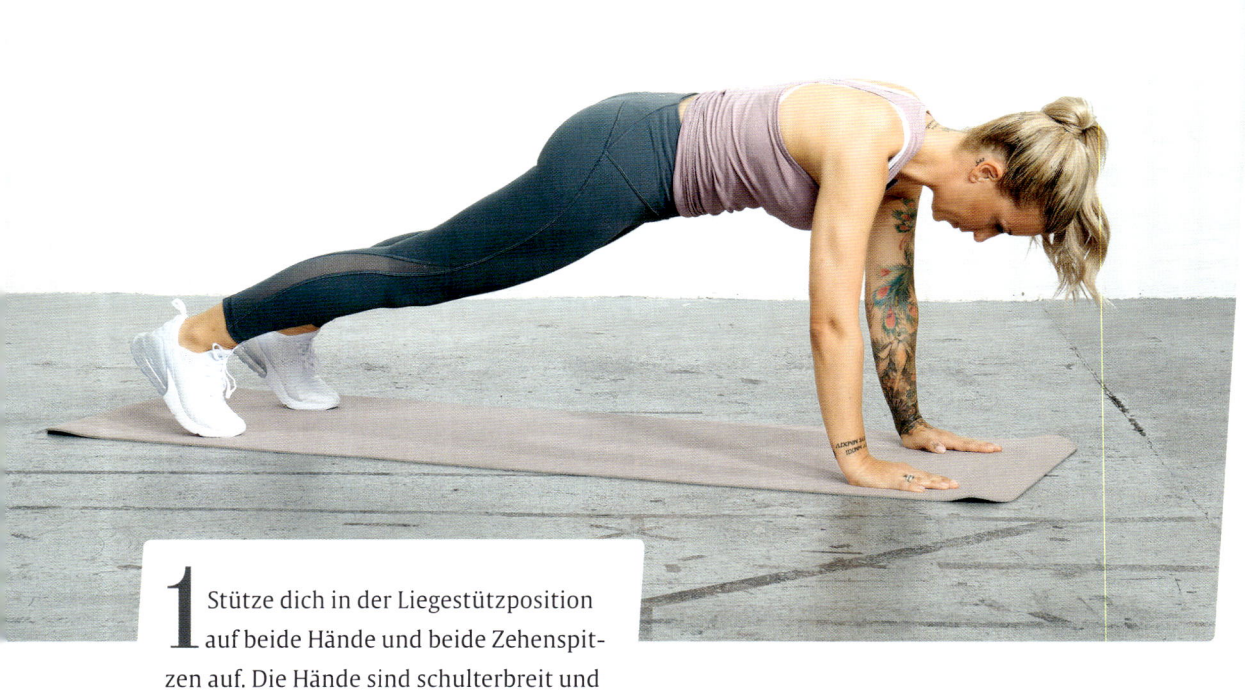

1 Stütze dich in der Liegestützposition auf beide Hände und beide Zehenspitzen auf. Die Hände sind schulterbreit und die Zehenspitzen hüftbreit auseinander.

2 Ziehe nun ein Bein (Schwungbein) angewinkelt an die Brust, also an den Oberkörper, heran. Das Knie und der Oberschenkel sind nah am Körper, der Fuß bleibt in der Luft und streift beim Anziehen nicht über den Boden.

Strecke mit einem leichten Sprung das Bein wieder aus und ziehe dabei das andere Bein nach vorne.

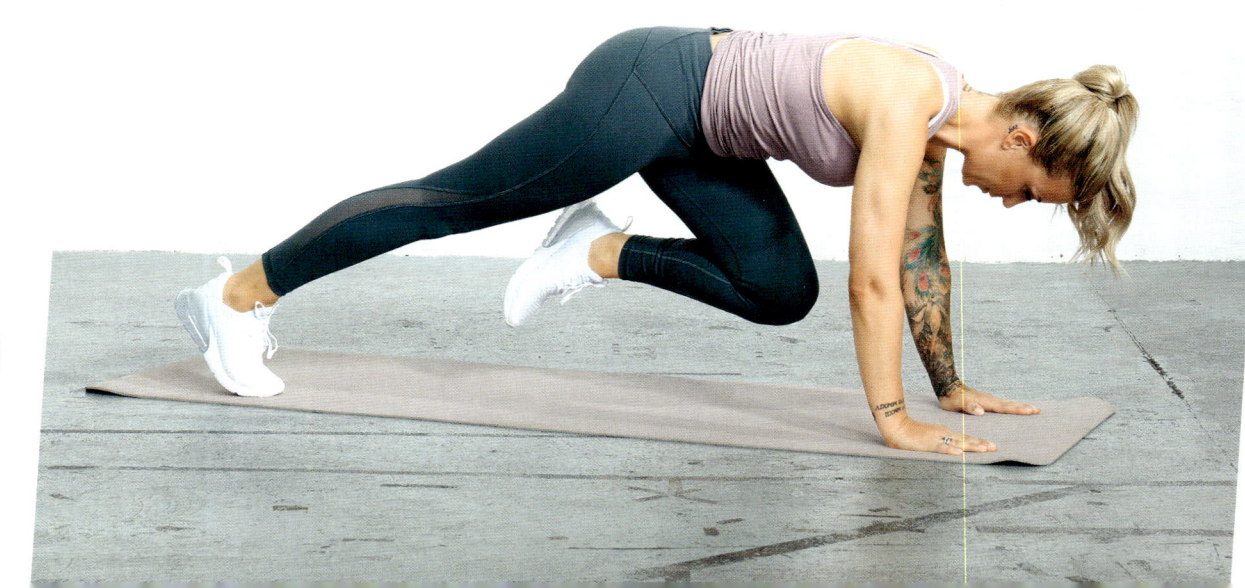

Running MOUNTAIN Climber

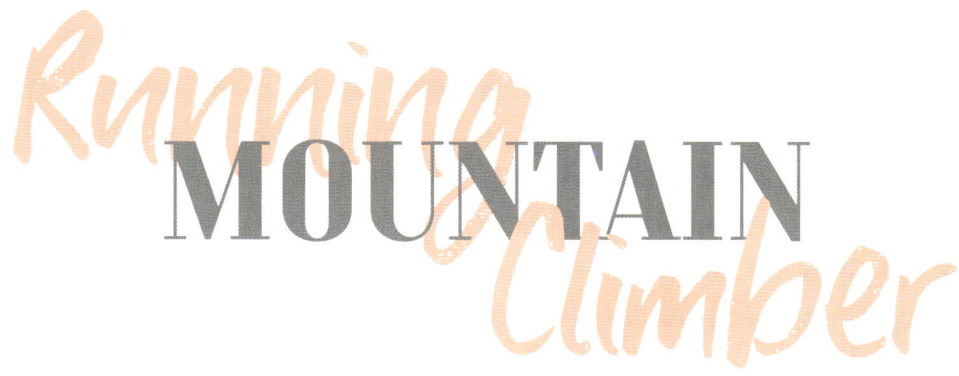

Auch ganz ohne Anstieg auf einen Berg – eine meiner Lieblingsübungen, denn man spürt danach, dass man was getan hat!

FEHLERFALLE

Mache die Übung nicht zu hektisch und unsauber, sondern führe sie konzentriert aus. Denn nur wenn das Bein ordentlich an den Oberkörper herangezogen wird, arbeitest du wirklich effektiv. Strecke außerdem nicht den Po zu sehr in die Höhe. Rücken und Oberkörper sollten in fast gerader Linie bleiben!

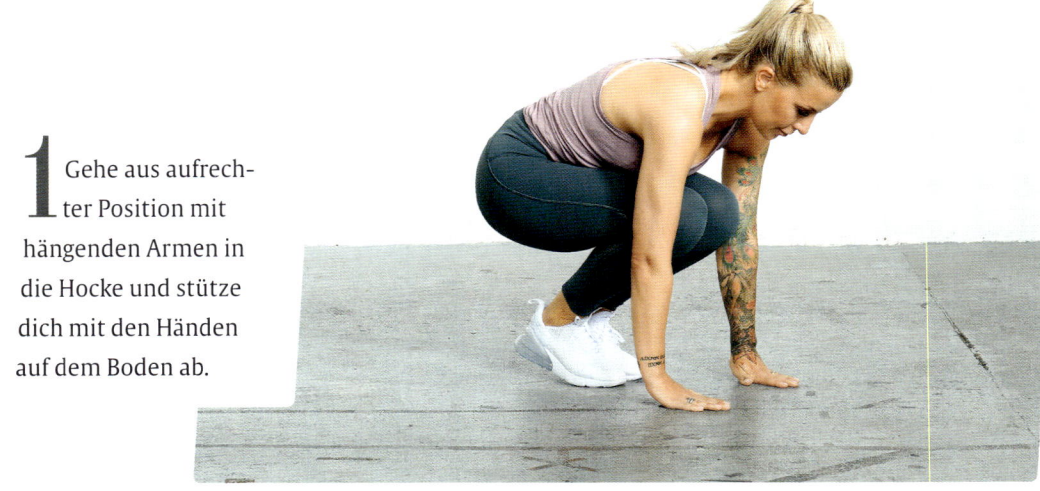

1 Gehe aus aufrechter Position mit hängenden Armen in die Hocke und stütze dich mit den Händen auf dem Boden ab.

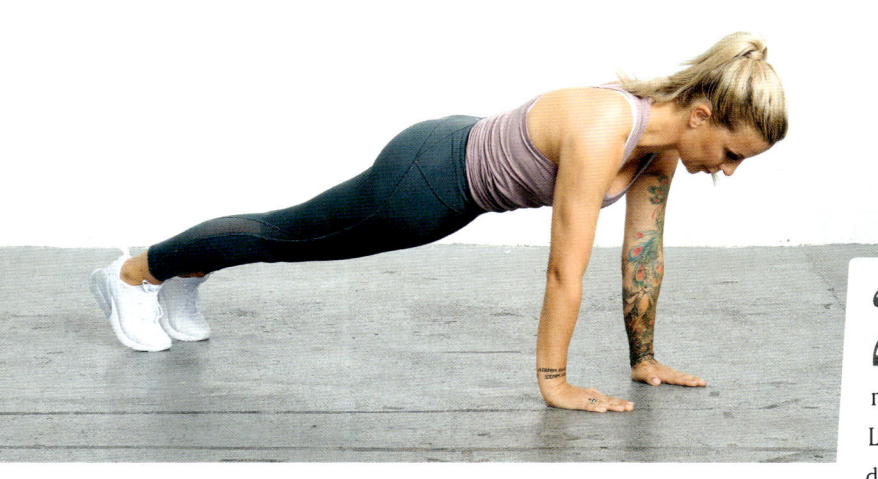

2 Strecke erst das linke Bein, dann direkt das rechte Bein nach hinten aus, bis du dich in der Liegestützposition befindest. Nur die Zehenspitzen und die Hände berühren den Boden.

3 Ziehe nun erst wieder das linke Bein heran und stelle den Fuß auf und in fließendem Übergang auch das rechte Bein, bis du wieder in der Hocke bist. Beide Hände sind noch auf dem Boden.

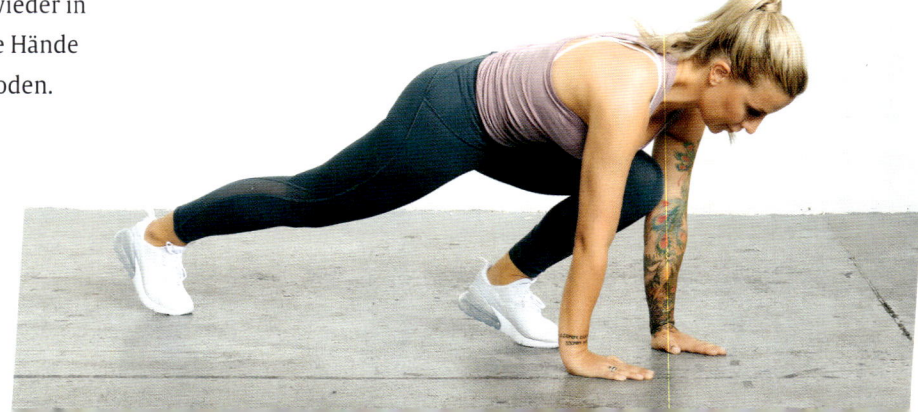

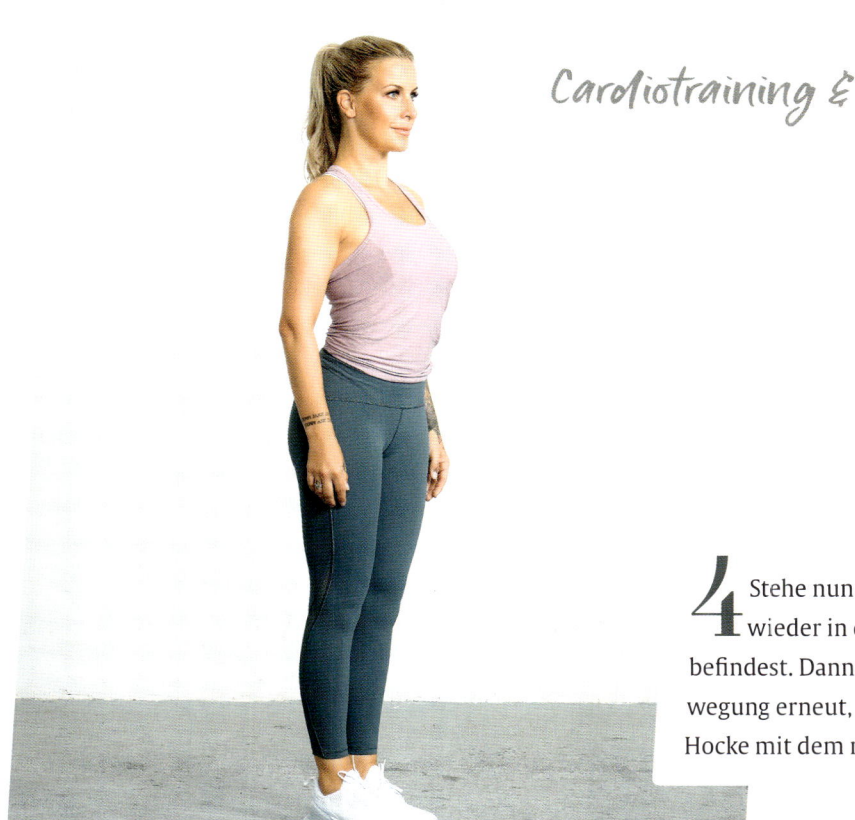

4 Stehe nun wieder auf, bis du dich wieder in der Ausgangsposition befindest. Dann startest du die Bewegung erneut, beginnst aber in der Hocke mit dem rechten Bein.

Burpee AUFSTEHER

Burpees! Ob man will oder nicht: Die Pflichtübung in jedem effektiven Workout!

FEHLERFALLE

Achte darauf, dass du beim Bein-Wegstrecken den Schritt so groß machst, dass erstens die Beine ganz gestreckt sind und sich zweitens der Rücken in fast gerader Linie befindet!
Übrigens: Die Arme bleiben unten! Hochreißen ist von gestern und kann schnell zu einer Schulterverletzung führen.

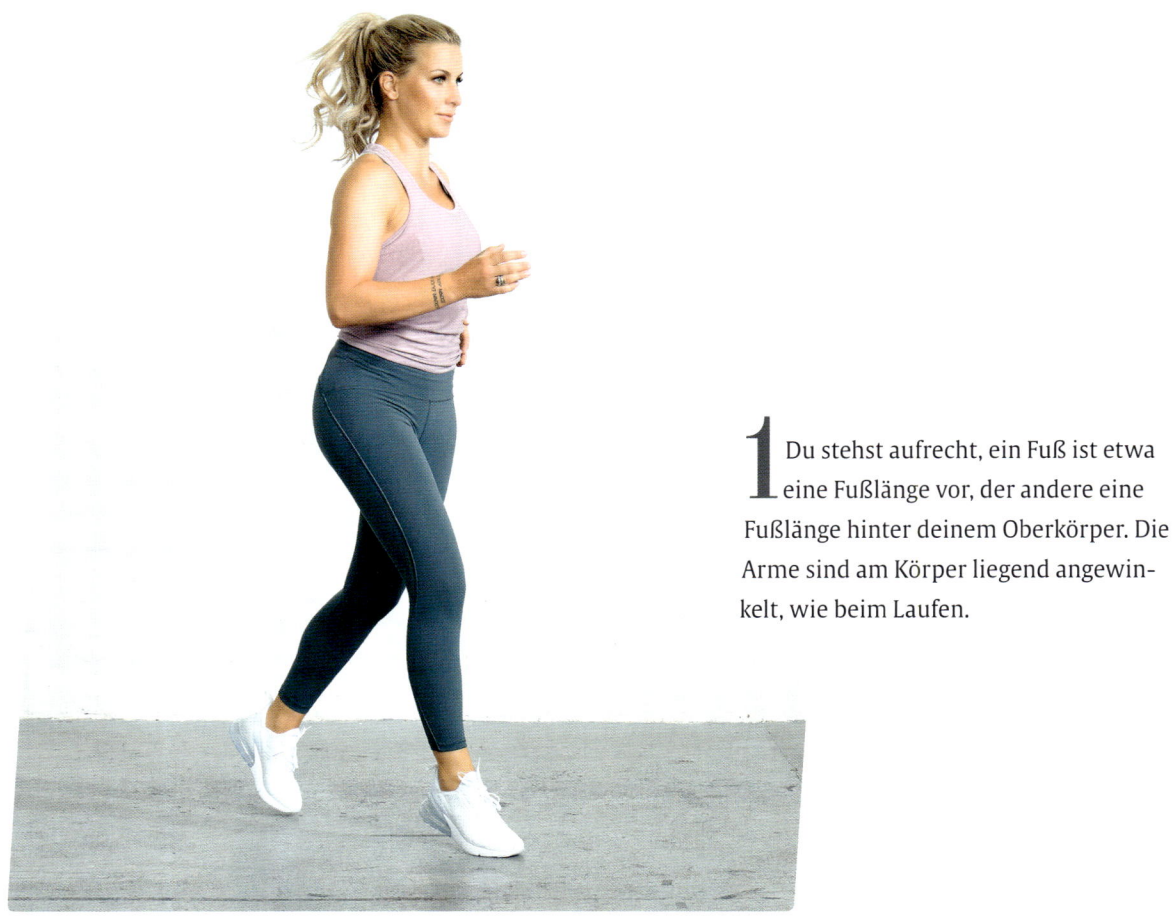

1 Du stehst aufrecht, ein Fuß ist etwa eine Fußlänge vor, der andere eine Fußlänge hinter deinem Oberkörper. Die Arme sind am Körper liegend angewinkelt, wie beim Laufen.

SCHRITT
wechsler

Als ich geboren wurde, war das, glaube ich, ein Tanzstil. Also warum nicht jetzt auch mal so durch das Wohnzimmer hoppen?

FEHLERFALLE

Die Beine bleiben möglichst gestreckt, sodass die Kraft im Rumpf und in den Füßen entstehen muss. Mache die Übung ruhig in einem schnellen, aber gleichmäßigen Tempo! Der Sprung darf übrigens auch ein wirklicher Sprung sein und kein kleiner Hopser!

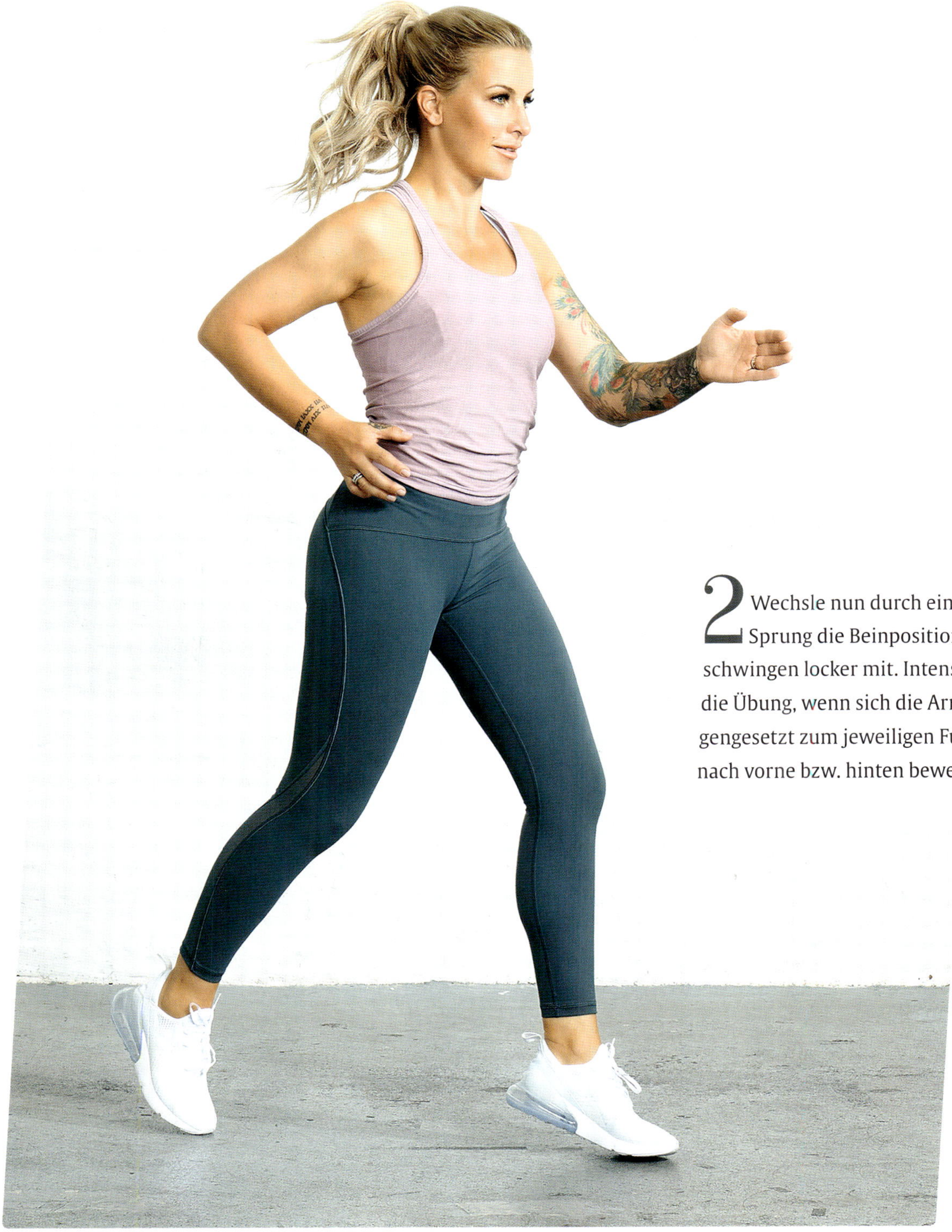

2 Wechsle nun durch einen kleinen Sprung die Beinposition. Die Arme schwingen locker mit. Intensiver wird die Übung, wenn sich die Arme entgegengesetzt zum jeweiligen Fuß leicht nach vorne bzw. hinten bewegen.

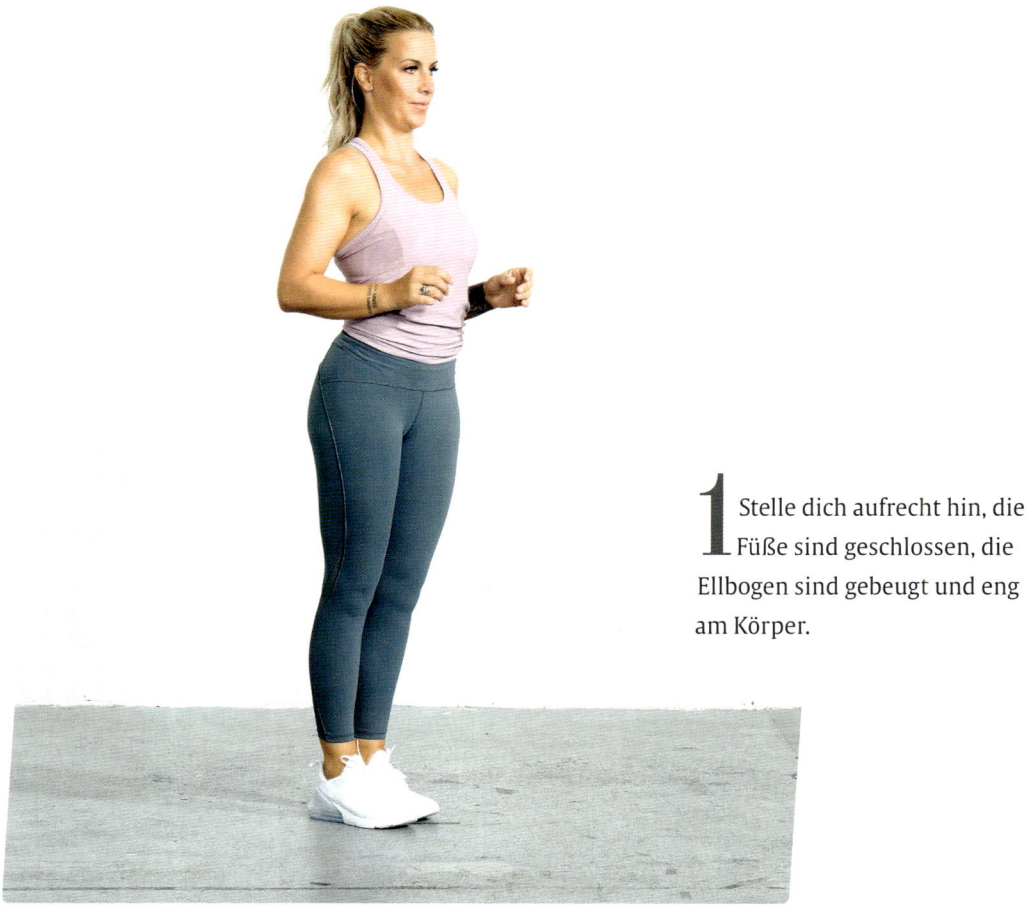

1 Stelle dich aufrecht hin, die Füße sind geschlossen, die Ellbogen sind gebeugt und eng am Körper.

Cheer LEADER

Wenn ihr früher schon kein Cheerleader werden wolltet, wollt ihr es jetzt noch weniger. Diese Übung sieht so lustig und easy aus, man muss sich aber wirklich konzentrieren und von mir aus dürfte das Basketballspiel immer wieder gern schon nach 20 Sekunden vorbei sein!

FEHLERFALLE

Drücke die Arme immer bewusst angespannt in die Höhe!

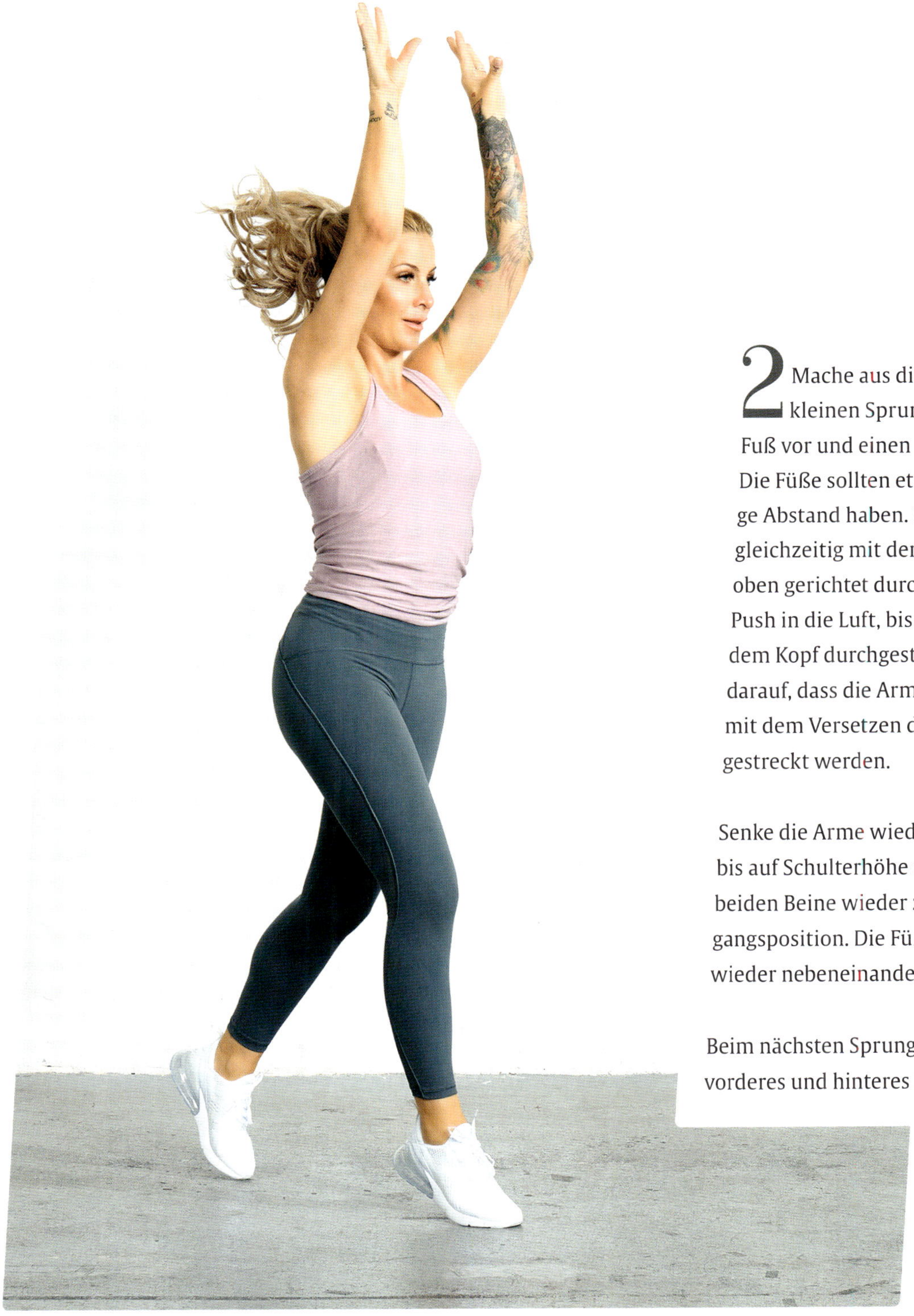

2 Mache aus dieser Position einen kleinen Sprung, mit dem du einen Fuß vor und einen hinter dich setzt. Die Füße sollten etwa eine Fußlänge Abstand haben. Die Arme gehen gleichzeitig mit den Handflächen nach oben gerichtet durch einen leichten Push in die Luft, bis sie fast ganz über dem Kopf durchgestreckt sind. Achte darauf, dass die Arme nur gleichzeitig mit dem Versetzen der Füße in die Luft gestreckt werden.

Senke die Arme wieder nach unten bis auf Schulterhöhe und springe mit beiden Beine wieder zurück in die Ausgangsposition. Die Füße stehen jetzt wieder nebeneinander.

Beim nächsten Sprung wechselst du vorderes und hinteres Bein.

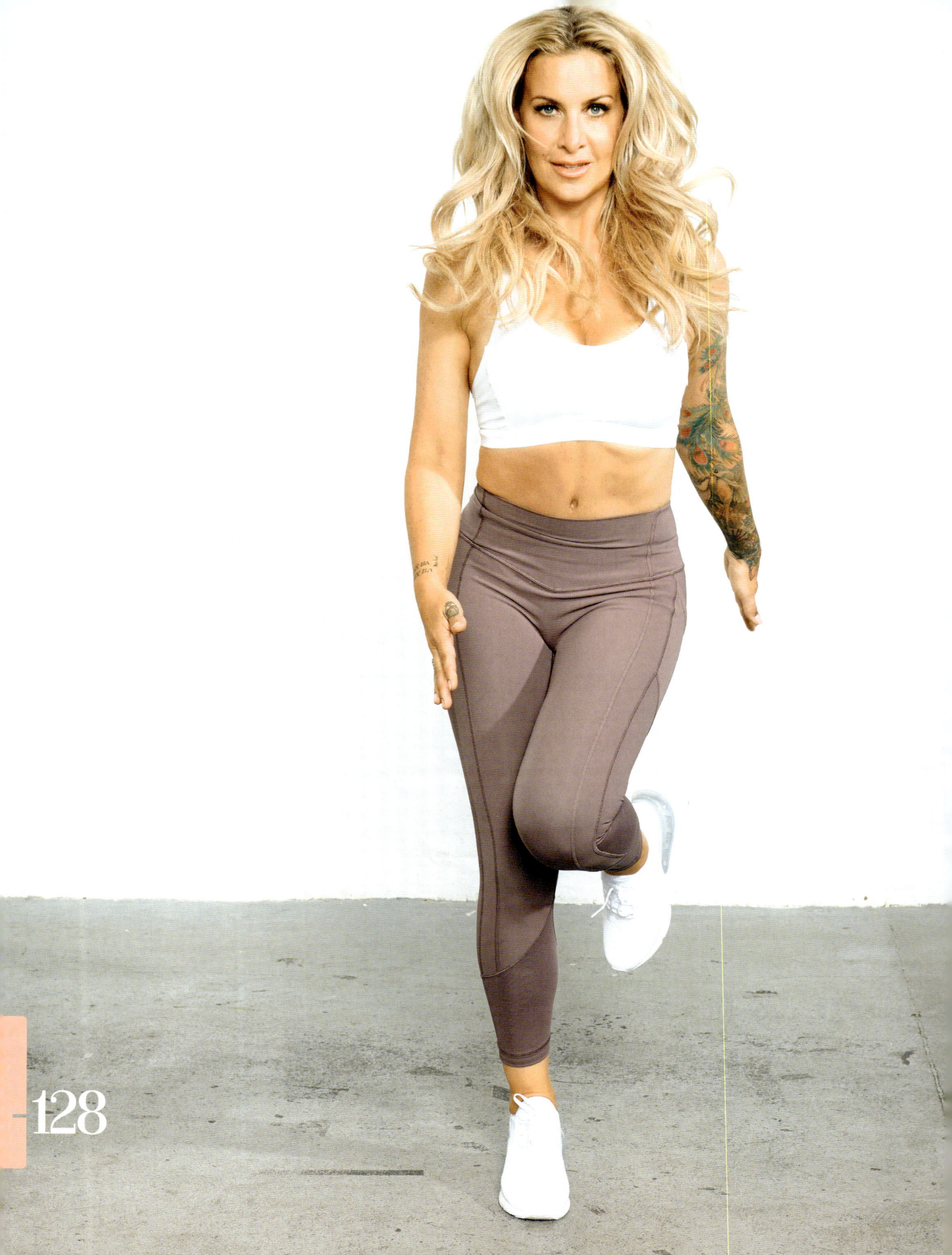

Quickies
on top

ÜBUNGEN

4

DAUER GESAMT

5 MIN.

DURCHGÄNGE

2

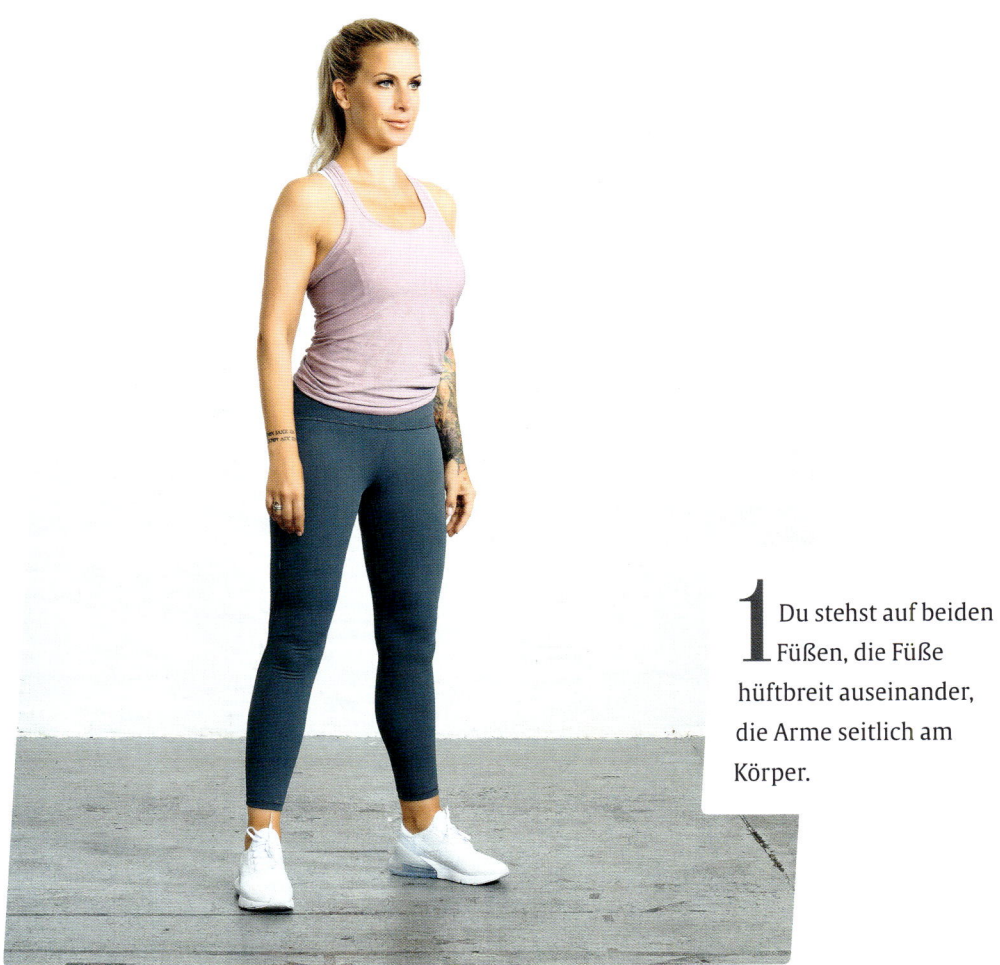

1 Du stehst auf beiden Füßen, die Füße hüftbreit auseinander, die Arme seitlich am Körper.

KNIEBEUGE
mit Prellsprung

Ihr werdet sehen: Der schönste Moment nach einigen Wochen ist, wenn man merkt, dass einem diese Übung nicht mehr so schwerfällt!

FEHLERFALLE

Mache die Übung lieber langsam und sorgfältig als zu schnell und unsauber, denn gerade in der aktiven Beugung werden die Muskeln sehr beansprucht!

2 Durch einen kleinen Sprung landest du in einer Sumo-Kniebeuge: Die Füße stehen deutlich weiter auseinander als schulterbreit, die Zehenspitzen sind leicht nach außen gedreht.

Nun schiebe die Hüfte bewusst nach hinten (wie einen »Entenhintern«) und den Oberkörper nach vorne. Beuge dabei die Knie und halte die Arme gerade vor dir ausgestreckt. Halte den Rücken gerade und senke den Po, bis die Oberschenkel parallel zum Boden sind.

Aus dieser Position machst du einen weiteren Sprung wieder zurück in die Ausgangsposition.

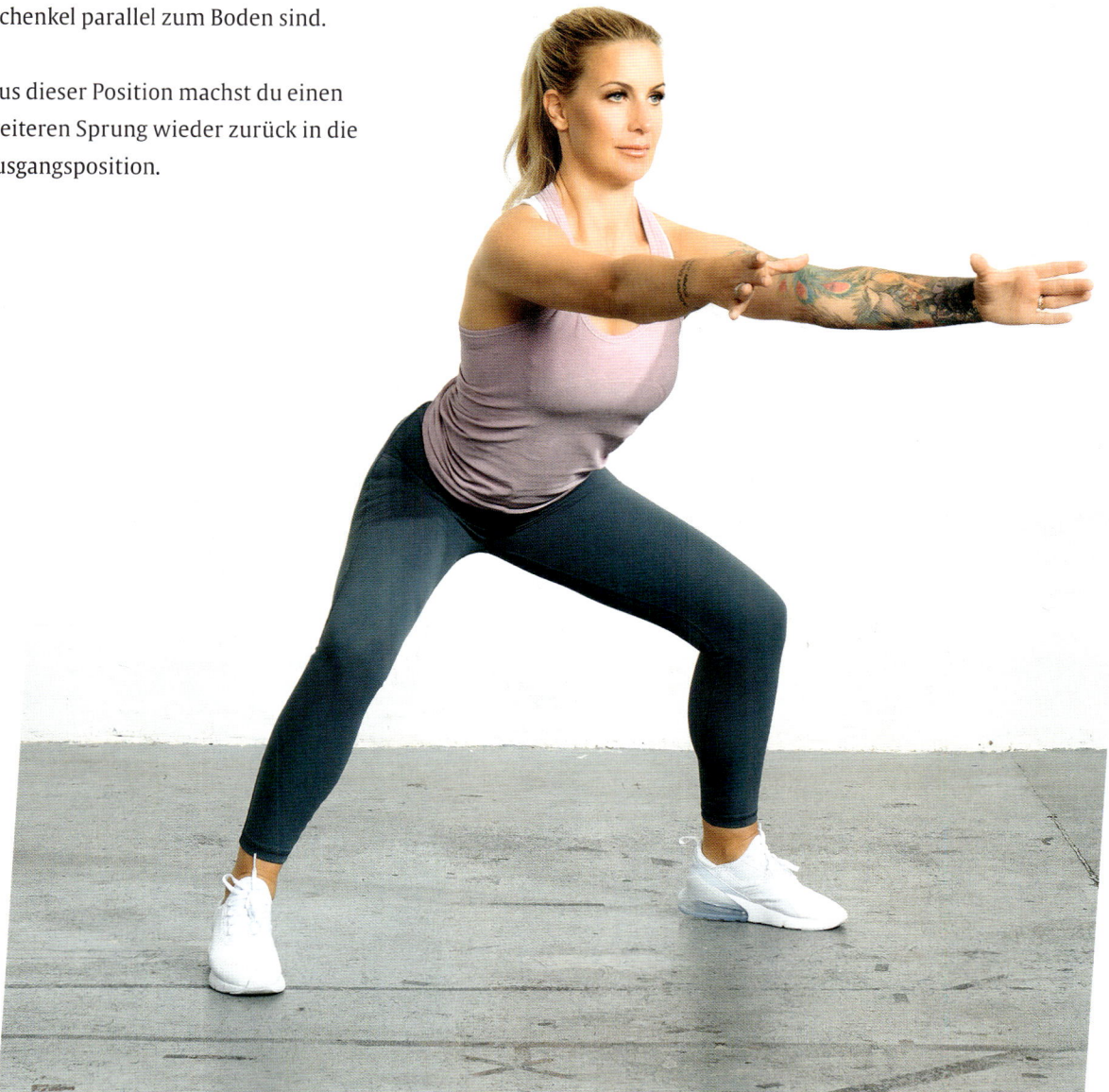

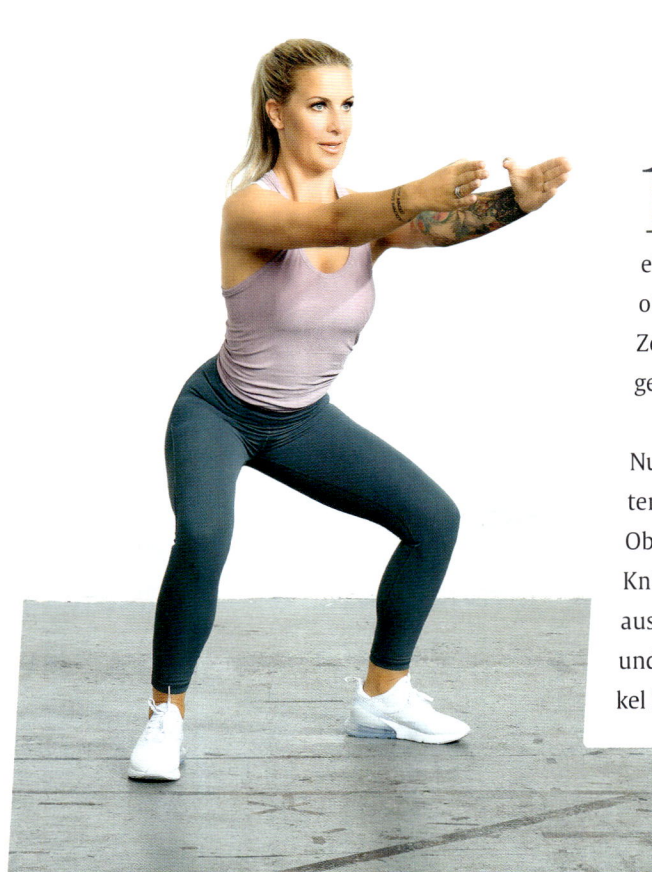

1 Durch einen kleinen Sprung landest du aus dem normalen Stand in einer Kniebeuge: Die Füße stehen dabei offen und schulterbreit auseinander, die Zehenspitzen sind leicht nach außen gedreht.

Nun schiebe die Hüfte bewusst nach hinten (wie einen »Entenhintern«) und den Oberkörper nach vorne. Beuge dabei die Knie und halte die Arme gerade vor dir ausgestreckt. Halte den Rücken gerade und senke deinen Po, bis die Oberschenkel fast parallel zum Boden sind.

2 Nun mache einen kleinen Sprung in die Luft und ziehe das Schwungbein nach oben. Das Knie des Schwungbeins berührst du während des Sprungs mit der gegenüberliegenden Hand.

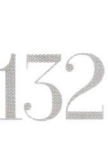
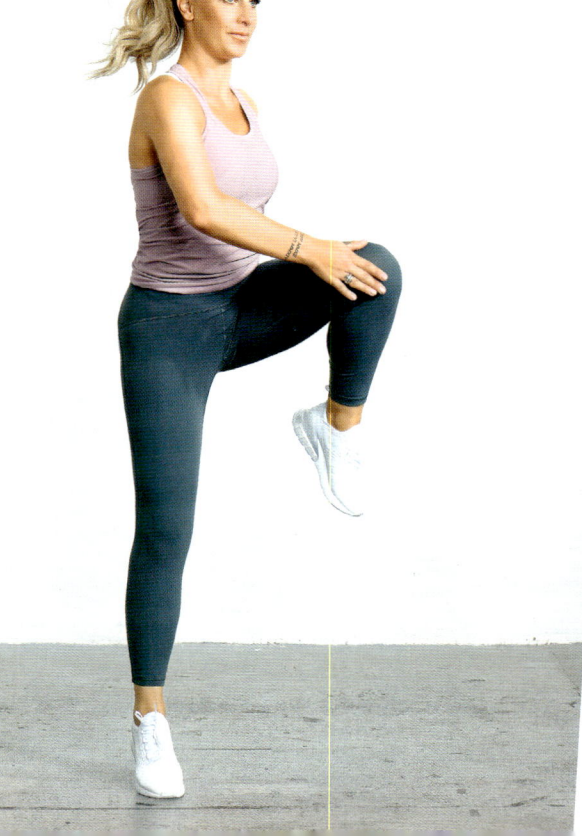

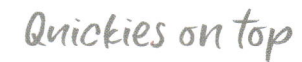 
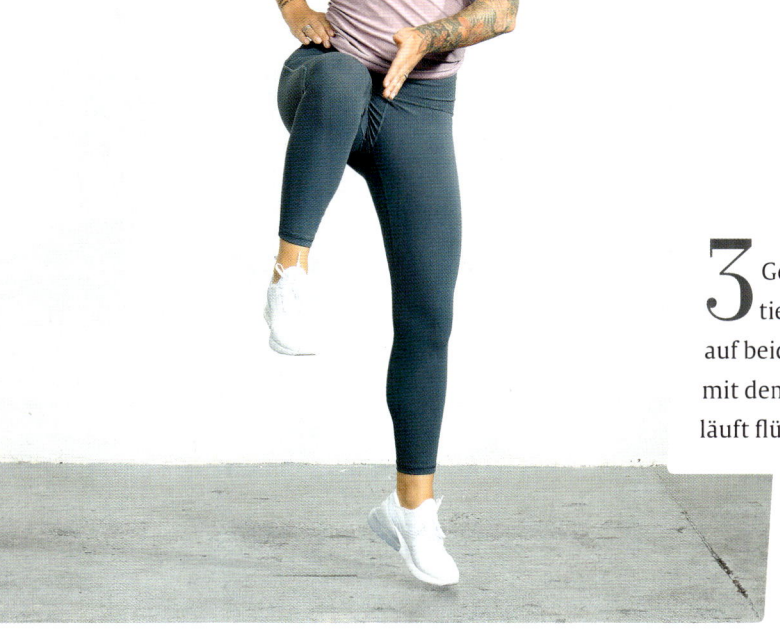

3 Geh sofort wieder in die normale, tiefe Kniebeuge und stehe wieder auf beiden Beinen. Wiederhole die Übung mit dem anderen Bein. Die Bewegung läuft flüssig weiter.

KNIEBEUGE
mit Knie-Tupfer

Ja, hier darfst du fluchen, sogar laut fluchen!

FEHLERFALLE

Trotz des Sprungs und der Dynamik darfst du in der Beugung nicht vergessen, das Gewicht stets auf die Fersen zu verlagern!

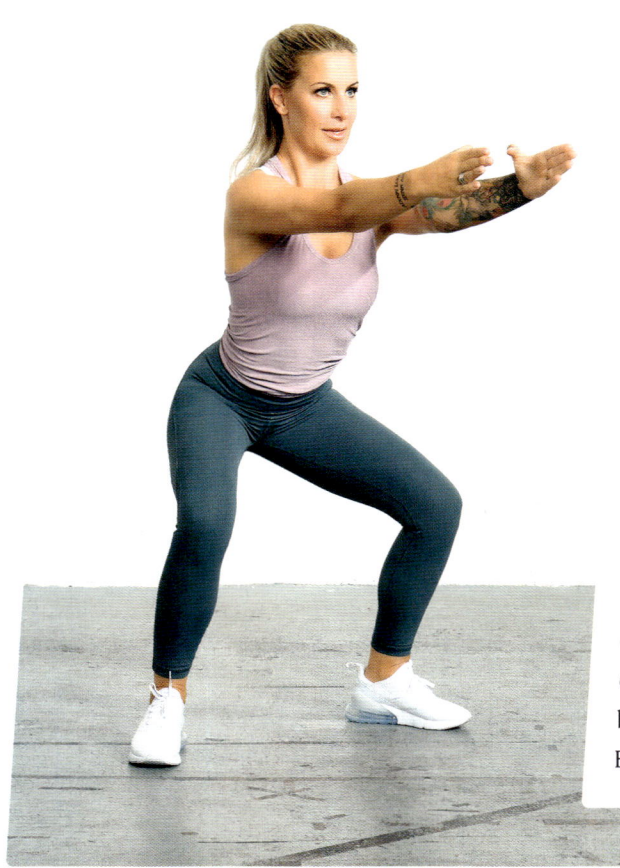

1 Gehe in eine normale, tiefe Kniebeuge: Die Füße stehen offen und schulterbreit auseinander, die Zehenspitzen sind leicht nach außen gedreht. Schiebe deine Hüfte nach hinten (wie einen »Entenhintern«) und den Oberkörper nach vorne, beuge die Knie und halte die Arme gerade vor dir gestreckt. Halte den Rücken gerade und senke deinen Po, bis die Oberschenkel fast parallel zum Boden sind.

2 Durch einen kleinen Sprung versetzt du nun deine Füße vor und hinter dich mit einer Fußlänge Abstand. Die Füße stehen gerade und sind nicht geöffnet.

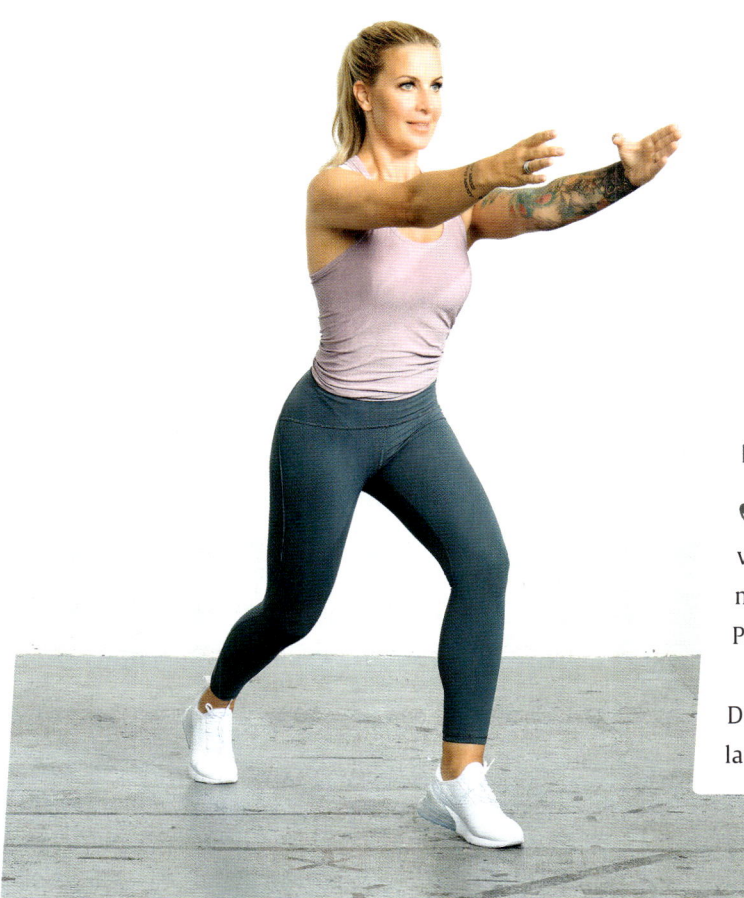

3 Durch einen weiteren Sprung wechselst du die Füße jeweils von vorne nach hinten, sprich, jeder Fuß war nun einmal in der vorderen und hinteren Position.

Durch einen weiteren kleinen Sprung landest du nun wieder in der Kniebeuge.

KNIEBEUGE
mit Schrittwechsler

Eine Übung, bei der man wirklich mitdenken muss. Irgendwann hat man's aber verinnerlicht und dann macht es richtig Spaß!

FEHLERFALLE

Achte darauf, immer zwei Sprünge zwischen den Kniebeugen zu machen, sodass beide Füße jeweils einmal vor und hinter dir waren. Außerdem solltest du nach der Kniebeuge die Beine wechseln, so dass stets der andere Fuß beginnt!

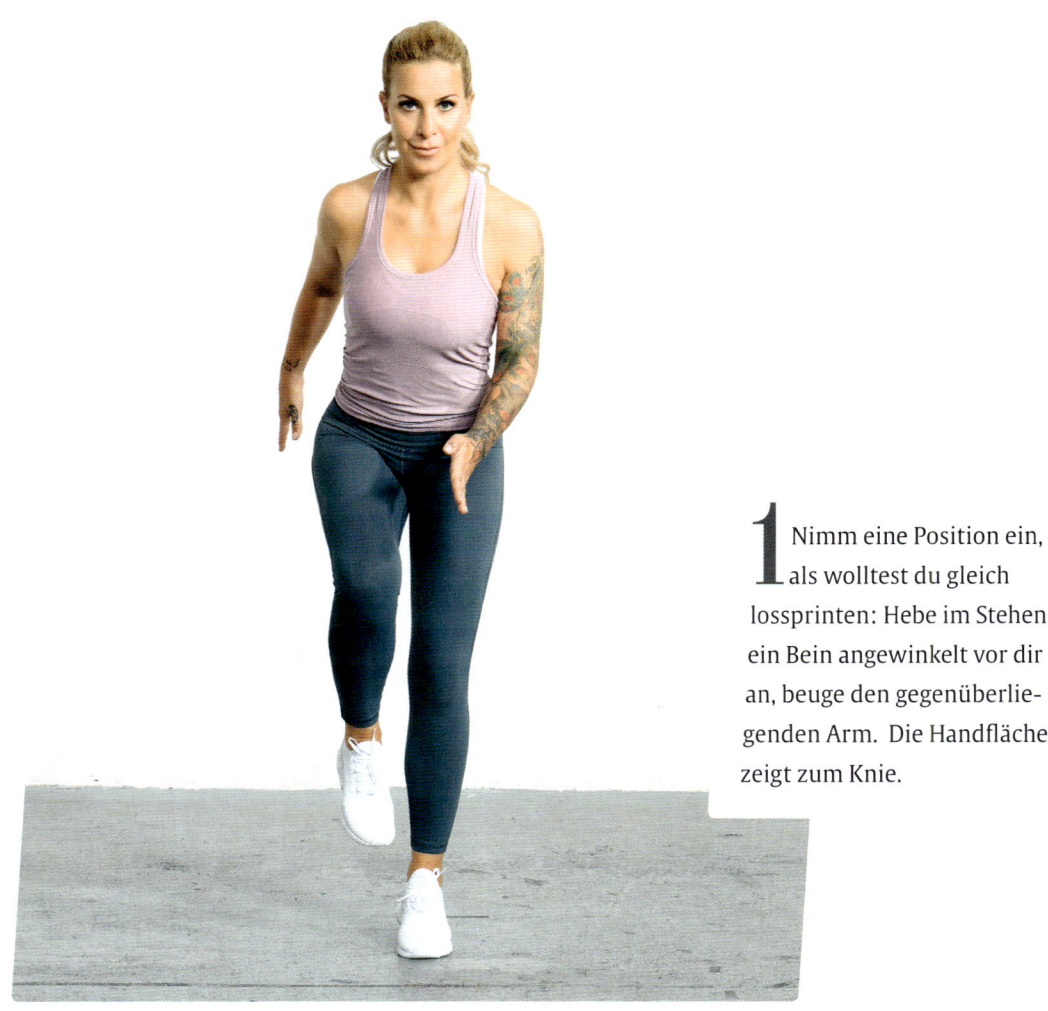

1 Nimm eine Position ein, als wolltest du gleich lossprinten: Hebe im Stehen ein Bein angewinkelt vor dir an, beuge den gegenüberliegenden Arm. Die Handfläche zeigt zum Knie.

SKIPPINGS

Schon wieder Skippings! Wenn sie doch bloß nicht so effektiv wären, wenn man sich ganzheitlich in Form bringen möchte!

Der ganze Bewegungsablauf findet vor dem Oberkörper statt. Je höher die Knie gezogen werden, umso größer ist der Trainingseffekt!

2 Wechsle Bein und Arm durch einen kleinen Sprung in einer schnellen Bewegung. Waren also gerade noch das rechte Bein und der linke Arm angewinkelt, sind es nach dem Sprung das linke Bein und der rechte Arm. Du läufst und springst auf der Stelle, nur werden die Arme und Beine nicht einfach leicht angewinkelt, wie an der Ampel wartend beim Joggen, sondern aktiv und dynamisch eingesetzt.

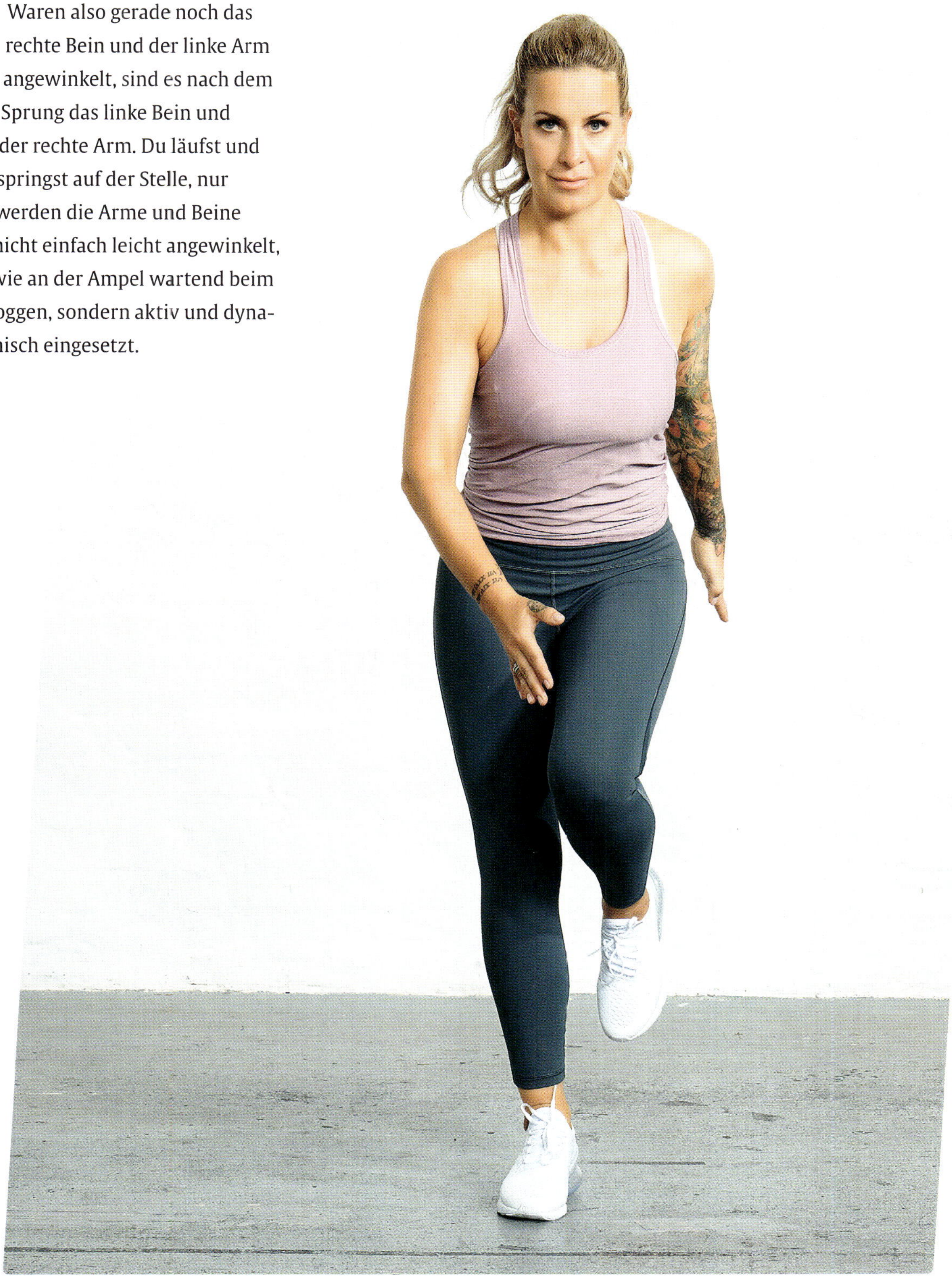

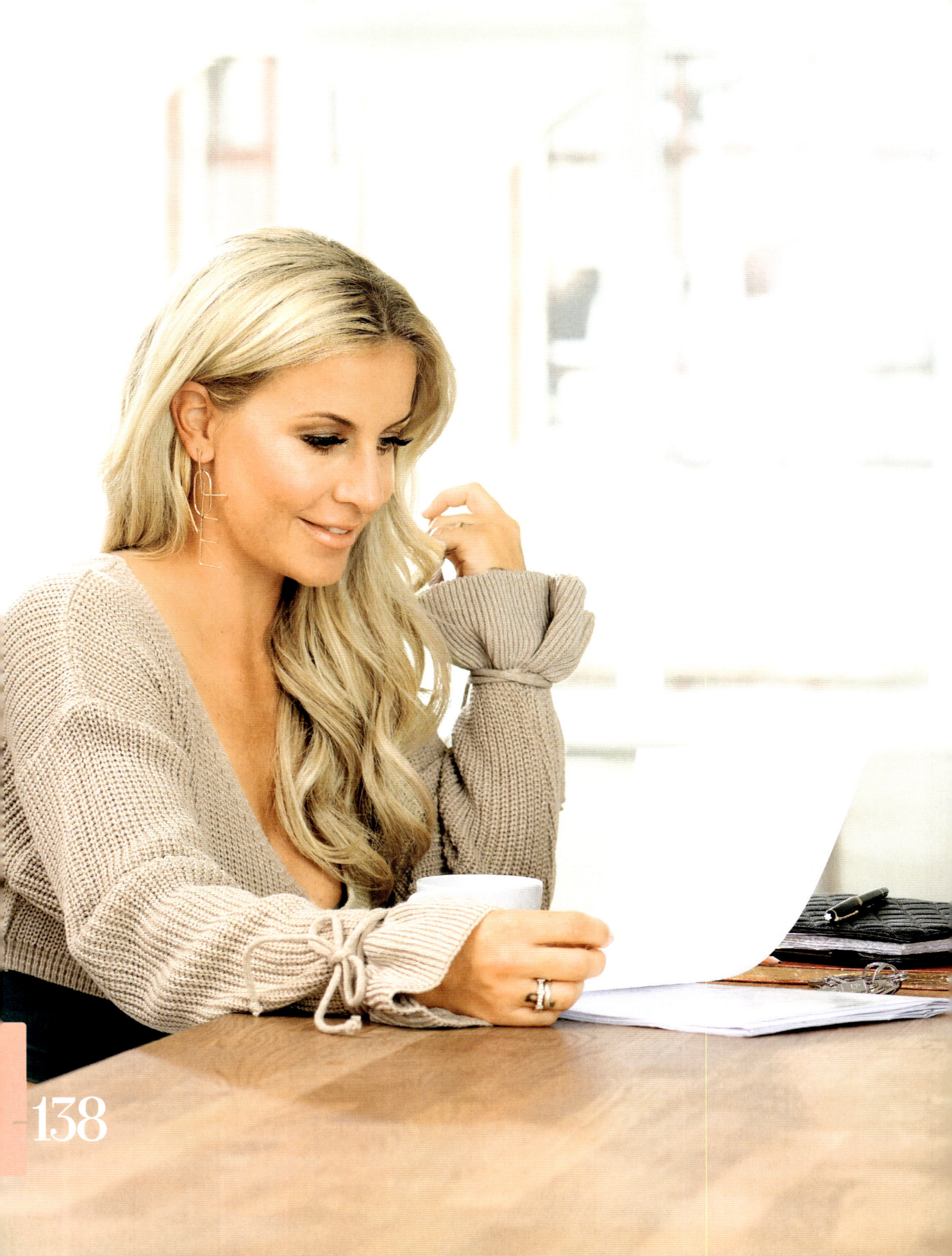

Der LÖWINNEN Alltag

Wir müssen essen, um abzunehmen!

So, meine lieben werdenden Löwinnen, ich habe eine gute und schlechte Nachricht für euch. Die gute habt hier schon in der großen Überschrift gelesen. Die schlechte: Das Gerücht, dass die Ernährung dabei 70 Prozent ausmacht, ist leider sehr wahr. Ich habe dies selbst – also wirklich an eigenem Bauch und Hintern – spüren müssen. Aber ich habe dafür nun auch eine Lösung: konstant und ehrlich sein! Das schafft ihr auch!

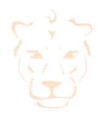
Bei der Ernährung konstant sein bedeutet, sich klarzumachen, dass wir während 80 Prozent des Tages bewusst, also gesund essen sollten. 20 Prozent sind zum Spaß da! Das sind dann die paar Gummibärchen oder das Gläschen Wein, die Chips, der Kuchen oder was das Herz eben besonders begehrt. Wenn wir uns diese 20 Prozent bewusst genehmigen, werden uns die restlichen 80 Prozent leichter fallen, glaubt mir.

⌐ Ein Gedanke, den ich euch auch dringend mit auf den Weg in euren Alltag geben möchte: Wenn ihr eine Veränderung an eurem Körper sehen möchtet, muss die Ernährungsumstellung als Allererstes im Kopf passieren, dann kann der Körper nachziehen!

⌐ Ich selbst bin zwar ein disziplinierter Mensch, aber ich kasteie mich nicht und versuche, mich in den normalen Phasen gesund und ausgewogen zu ernähren und vor allem mit Genuss! Klar, wenn ein Shooting oder ein spezielles Event ansteht oder auch, als ich meine Babypfunde loswerden wollte, musste ich natürlich ganz streng und penibel darauf achten, dass ich meinem Körper nichts gebe, womit er nichts anfangen kann. Heißt, kein Material zum »Abspeichern«. Wie ich mich genau in diesen Phasen ernähre, könnt ihr meinen Online-Sportprogrammen entnehmen.

⌐ Die Ehrlichkeit, die ich gerade schon in Sachen Ernährung erwähnte, bedeutet, dass wir oft dazu tendieren, uns Dinge schönzureden. »Ich muss jetzt einfach diese Schokolade essen, denn ich hab echt 'nen harten Tag hinter mir.«

Ja, alles schön und gut, nur leider kommt diese Message nicht bei euren Hüften an. Ganz im Gegenteil, denen ist es völlig egal, ob ihr euren Tag tough findet, und sie speichern erstmal alles für schlechte Zeiten ab – was ja grundsätzlich ganz nett von ihnen gemeint ist. Aber nein, das geht dann eben leider nach Hintern, äh hinten los!

Eine Löwin braucht Futter!

⌐ Eine ebenso wichtige Message an euch: Die Fehlerquelle Nummer 1 in puncto Abnehmen ist, nichts mehr zu essen! Klingt wider-

Bei der Ernährung konstant sein bedeutet, sich klarzumachen, dass wir während 80 Prozent des Tages bewusst, also gesund essen sollten. 20 Prozent sind zum Spaß da!

sprüchlich, ist aber so. Denn wenn ihr euren Körper immer »an der kurzen Leine haltet« und ihn an die unregelmäßigen Mahlzeiten gewöhnt, fangt ihr euch ein Problem ein. Euer Körper speichert dann umso besser, wenn er mal kurz mehr bekommt. Bei uns Frauen am liebsten am Bauch, Hüfte oder an den Innenseiten der Oberschenkel. Danke!

⌐ Wenn ihr aber euren Stoffwechsel bei Laune haltet und immer wieder regelmäßig füttert, wird er vieles durchgehen lassen, denn er bekommt ja bald wieder was. Wann ihr eure einzelnen Mahlzeiten im Alltag einbauen könnt, ist euch überlassen. Fakt ist aber: Wenn ihr abnehmen wollt, solltet ihr eure Kalorienaufnahme unter eurem aktiven Grundumsatz halten.

Low Carb tut euch gut

⌐ Dies gelingt bei uns Frauen besonders gut mit Low Carb. Ich rate jedoch von No Carb ab. Da ist der Jo-Jo-Effekt meiner Meinung nach zu sehr vorprogrammiert. Low Carb basiert auf guten Kohlenhydraten und nicht auf keinen Kohlenhydraten! Unter guten Kohlenhydraten versteht man zum Beispiel Hirse, Quinoa, Vollkornnudeln oder -reis sowie Bulgur. Kleine Faustregel hierbei: An Sporttagen solltest du dir morgens und abends Vollkornprodukte gönnen, pro Mahlzeit ca. 100 Gramm. An sportfreien Tagen reicht eine Kohlenhydratmahlzeit.

⌐ Oft entstehen hier viele Unsicherheiten und Missverständnisse. Das kann so weit gehen, dass ich Frauen treffe, die sich kaum mehr trauen, Getreide anzurühren. Dabei braucht unser Körper Nahrung, um durch den Tag zu kommen! Wenn wir hier zu streng sind, endet das oft mit Kopfschmerzen, schlechter Laune, Mundgeruch und Kraftlosigkeit. Ihr könnt den

*

Low Carb basiert auf guten Kohlenhydraten und nicht auf keinen Kohlenhydraten!

*

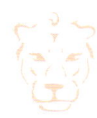

Vergleich mit einem Auto ziehen: Wenn wir unser Auto zu wenig tanken, kann es nur über eine bestimmte Strecke funktionieren, und dann geht es eben einfach nicht mehr weiter. So auch bei uns. Ihr müsst eurem Körper das geben, was er benötigt, um durch den Tag zu kommen. Dabei ist es aber eben auch wichtig, WAS wir tanken! Wenn wir nahrhaft essen, wird der Körper es uns danken, indem er uns eine tolle Haut, straffes Gewebe, straffe Muskulatur und gute Laune schenkt. Wenn wir nur Mist essen, geschieht leider genau das Gegenteil. Klar, lasst uns ehrlich sein, es macht selbstverständlich keinen Spaß, immer nur »nahrhaft« zu essen. Wein, Chips, Schokolade & Co. sollen ja nicht gänzlich verschwinden. Und da sind wir wieder bei meiner 80:20-Regel.

Das war nun alles etwas grundsätzlich und theoretisch

Denn: Wie esse ich gesund, teilweise auch clean, in einer Phase in der ich gerade nicht abnehmen möchte oder muss? Sprich, die meiste Zeit des Jahres. Damit ihr dies noch besser verstehen könnt, habe ich euch auf Seite 144 drei meiner »Vorzeige-Ernährungstage« aufgeschrieben.

Nehmt bitte für alle Mahlzeiten frische Produkte und keine fertigen Saucen! Die Anzahl der Mahlzeiten ist wichtig, denn nur so könnt ihr euren Blutzuckerspiegel konstant halten und erliegt keiner Heißhunger-Attacke.

Diese 24 Stunden könnt ihr als ganz normale, gesunde Tage verstehen, an denen man in Kombination mit Sport sicher nicht zunimmt. Um in einem gewissen Zeitraum abzunehmen, muss man natürlich alles, bis auf das Wassertrinken, nochmal reduzieren.

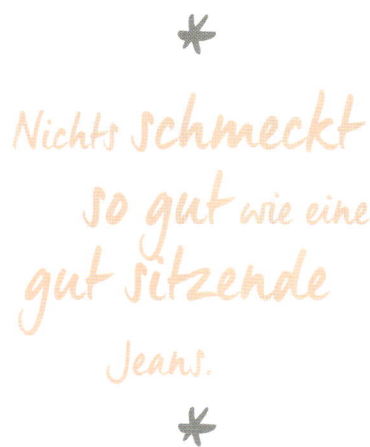

Nichts schmeckt so gut wie eine gut sitzende Jeans.

Und wenn es mal schnell gehen muss?

Wenn ihr selber keine Zeit habt, euch was zuzubereiten, dann kann es schwierig werden. Ich kenne das auch: Bei längeren Produktionen muss man über Wochen das essen, was es eben für das Team mittags am Buffet gibt. Meistens schmeckt das ja auch noch. Doch leider ist es kaum wirklich leichte Kost, geschweige denn gesund. In Phasen, in denen ich etwas penibler auf meine Ernährung achte, bereite ich morgens nicht nur für meine Kinder eine Brotzeit-Box, sondern auch mir was Gutes vor. Vielleicht gibt es ja auch in eurer

Drei Vorzeige-Tage

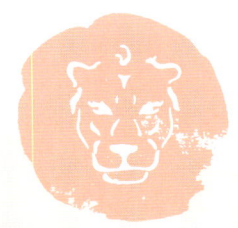

Tag 1

- ★ Erdbeersalat mit Minze, Kefir und Haferflocken
- ★ Apfel (möglichst sauer)
- ★ Putenfleisch, dazu eine halbe Avocado, Quinoa, Rote Bete und Babyspinat, getoppt mit Feta
- ★ ein paar Mandeln (nicht mehr als zehn, da zu fettreich)
- ★ Salat mit Thunfisch und Gemüse (Tomaten, Gurken, Frühlingszwiebeln, Möhren etc.)
- ★ Als Snack: Magerjoghurt, gerne mit Zimt und Süßstoff angerührt

Tag 2

- ★ Omelette mit Gemüse
- ★ Apfel (möglichst sauer)
- ★ gedünsteter Lachs mit grünem Gemüse
- ★ Mandeln oder Nüsse (nicht mehr als zehn, da zu fettreich)
- ★ Putenfleisch mit Brokkoli
- ★ Als Snack: eventuell ein Stück Hartkäse

Tag 3

- ★ 2 Scheiben Vollkornbrot mit Pute und Gemüse
- ★ Apfel, Orange oder Grapefruit
- ★ gedünstetes Gemüse, dazu gerne eine Handvoll Vollkornnudeln
- ★ Mandeln oder Nüsse (nicht mehr als zehn, da zu fettreich)
- ★ Fisch mit Gemüse und eine Kartoffel

Nach jeder konsequenten Abnehmphase kommt auch wieder die Normalität.

Nähe einen Lieferservice mit gesundem Essen, z. B. easymeal.de. Die gibt es bereits in Berlin, Hamburg, Düsseldorf und Köln. Hier findet ihr genau das, was ihr braucht, um euch richtig zu ernähren, frisch und gesund nach Hause geliefert. Ihr müsst nicht einmal kochen. Und auch wenn viele von euch gut und gerne kochen, braucht es dennoch manchmal Unterstützung, um alles hinzukriegen.

Unterscheidet Abnehmphase und gesunden Alltag

◦ Es ist ganz wichtig, dass ihr ernährungstechnisch die Zeit, in der ihr wirklich konstant abnehmen und fitter und schlanker werden möchtet, von eurem sonstigen Alltag unterscheidet. Denn nach jeder konsequenten Abnehmphase kommt auch wieder die Normalität, und nichts ist schlimmer, als all seine Erfolge dann plötzlich wieder verabschieden zu müssen. Macht euch grundsätzlich Gedanken, was ihr gerne und gut in die Zeit danach einbauen und in euren ganz normalen Alltag übernehmen könnt. Was schmeckte euch besonders gut von dem, was ihr sogar in der Abnehmphase gegessen habt? Gab es vielleicht eine Sache, die euch nicht mal schwergefallen ist? Übernehmt sie! Gibt es einen Tag in der Woche, an dem ihr neben eurer sowieso gesunden Ernährung zum Beispiel zwölf Stunden nach dem Motto »extra gesund« leben könnt?

◦ Und keine falsche Scham, oft ist es der Fall, dass man schief angeschaut wird, nur weil man gesund isst. Steht bitte drüber. Jeder kann mit seinem Körper machen, was er möchte. Wir sind da raus! Nichts schmeckt so gut wie eine gut sitzende Jeans.

Ich bereite morgens nicht nur für meine Kinder eine Brotzeit-Box, sondern auch mir was Gutes.

Kleine Tipps,
GROSSE WIRKUNG

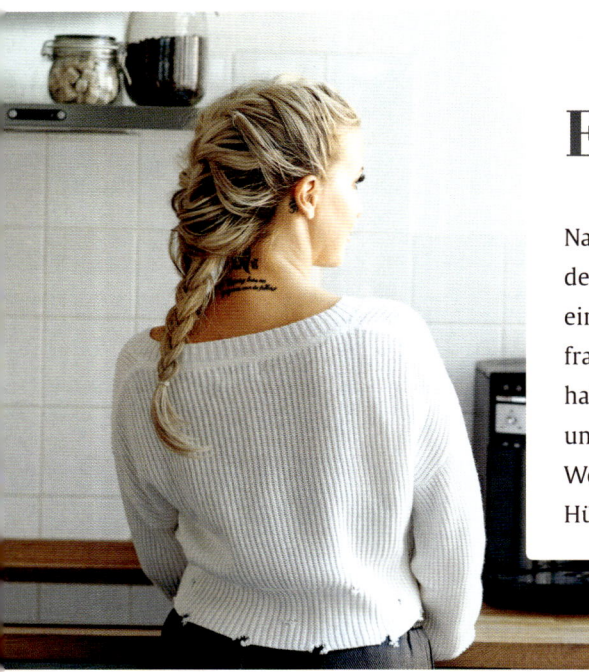

Essen mit dem Kopf

Na, auch schon oft was in den Mund geschoben, während die rechte Hand auf dem Handy tippt, die linke Hand was aufräumt und der Mund parallel dem Kind eine weitere »Warum«-Frage beantwortet? Nur schade, denn 15 Sekunden später fragt man sich, was man eigentlich gerade gegessen hat und wie es so geschmeckt hat. Esst bewusst, und damit meine ich nicht nur, was ihr esst, sondern auch wie und wann! Es wäre doch sowas von schade, wenn man der längsten Praline der Welt nur so kurze Aufmerksamkeit schenkte und sie dann doch so lange auf den Hüften bliebe, oder?

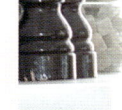

Nehmt das Wort »Snack« immer wörtlich!

»Snack« bedeutet eine Portion Essen, wesentlich kleiner als eine normale Mahlzeit. Wenn man also zum Schrank geht, um sich mit Chips oder Schokolade »zu verwöhnen«, sollte man eine kleine Menge davon rausnehmen. Stellt dann die Packung wieder brav zurück. Und nein, steht dann nicht plötzlich wieder so oft auf, wie ihr es sonst selten macht, nur um euch eine weitere und noch eine kleine Portion zu holen! Was das angeht, lautet mein Motto immer: Lieber nur eine Handvoll, dafür mit Genuss und gutem Gewissen!

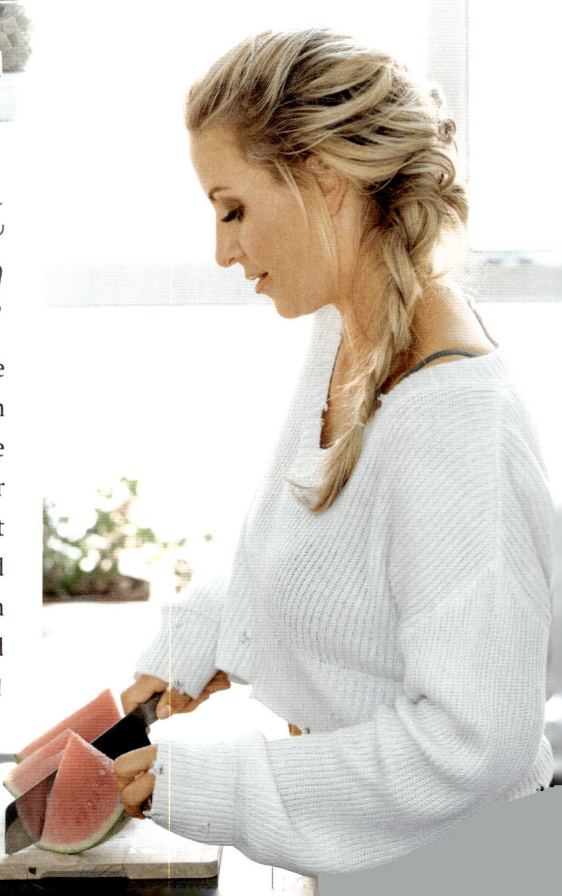

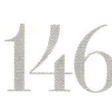

LÖWINNEN SPECIAL

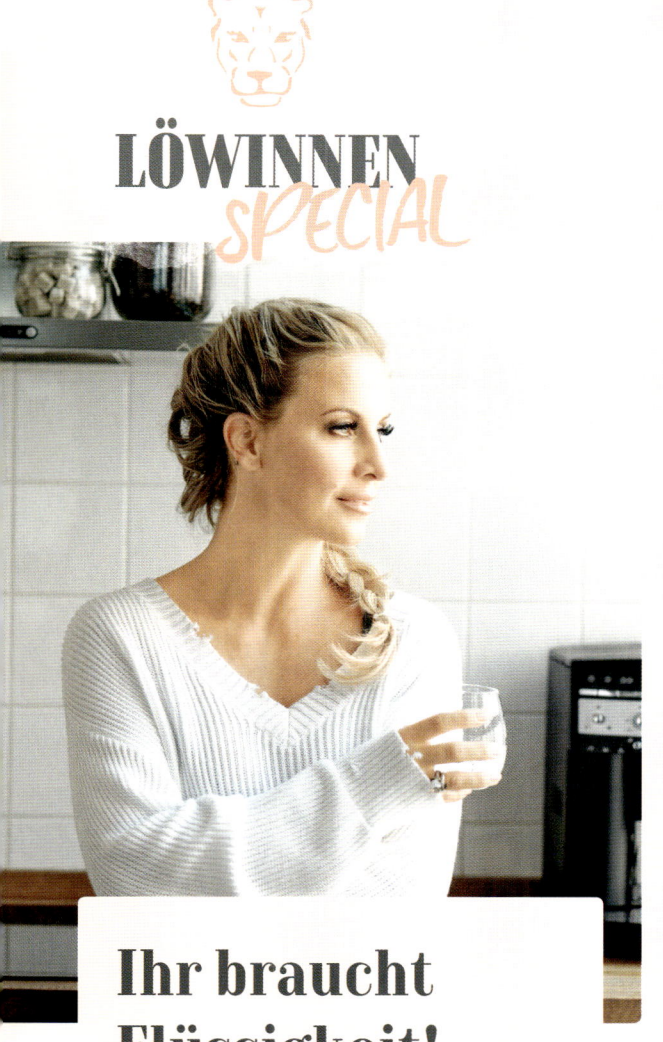

Ihr braucht Flüssigkeit!

Oftmals scharwenzelt man – wie eine Löwin – aus Langeweile, Frust, Stress oder Freude um den Kühlschrank herum und fragt sich, ob es nicht in dieser kühlen, dunklen Höhle etwas Kleines, Leckeres gibt? Ja, gibt es sicher, doch versucht mal stattdessen ein Glas Wasser zu trinken! Man verbrennt sogar Kalorien! Genauer gesagt: 50 Kilokalorien werden durch einen halben Liter Wasser verbrannt. Zwei bis drei Liter solltest du am Tag trinken. Sind also 300 Kilokalorien. Das entspricht im besten Fall eurem Frühstück. Nun dürfte auch der letzte Trinkmuffel motiviert sein.

Deine Notizen

147

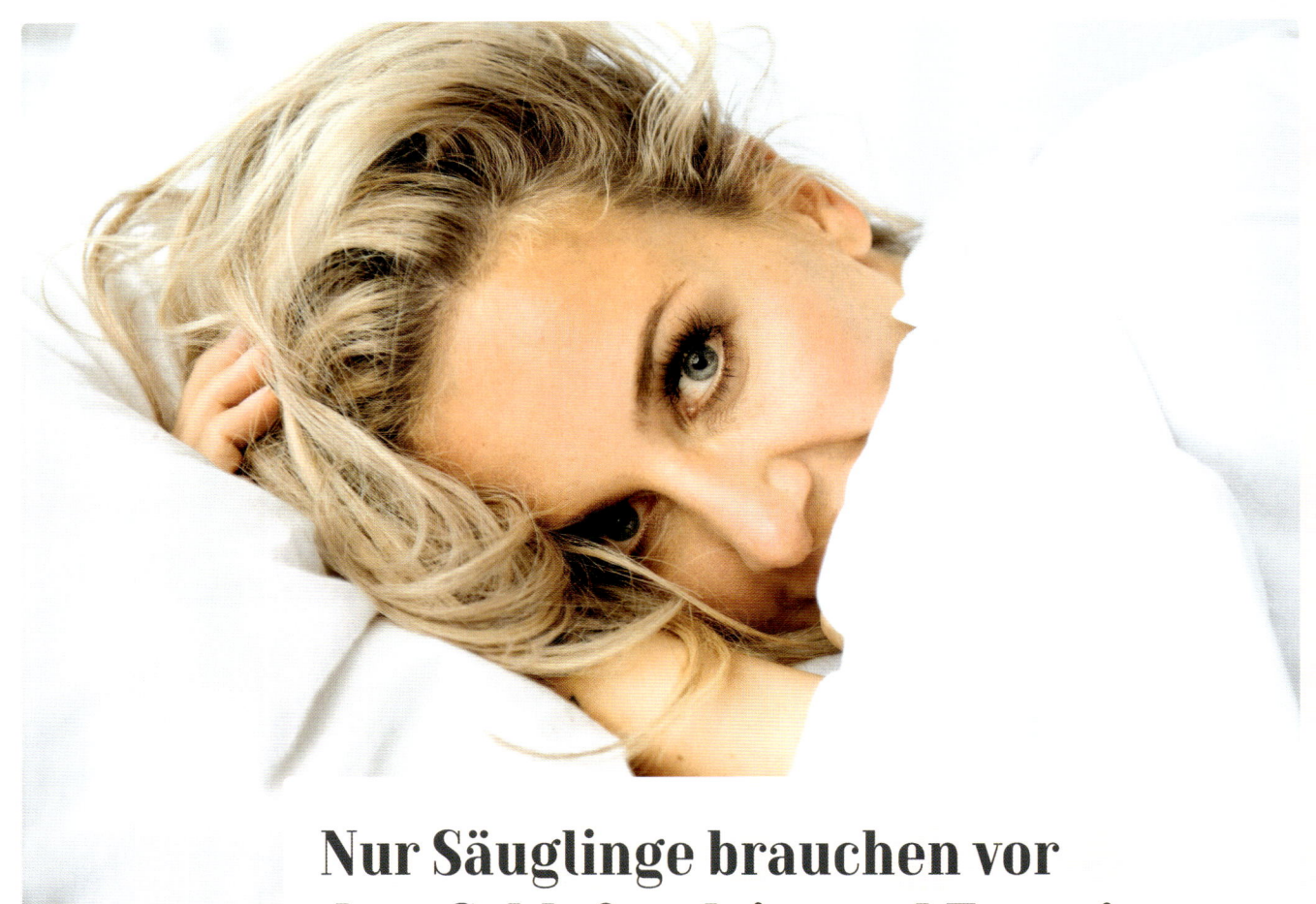

Nur Säuglinge brauchen vor dem Schlafen dringend Essen!

Lasst uns ehrlich sein: Der letzte Schokoriegel, bevor uns der Sandmann empfängt, ist voll und ganz unnötig. Denn wir haben nachts schließlich nicht einen so weiten Weg zu absolvieren wie der Mann in den weißen Stiefeln. Und das schlechte Gewissen kann er uns leider auch nicht abnehmen und in seinen Sack packen. Ich würde sagen: Lassen wir das »Nachtsnacken« einfach, o.k.?

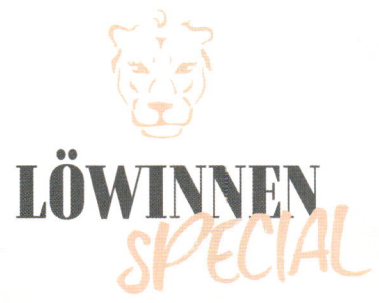

LÖWINNEN SPECIAL

Bauchmuskeln werden in der Küche gemacht

Nicht umsonst gibt es diesen Leitspruch in der Fitness. Kein Körperbereich möchte von so vielen Menschen verändert werden wie der Bauch. Seid euch deshalb bewusst, dass euer Bauch durch falsche Ernährung und vor allem Alkohol, trotz Sport und Bewegung, leider kaum Erfolge zeigen wird!

Der Tag hat 24 Stunden – auch beim Essen!

Schon morgens weiß man ja ungefähr, wie der Tag so verlaufen wird, und kann sich einen kleinen Plan machen, was man wann wie essen wird. Seien wir mal ehrlich: Nur selten wird man doch plötzlich von seinem Mann mit einem Acht-Gänge-Menü überrascht, nachdem man mittags schon üppig essen war. Oder wie sieht das bei euch so aus? Also, wenn ihr wisst, dass mittags ein ordentlicher Businesslunch ansteht, gestaltet den Rest des Tages einfach etwas reduzierter.

Deine Notizen

149

Der Alltag einer Löwin ist nicht unbedingt alltäglich

Mit dem richtigen Workout und der passenden Ernährung könnt ihr wahnsinnig viel erreichen. Es gibt aber auch in eurem Alltag noch eine ganze Menge, was ihr nebenbei machen könnt, um fitter zu werden. Manchmal sind es auch die kleinen Dinge!

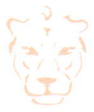

Kennt ihr das: Ihr wollt unbedingt eine ganz bestimmte Zahl auf eurer Waage sehen. Lasst uns mal ein Spiel spielen. Diese Zahl ist die 65. So, und was sagt sie aus? Dass die Person auf der Waage 65 Kilogramm wiegt. Richtig. Aber was genau bedeutet das? Keine Waage dieser Welt kann dir das zu 100 Prozent sagen. Wie hoch ist der Wasseranteil? Der Fettanteil? Was davon ist viszerales Fett – und wiege ich mich am besten morgens, mittags oder abends? Was ist mit der ungeliebten Wassereinlagerung? Wo in meinem Zyklus stehe ich momentan? Und welche Gewürze habe ich gegessen, die eventuell Wasser ziehen könnten? Fragen über Fragen, die nur eine Lösung haben: Der Waage keine Aufmerksamkeit schenken. Das gleiche Spiel wie mit den »Antis« aus unserem Umfeld. Gebt der Waage nicht so viel Macht über euch. Leichter gesagt als getan, wenn man bei jedem Arztbesuch erstmal nach dem Gewicht gefragt wird, um dann einen noch schwachsinnigeren Wert ausgerechnet zu bekommen: den BMI (Body-Mass-Index). Ich kann euch eines verraten: Wenn es danach ginge, wäre ich übergewichtig! Noch besser, mir wird sogar zu einer Kur geraten. Mein BMI liegt zwischen 23 und 25, dabei ist mein Körperfettanteil 14 bis 16 Prozent, was wiederum für eine Frau angeblich zu wenig ist. Versteht ihr, was ich meine? Ich bin gesund und kann mich bewegen, meine Hosen passen 1A und mehr muss ich nicht wissen, bevor es keine sinnvolleren und klareren Anhaltspunkte in der Wissenschaft dazu gibt.

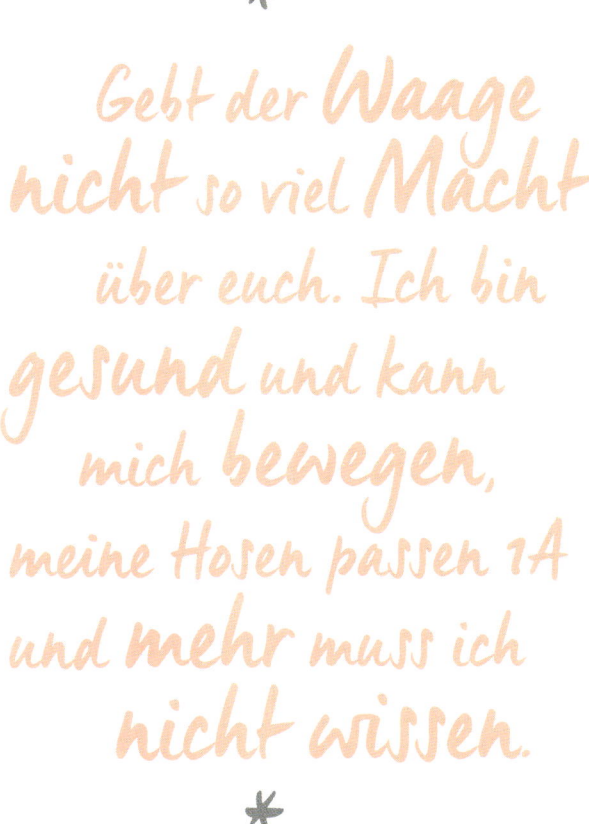

*

Gebt der Waage nicht so viel Macht über euch. Ich bin gesund und kann mich bewegen, meine Hosen passen 1A und mehr muss ich nicht wissen.

*

Niemand hat gesagt, dass es leicht ist

⌐ Mach dir auch Folgendes bewusst: Gerade am Anfang einer Veränderungsphase kommt nach ein paar Tagen Frust auf. Zu wenig sichtbarer Erfolg, Motivationstiefs, Stimmungsschwankungen etc. Der Körper braucht aber mindestens 21 Tage, um eine Veränderung als Gewohnheit abzuspeichern. Gewohnheiten, die ihr jahrelang praktiziert habt, lassen sich nicht in wenigen Tagen löschen!

⌐ Rainer Maria Rilke wusste schon: »Dass etwas schwer ist, muss uns ein Grund mehr sein, es zu tun.« Eine Sache die ihr euch bewusst machen solltet: Es ist leichter, 15 Kilo abzunehmen als nur zwei! Denn die Veränderung hierbei ist keine allzu große. Mehr Kilos bedeuten aber direkt eine wesentliche Veränderung, ohne Ausnahmen und Entschuldigungen. Wenn es euch nicht herausfordert, wird es euch nicht verändern, also packt es an!

Aber warum auch leicht, wenn's auch schwer geht!

⌐ Jeder Wasserkasten, jede Einkaufstasche kann irgendwie hochgehievt, kann aber auch mit gerader Rückenhaltung oder leichten Kniebeugen von A nach B gebracht werden. Klingt vielleicht völlig banal, aber ich ertappe mich beim Wasserkastenauffüllen, wie ich mich für jede einzelne Flasche bücke. Und so ist es auch mit den guten alten Treppen: Bauch rein, aufrechte Haltung und auf den Zehenballen jede einzelne Stufe erklimmen. Mittlerweile gehe ich Treppen schon gar nicht mehr anders rauf. Oder wie nutzt ihr die Zeit während des Zähneputzens? Steht ihr etwa nur drei bis vier Minuten rum und schaut euch im Spiegel an? Und warum nicht mal beim Einsortieren der Klamotten ein paar richtige Kniebeugen machen? Sämtli-

che Situationen können zu minikleinen Workouts umfunktioniert werden und man muss sich dabei nicht mal doof vorkommen. Denn auch wenn es nur 15 Kniebeugen sind, sind es am Ende des Tages eben 15 Kniebeugen mehr als sonst!

Sämtliche Situationen können zu minikleinen Workouts umfunktioniert werden.

Wie jetzt – zu Fuß gehen?

⌐ Wann seid ihr das letzte Mal 20 bis 30 Minuten einfach nur zügig zu Fuß gegangen, und ich meine nicht Joggen? Wisst ihr was, man bekommt davon sogar einen Muskelkater! Denn unser Körper ist es kaum mehr gewohnt, eine längere Strecke nur zu gehen. Wir steigen ins Auto, um zum Fitnessstudio zu fahren, wir steigen ins Auto oder auf das Fahrrad (was auch schon besser ist als das Auto), um zur U-Bahn zu kommen. Wegen eines kleinen Einkaufs um die Ecke, bei dem wir im Anschluss nicht mal schwer tragen müssen, würden wie niemals zu Fuß gehen. Das Tolle für mich am Gehen ist: Meine Gedanken werden wieder frei,

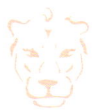

man nimmt dadurch viel mehr Sauerstoff auf und kurbelt zeitgleich auch noch den Kreislauf an!

⌐ Was ich euch damit sagen möchte: Versucht, euch bewusst zu bewegen und nicht, Bewegung bewusst zu umgehen!

Zeit für Körper und Geist, Zeit für euch

⌐ »Der Hauptgrund für Stress ist der tägliche Kontakt mit Idioten!« (Albert Einstein). Stress strengt einen nicht nur an, sondern fördert auch noch die Einlagerung von Fett! Denkt also bitte daran, dass Me-Time nicht nur bedeutet, sich Zeit für sich zu nehmen, sondern auch Körper, Geist und Seele Gutes zu tun, indem man Dinge, die einen nerven und stressen, umgeht. Ich gebe Herrn Einstein da völlig recht, denn oft sind es nicht nur alltägliche Momente, die einen stressen, es können durchaus auch Menschen sein. Das klingt hart, doch geht mal in euch und überlegt, wer und was euch kein gutes Gefühl im Bauch bringt. Man sollte niemandem komplett den Rücken zukehren, doch eine kleine Distanz, auch mentaler Art, kann einen oft von Stressfaktoren befreien.

Das Tolle für mich am Gehen ist: Meine Gedanken werden wieder frei, man nimmt dadurch viel mehr Sauerstoff auf und kurbelt zeitgleich auch noch den Kreislauf an!

Kleine Tipps
GROSSE WIRKUNG

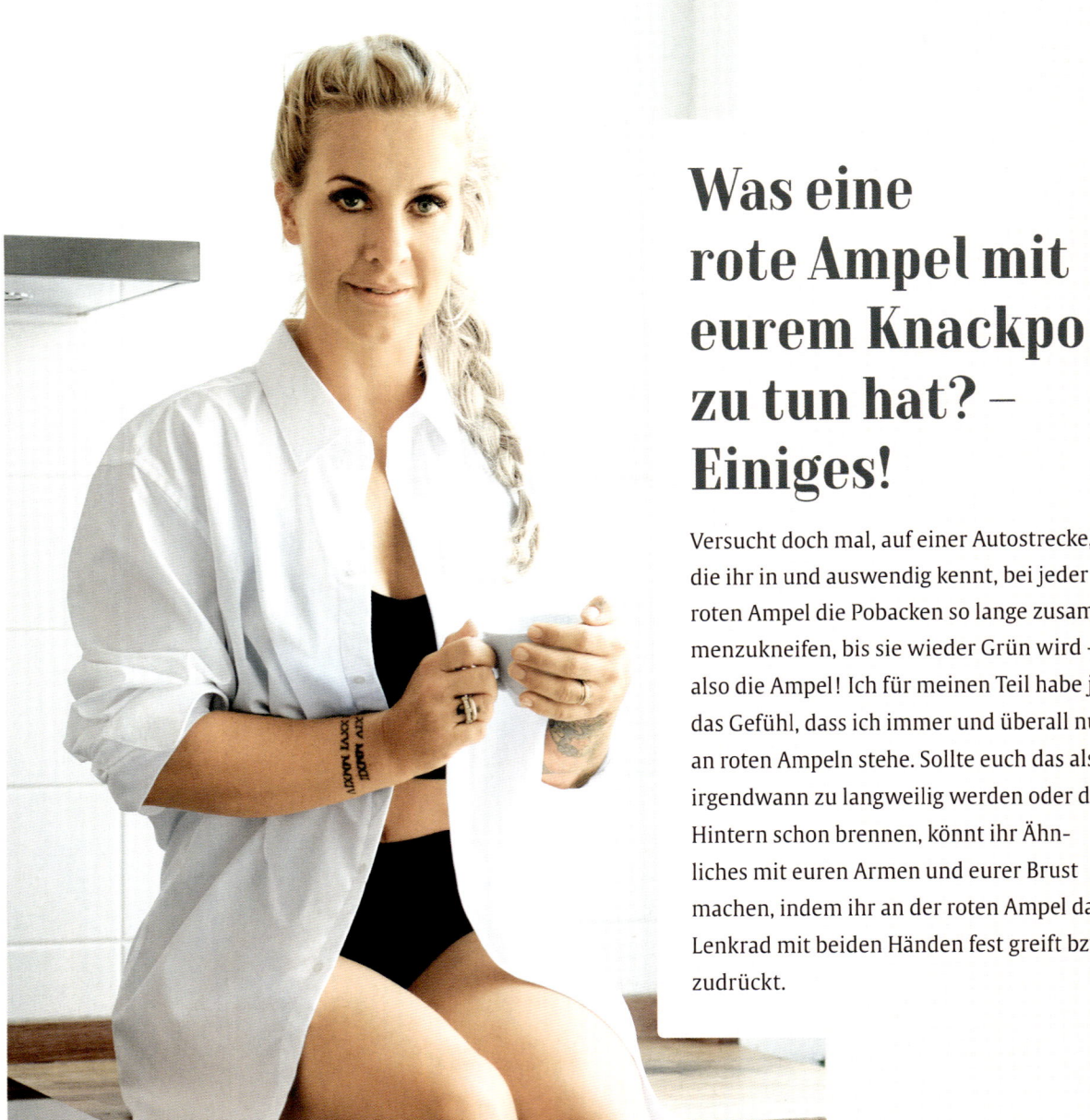

Was eine rote Ampel mit eurem Knackpo zu tun hat? – Einiges!

Versucht doch mal, auf einer Autostrecke, die ihr in und auswendig kennt, bei jeder roten Ampel die Pobacken so lange zusammenzukneifen, bis sie wieder Grün wird – also die Ampel! Ich für meinen Teil habe ja das Gefühl, dass ich immer und überall nur an roten Ampeln stehe. Sollte euch das also irgendwann zu langweilig werden oder der Hintern schon brennen, könnt ihr Ähnliches mit euren Armen und eurer Brust machen, indem ihr an der roten Ampel das Lenkrad mit beiden Händen fest greift bzw. zudrückt.

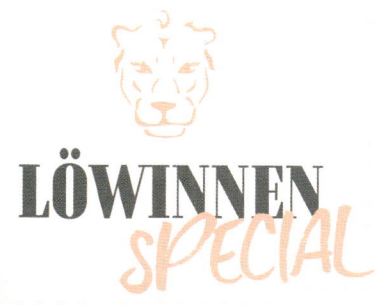

LÖWINNEN SPECIAL

Deine Notizen

Habt einen Plan, keine Ausreden!

Wenn die Woche am hässlichsten Tag aller Wochentage, am Montag beginnt, ist das wohl selten eine Überraschung. Aber warum kommt es dann so oft vor, dass man freitags überrascht ist, noch gar keinen Sport in dieser Woche gemacht zu haben? Weil man sich extra keinen Plan macht, dafür lieber Ausreden plant. Überdenkt also schon am Sonntag, was in der kommenden Woche so alles ansteht, und überlegt euch genau, wann ihr euch wie lange für euch und den Sport Zeit nehmen könnt!

Fühlt euch sexy, sportlich und cool!

Schon häufig habe ich von der einen oder anderen Löwin erfahren, dass ihr die Klamotten für ihre Sporteinheit völlig egal sind, denn es sieht sie ja eh niemand dabei. Das ist falsch, denn ich denke, du fühlst, was du trägst! Oder warum liegen wir auf der Couch vor der Glotze am liebsten in der Jogginghose? Ein neues Outfit ändert nicht direkt was an der Figur, gibt euch aber ein wesentlich besseres Gefühl in eurer eigenen Haut und sportt definitiv an.

155

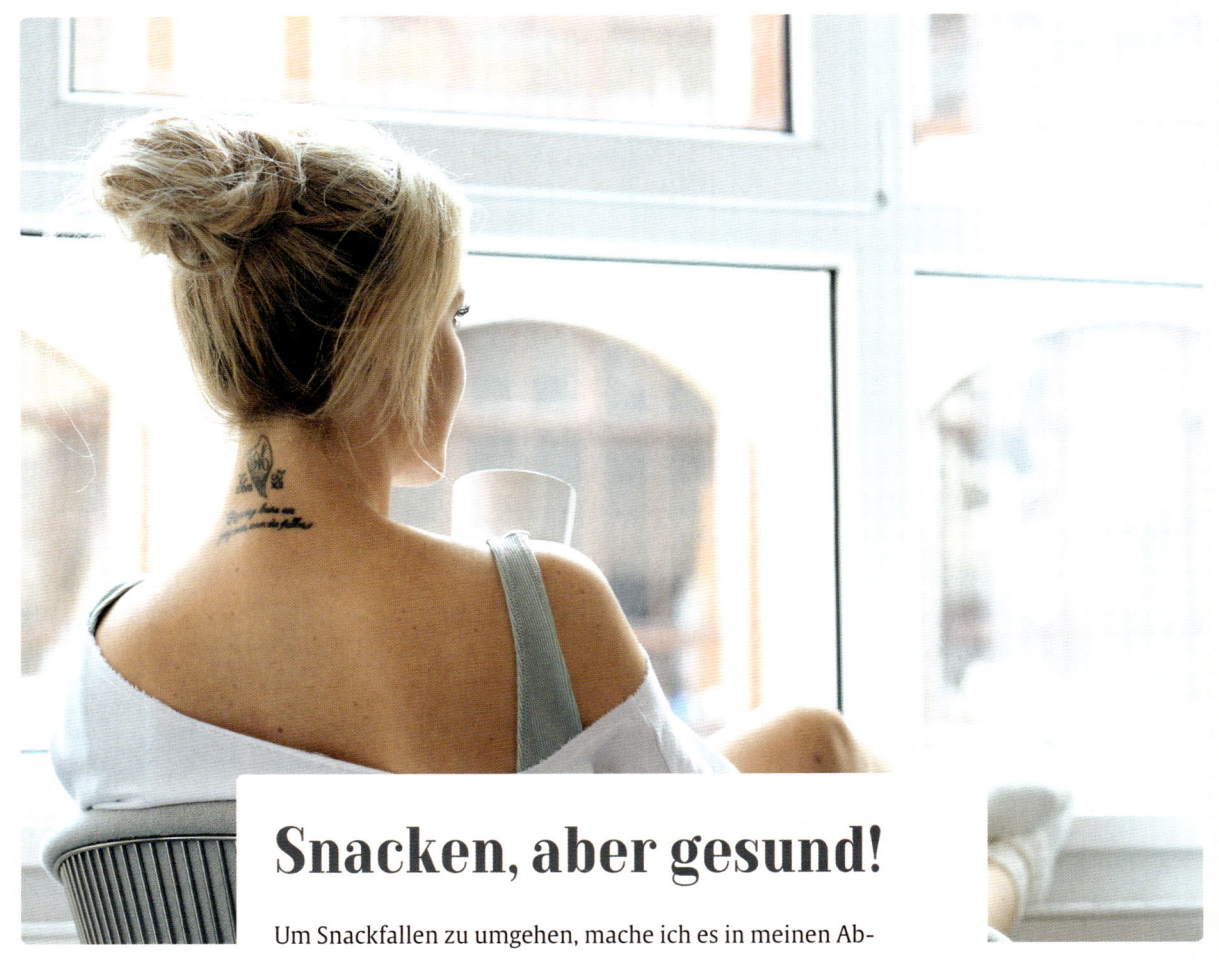

Snacken, aber gesund!

Um Snackfallen zu umgehen, mache ich es in meinen Abnehm-Phasen wie folgt: Ich lege mir ganz vorne in den Kühlschrank die gesunden Snacks, fertig hergerichtet, hin: Gemüse-Sticks, Putenaufschnitt, Hartkäse und Co. Denn absurderweise essen wir nicht unbedingt die Schokolade oder Chips, weil sie leckerer sind, sondern weil es leichter und unkomplizierter ist, sie zu konsumieren. Packung auf und ab in den Mund. Gemüse muss gewaschen und geschnitten werden. Für faule Gewohnheitstiere, wie wir Menschen es nun mal sind, viel zu aufwendig, aber eigentlich so dumm!

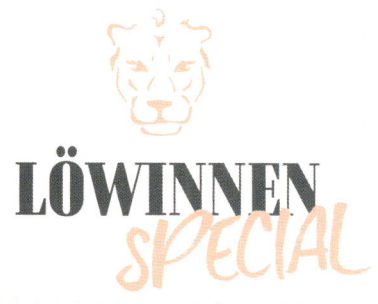

LÖWINNEN
SPECIAL

Deine Notizen

Vorher-nachher-Fotos!

Die härteste, aber sicherlich konkreteste und realistischste Dokumentation in einer Änderungsphase des Körpers ist das Abfotografieren. So hart es einem nach dem ersten Foto erscheint, so groß ist das Glücksgefühl, wenn man sich nach einigen Wochen mit Sport und gesunder Ernährung wieder betrachtet und vergleicht. Zieht für diese Vorher-nachher-Fotos dasselbe an, am besten natürlich nur Unterwäsche oder einen Bikini, und ihr werdet sehen, aus einem »Hassfoto« kann euer Lieblingsbild werden!

Easy peasy!

Ja, meine Lieben, jetzt kennen wir uns schon so viele Seiten lang, jetzt können wir auch über den Toilettengang sprechen. Denn nicht nur auf fremden Toiletten solltet ihr die »Kniebeuge-Hocke-Haltung« einnehmen. So bekloppt man sich dabei auch vorkommt, ist sie eine 1A-Übung für zwischendurch. Und ihr wisst ja, viel Trinken ist gesund, von nun an aus zwei Gründen!

Sport als Motivation in schlechten Zeiten

Es gibt natürlich auch bei mir – wenn wir den Instagram-Milchglas-Filter mal weglassen – Tage, auf die ich durchaus verzichten könnte. Was nun? Die Motivation ist tiefer als der Humor nach drei Flaschen Wein an einem Junggesellinnenabend. Und nun fragt man sich zu recht: »Wie soll ich da nun wieder hochklettern?« – Mit Sport!

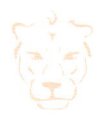

Ihr denkt ihr jetzt bestimmt: »Bitte was? Ausgerechnet an den Null-Motivations-Tagen soll ich Sport machen? Das ist so ungefähr das Letzte, wonach mein Schweinehund jetzt bellt.« Ich belege es euch mal wissenschaftlich: Wenn wir Sport machen, werden Endorphine ausgeschüttet. Das sind Glückshormone und die bringen uns durch den Tag. Ich habe auch hier private Beispiele, die ich gerne mit euch teilen möchte. Auch wenn ihr euch in meine exakte Situation vielleicht nicht einfühlt, ihr könnt es bestimmt auf ähnliche Tage und Gefühle von euch beziehen.

Ich beweise es euch!

⌐ Mein jüngster Sohn sollte mit zwei Jahren operiert werden. Ein Graus für jede Mutter. Ja, es war nur eine Routineoperation, aber man macht sich solche Sorgen und alleine bei den Ausdrücken »Polypen« und »Vollnarkose« drehte sich mein Magen einmal im Kreis und wieder zurück. Mit allem Drum und Dran sollte die Operation etwa 60 Minuten dauern. Gesagt getan, der kleine Mann so tapfer und so voller Vertrauen. Die Ärzte hatten mir nahegelegt, meine Gefühle beiseitezulassen und positiv zu sein, vor und nach der Operation. Kurz vorher schaffte ich es gut, aber als ich ihn dann loslassen musste, brach ich zusammen. Wieder im Krankenzimmer angekommen, dachte ich mir: Charlotte, dir bleiben jetzt zwei Möglichkeiten. Entweder heulst du weiter und kommst dann

mit roten Augen und verweintem Gesicht wieder bei deinem Sohn an. Kein guter Gedanke, wenn das dann das Erste ist, was er wiedersieht. Oder du springst jetzt von diesem grässlichen Klinikstuhl auf und absolvierst ein »Speed-Workout«. Somit können Endorphine durch deinen Körper sausen und du kommst erschöpft, aber positiv in den Aufwachraum zu deinem Sohn. Verrückterweise entschied ich mich für die zweite Variante. Die Schwestern guckten zwischenzeitlich nach mir und staunten nicht schlecht, als ich das Krankenzimmer kurzerhand in eine kleine Fitnesszelle umgeräumt hatte. Etwas ungläubig fragten sie mich: »Haben Sie gerade nichts Besseres zu tun? Entspannen Sie sich doch einfach!«

⌐ Nein, das tat ich aber nicht. Denn es war tatsächlich die beste Entspannung für meinen Kopf, sogar eine Art Ablenkung. Es funktionierte! Trotzdem entspannt und ohne zu viele Sorgen im Gesicht nahm ich dann meinen kleinen Schatz in den Arm und ließ ihn ganz lange nicht los.

Gerade in harten Zeiten

⌐ Eine solche Phase kann aber auch länger anhalten. So auch im Jahre 2014 und 2015. In beiden Jahren musste ich schmerzliche Fehlgeburten erleiden. Wie sehr einen solche Schicksalsschläge beuteln, seelisch und körperlich, möchte ich keiner Frau beschreiben. Deshalb steigen wir in der Verarbeitungsphase ein. Wichtig ist, egal welches Trauma man erlebt, so schnell es geht wieder in den normalen Alltag zu

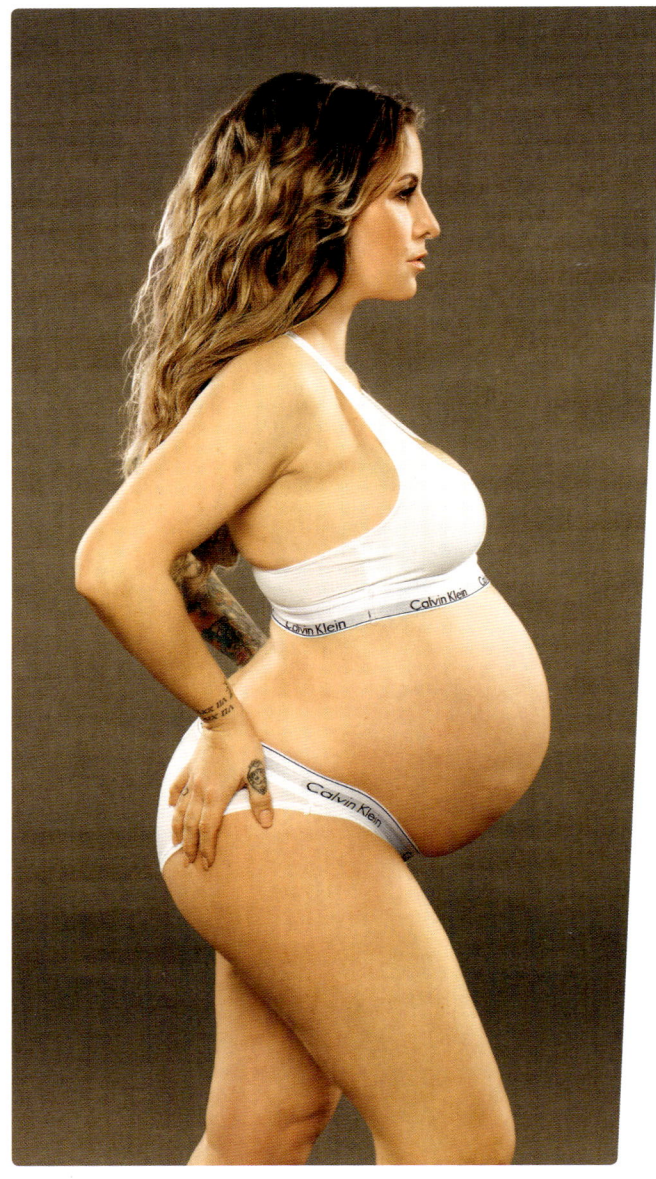

kommen, es zumindest zu versuchen. Ganz wichtiger Bestandteil sowie eine große Hilfe ist dabei der Sport! Denn dieser gibt dir eine Routine, eine Aufgabe und zudem werden ja wie gesagt Endorphine freigesetzt, die euch sonst in diesen Zeiten gänzlich verlassen haben. Zudem schafft der Sport eine gewisse Klarheit und Struktur. Und ganz nebenbei habt ihr jeden Tag ein kleines Erfolgserlebnis, was auch nie schadet!

⌐ Versteht mich bitte nicht falsch, ich möchte nicht einfach so lapidar sagen, dass Sport die Lösung für alles ist! Und fertig. Nein, aber der Sport gab mir in dieser Zeit einen roten Faden, eine Konstante in meinem emotional völlig aus den Fugen geratenen Leben. Noch nie zuvor hatte ich, durch die Verabschiedung meiner kleinen Engel im Bauch, ein derartiges Chaos in meinem Kopf, in meiner Seele und in meinem Herzen erlebt. Diese Situation war einfach so schwer zu begreifen und so gar nicht greifbar!

⌐ Doch rückblickend gab es auch hier wieder ein paar Punkte, die mich nach einiger Zeit nun alles mehr verstehen lassen, mich vielleicht sogar selbstbewusster gemacht haben. Egal, was dir widerfahren ist, der Tag wird kommen, an dem du dich endlich wieder stärker fühlst und sogar auf eine Art stolz bist! Denn du warst in einem wirklich tiefen, traurigen und dunklen Tal, doch du hast es geschafft und sitzt irgendwo oben auf einem Hügel und ein kleiner Sonnenstrahl scheint dir dann auf's Gesicht. Sei dir dieser schönen Momente genauso bewusst!

Viele Bilder in diesem Buch sind hier und da retuschiert. Aber dieses nicht! Und wisst ihr was: Es ist mein absolutes Lieblingsfoto. Ich liebe darauf meinen Körper, der so viel erzählt. Auch wenn es eine wirklich harte Zeit war, ich möchte nicht einen einzigen Tag meiner Schwangerschaften missen.

Ich glaube, in meinem Fall half mir auch Paul, einiges besser zu verarbeiten, erst auf den Hügel, dann auf den Berg zu kommen. Denn er gab meiner großen Frage nach dem Warum eine Antwort. Zwar kennt keiner die wirkliche Antwort, doch für mich ist es noch heute die richtige: Die Fehlgeburten waren immer derselbe, kleine Mensch, der zu uns auf die Erde kommen wollte – er hat nur drei Anläufe dafür gebraucht. Und jetzt liegt er nach wirklich holprigem Weg und viel Kampf friedlich neben uns, und wir dürfen ihn endlich anschauen, ihn in den Arm nehmen und unser ganzes Leben mit ihm teilen! Lasst es zu, über eure hässlichsten und traurigsten Erlebnisse zu sprechen. Nur so seid ihr in einem Prozess. Und Prozesse verändern sich!

Vielleicht versteht ihr die eine oder andere Zeile und fühlt mit eurer Geschichte mit. Und damit ihr den Sinn von Sport hinter all dem erkennt: Müsste man meinem Kopf und meinen Gedanken damals Farben zuordnen, hätten wir eine Farbpalette von 200 Tönen. Das Rot war aber jeden zweiten, dritten Tag da – in Form von Sport, meinem roten Faden! Ich habe oft versucht, die Wut und Hilflosigkeit in meine Workouts einzubauen. Beidem eine ordentliche Watsch'n zu geben. Das ist mir auch manchmal gelungen. Es tat gut, powerte mich aus und ließ mich ruhig einschlafen. Am nächsten Tag waren die Dämonen zwar oft wieder da, aber dank des Muskelkaters wusste ich, dass ich wieder etwas gegen sie getan habe und mit dem Sport eine Konstante in meinem Leben habe.

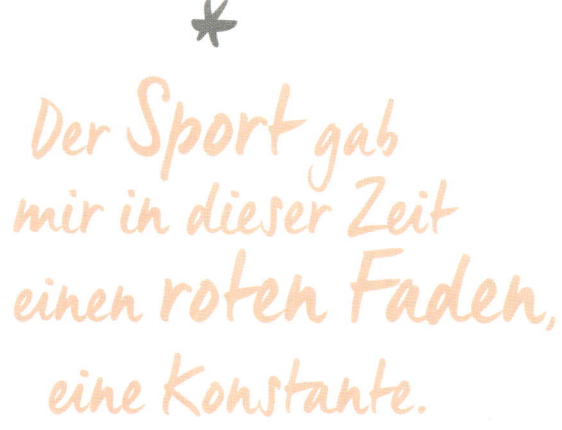

Der Sport gab mir in dieser Zeit einen roten Faden, eine Konstante.

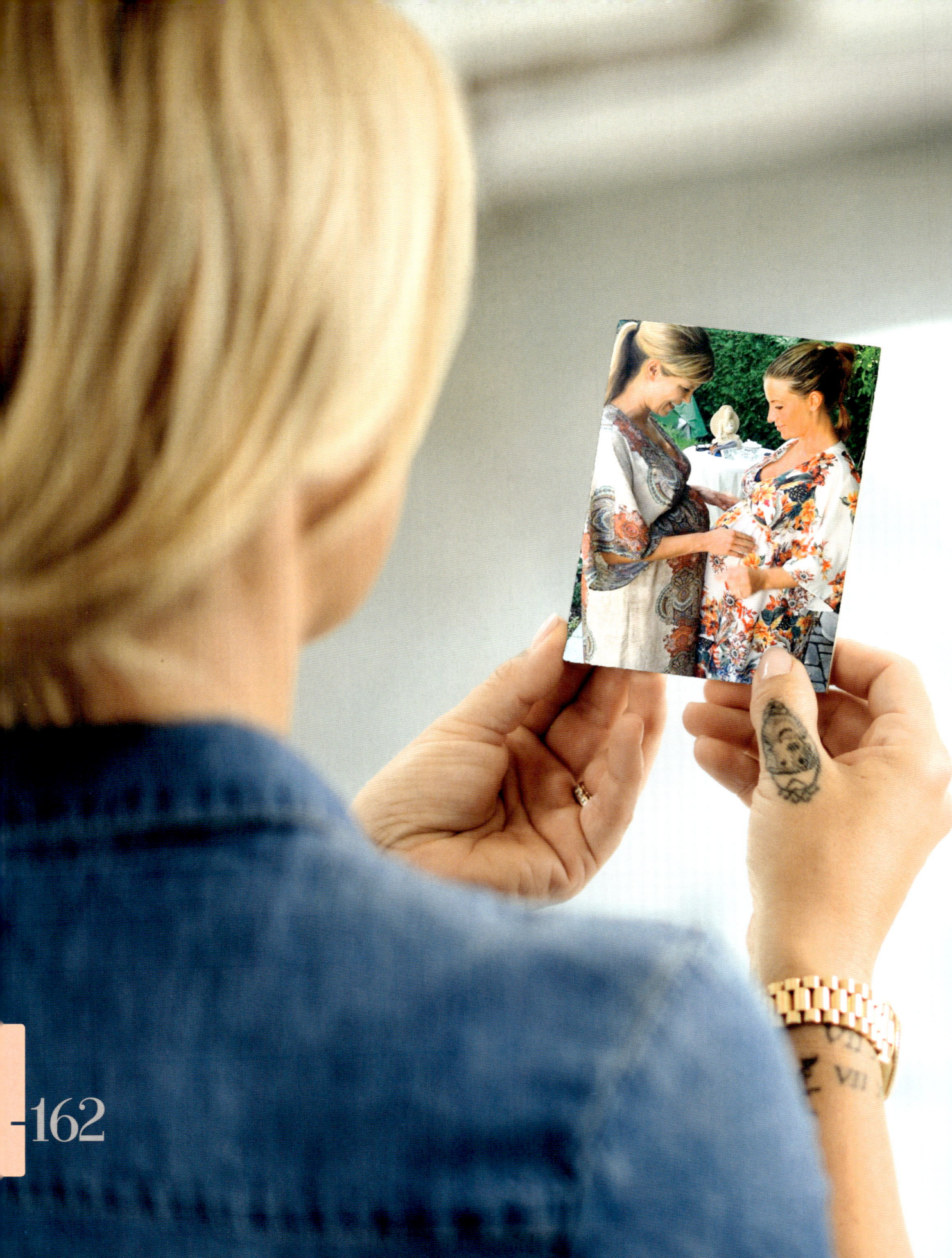

Fit als LÖWEN Mama

Der Kosmos vor und nach einer Geburt

Nach der Geburt des ersten Kindes ist nichts mehr, wie es vorher war. Klar, das hört man immer wieder und es stimmt ja auch. Leider trifft das auch auf den Körper zu, da geht einiges aus dem Leim. Aber genau das muss eben nicht so bleiben. Als Löwinnen schaffen wir es, unseren Körper doch wieder so zu formen, wie er vorher war.

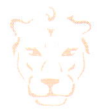

Ganz bewusst verwende ich hier den großen Begriff »Kosmos«, denn nichts im Leben einer Frau ist so einzigartig, bewegend, emotional, einfach einschneidend wie eine Schwangerschaft und eine Geburt bis hin zu dem Moment, in dem du das plötzlich Allerwichtigste deines gesamten Lebens in den Armen halten darfst. Noch nie hatte ich größere Gefühle als für diese kleinen Wesen, die uns geschenkt wurden und die einen mit voller Überzeugung den Satz sagen lassen: »Ich kann mir gar nicht mehr vorstellen, wie es ohne sie war!« Und ich muss ganz klar dazu sagen, ich habe auch vorher mein Leben total genossen und konnte es mir kaum vorstellen, dass die zwei Paul und mich wirklich komplett machen würden. Aber ja, sie haben es geschafft, und wie! Und ehrlich, auch hier sollte man sich ganz deutlich vor Augen halten, wie sehr einen doch diese neue Liebe zum Beispiel auch über »Figurfrust« nach einer Schwangerschaft hinwegsehen lässt, und das ist auch richtig so!

Ja, 40 Wochen (was übrigens mehr sind als die vielgenannten neun Monate – es sind zehn!) sind lang! Sie haben ihre Höhen und Tiefen. Haben plötzliche Fress-Flashs mit spontanen Heulattacken, gepaart mit Lachkrämpfen und völliger Glückseligkeit. Wir erlaubten uns in dieser Zeit einfach alles. Wenn nicht jetzt, wann dann?

Genießt die Zeit

Und – schwups – vergehen die Jahre, und man kann es sich schon wieder kaum mehr vorstellen, wie es war, schwanger zu sein. Mein Tipp für diesen »Ausnahmezustand«: Das Schöne ganz bewusst erleben und genießen, vielleicht sogar aufschreiben, und die hässlichen Begleiterscheinungen immer im Großen und Ganzen sehen. Denn die Zeit rast so derart schnell davon, und es wäre so irre schade, wenn ihr sie euch erschwertet mit Gedanken wie: »Ob ich mich jemals wieder schön finden werde? Warum haben es andere Schwangere viel leichter als ich? Warum muss ich auf so viel verzichten und werde trotzdem immer dicker?« Keine Schwangerschaft ist gleich, aber am Ende haben alle Frauen das gleiche Ziel: alles so gut wie ihnen nur möglich zu schaffen, um sich dann auf ein neues Leben mit einem neuen Leben zu freuen!

Das Schöne ganz bewusst erleben und genießen, vielleicht sogar aufschreiben, und die hässlichen Begleiterscheinung immer im Großen und Ganzen sehen.

Gerade die Zeit direkt nach der Geburt hat etwas faszinierend Magisches. Denn ist man gerade noch erschrocken bei dem Gedanken, nun tatsächlich alleine mit seinem Baby aus der Klinik zu marschieren und von nun an ohne Hilfe alles selbst meistern zu müssen, gibt es nichts Selbstverständlicheres, als drei Tage später in seinem Kokon zu Hause alle Liebe und Wärme seinem Kind zu schenken. Ich hoffe, ich spreche euch da aus der Seele, denn wenn man all das so bewusst genießt und erlebt, dann kann man es auch irgendwann wieder zulassen, mal wieder nur an sich zu denken! Sich zwar zu kümmern, aber mal nur um sich selbst, um seine Seele und um seinen Körper.

Die einen wollen ganz schnell von null auf hundert, die anderen lassen es eher ruhig angehen. Da gibt es, glaube ich, kein Richtig oder Falsch. Dennoch rate ich allen, in ihrem Tempo langfristig am Ball zu bleiben. Nur dann sieht und fühlt man eines Tages Ergebnisse und das ist glaube ich einfach ein ganz wunderbarer »Klick-Moment« für jede Frau.

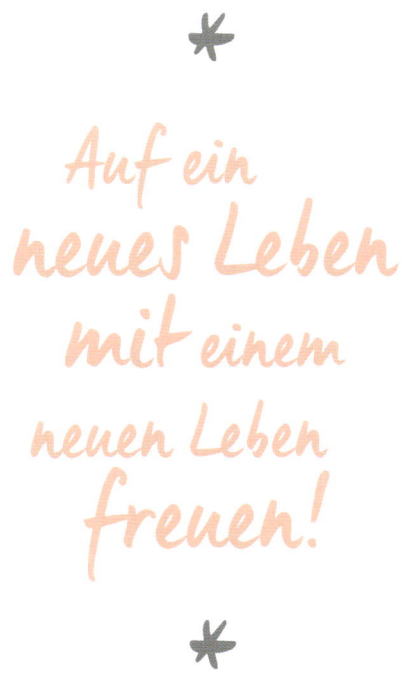

Auf ein neues Leben mit einem neuen Leben freuen!

Löwinnen, passt auf euch auf!

Was ich aber grundsätzlich noch dringend loswerden muss: Keine frisch gebackene Mama darf, mit welchem Sport auch immer, loslegen, bevor sie nicht grünes Licht von ihrem Frauenarzt bekommen hat. Denn nur diese Person weiß, wie ihre Rückbildung verläuft und in welchem Stadium sich ihr Körper ge-

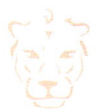

rade befindet. Machen wir uns nichts vor, eine Geburt ist für den Körper wie ein Unfall, da müssen einige Stellen wieder zusammengeflickt werden und heilen, bevor es neue Baustellen gibt.

⌐ Übrigens ist es Quatsch, dass die Milch durch Sport sauer wird. Das Einzige, was für das Baby vielleicht eklig sein könnte, ist die schweißige Brust, aber die kann man ja mal kurz danach abwaschen.

⌐ Egal, welche tollen Erfolge ihr von mir oder anderen Mamis nach Schwangerschaften gesehen habt: Nichts davon kam einfach so! Ich habe damals bewusst viel dafür getan und bin heute sehr stolz darauf. Und ich sage euch ehrlich: Teilweise war ich frustriert, teils überglücklich oder erschöpft und manchmal schlichtweg sauer. Zum Glück kam aber immer wieder dieser eine Gedanke in mir auf, dass ich doch jeden einzelnen Tag nur das Beste für meinen Kleinen möchte. Tja, das geht aber eben nur, wenn ich selbiges auch wieder für mich einführe und heute damit anfange! Alles natürlich in einem angenehmen, keinesfalls schmerzhaften Rahmen. Bereits nach wenigen Tagen mit kleinen Workouts bemerkte ich, was mein Körper wie und in welchem Umfang zulässt. Bitte hört tief in euch rein und belügt euch nicht selbst, wenn die Trägheit zu groß ist. Niemand fordert von euch den Riesenerfolg in Spitzengeschwindigkeit. Nein, ihr sollt durch Konstanz langsam aber sicher zu eurem Körperbefinden vor der Schwangerschaft zurückkehren. Macht euch gerade zu Anfang Notizen, denn ihr werdet schnelle Erfolge bemerken. Ich weiß, ihr glaubt mir das gerade nicht, ist aber so!

Machen wir uns nichts vor, eine Geburt ist für den Körper wie ein Unfall, da müssen einige Stellen wieder zusammengeflickt werden und heilen.

167

Workout nach der Geburt

ÜBUNGEN

8

DAUER GESAMT

11 MIN.

DURCHGÄNGE

2

168

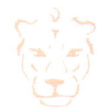

Nun würde ich aber sagen: Los geht's! Auf den folgenden Seiten möchte ich jetzt mit euch nach zwei Schwangerschaften mit ein bisschen mehr (und noch mehr von mehr) Gewichtszunahme meine Tipps, Tricks und Erfahrungen teilen. Wir haben unsere wichtigsten und effektivsten Übungen noch einmal zusammengetragen und für euch als frischgebackene Mamas zusammengewürfelt. Wenn ihr also grünes Licht von eurem Arzt bekommen habt, seid ihr mit diesen Übungen perfekt gesund aufgestellt und sie helfen euch ganz allgemein bei einer erfolgreichen Rückbildung.

Und an alle stillenden Mamis: Bitte die Kleinen vor dem Sport füttern! Erstens ist so für Ruhe gesorgt und zweitens schmerzt dann nicht die volle Brust durch die Bewegung.

Keine frisch gebackene Mama darf, mit welchen Sport auch immer, loslegen, bevor sie nicht grünes Licht von ihrem Frauenarzt bekommen hat.

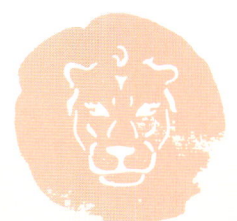

Wie du die Übungen machst

Ich bin stolz auf dich, denn nun konntest du dich von deinem kleinen Schatz ganz kurz trennen und nimmst dir nun gezielt und bewusst Zeit FÜR DICH! Mache jede Übung 30 Sekunden lang und dann eine Pause von 30 Sekunden. Hast du die erste Runde durch, machst du eine Pause von 1 bis 2 Minuten, um dann alle 8 Übungen noch einmal von vorne zu machen. Achte bitte die gesamte Zeit auf eine ruhige und gleichmäßige Atmung. Du hast gerade ein Kind zur Welt gebracht, also schaffst du das hier auch! Viel Spaß!

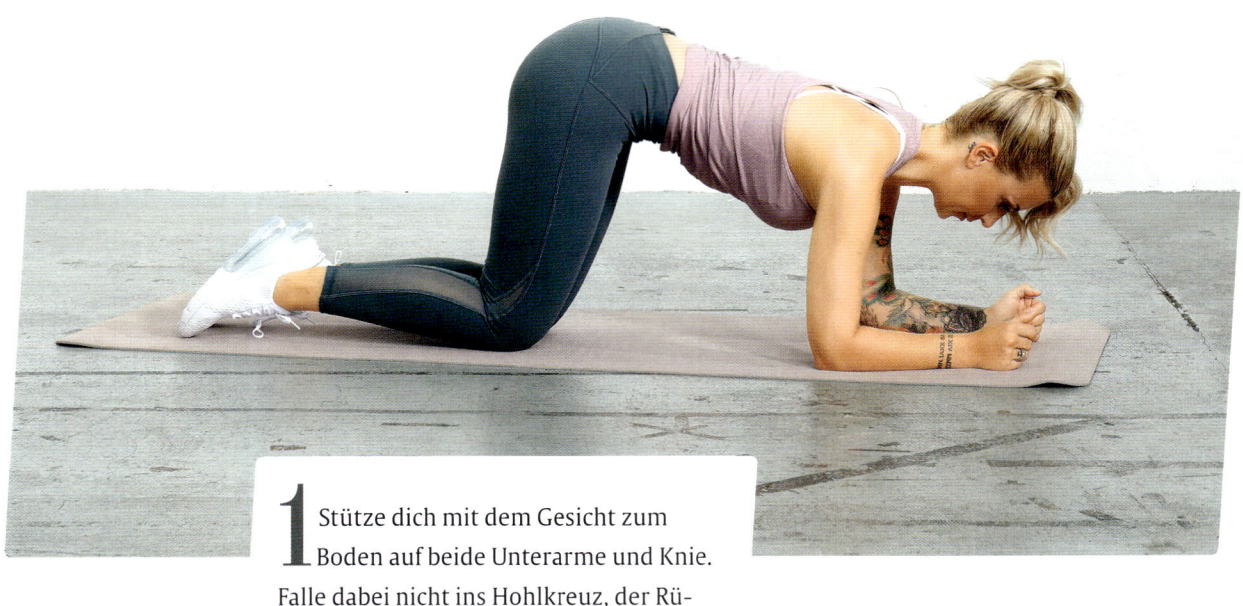

1 Stütze dich mit dem Gesicht zum Boden auf beide Unterarme und Knie. Falle dabei nicht ins Hohlkreuz, der Rücken ist ganz gerade.

2 Hebe nun ein Bein an und strecke es nach hinten ganz gerade aus, bis Fuß, Knie, Po und Schulter eine Linie bilden.

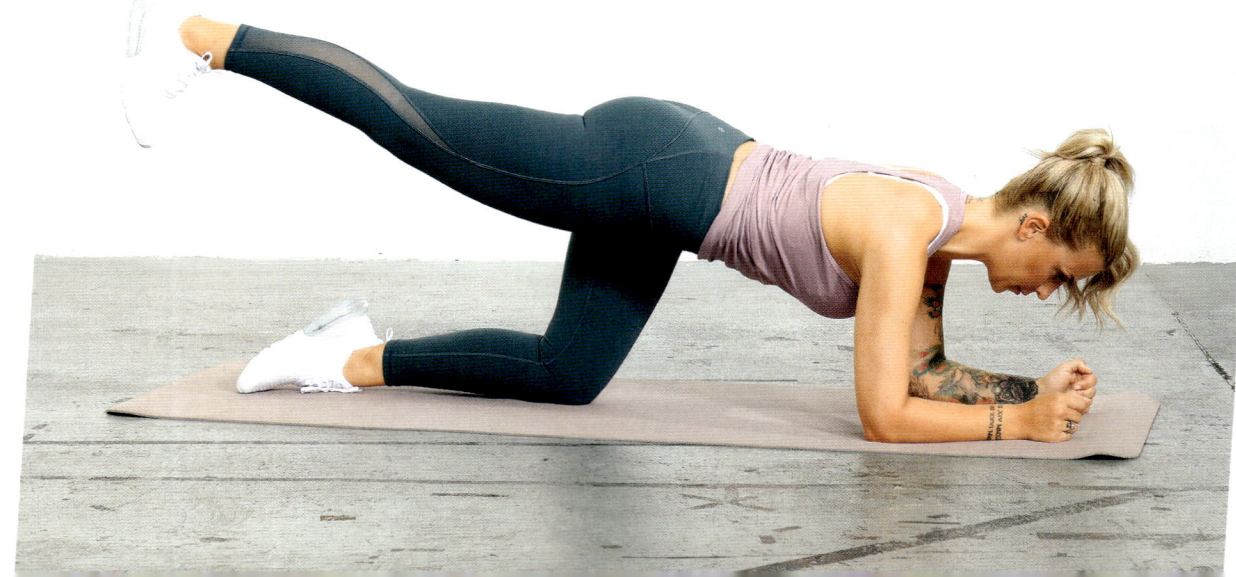

3 Ziehe nun das Bein wieder an. Weder Fuß noch Knie dürfen jetzt den Boden berühren.

Wechsle das Bein erst in der zweiten Runde.

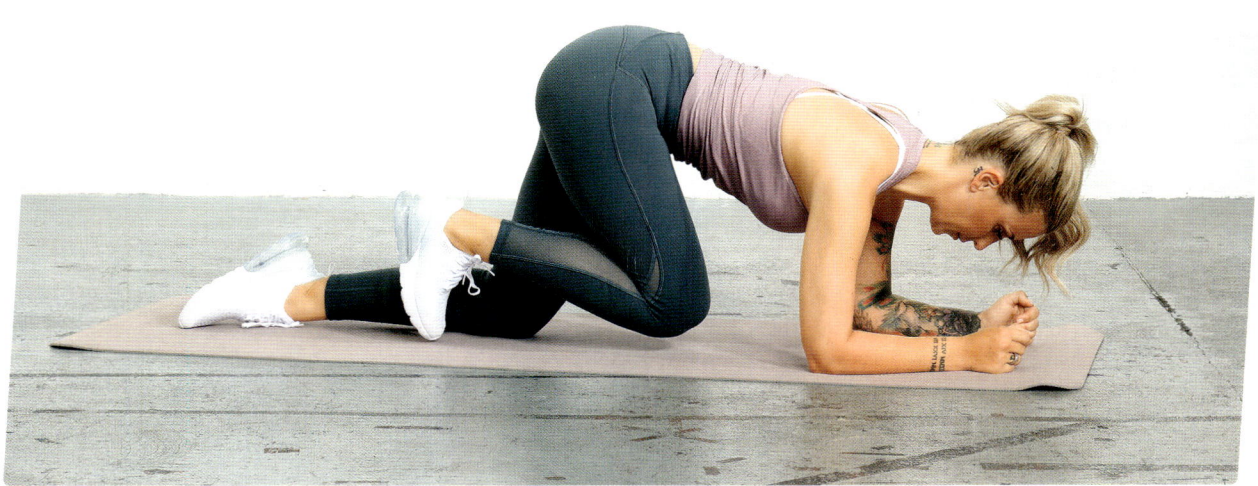

HOLZI
beck

Kleiner Tipp: Schaue bei dieser Übung nicht an dir runter, genauer gesagt auf deinen Bauch denn er könnte, nein er wird etwas runterhängen und das verdirbt dir sonst die Laune!

FEHLERFALLE

Strecke den Fuß des aktiven Beines nicht zu hoch. Außerdem darf die Hüfte trotz Streck- und Anziehbewegung nicht zur Seite wegkippen!

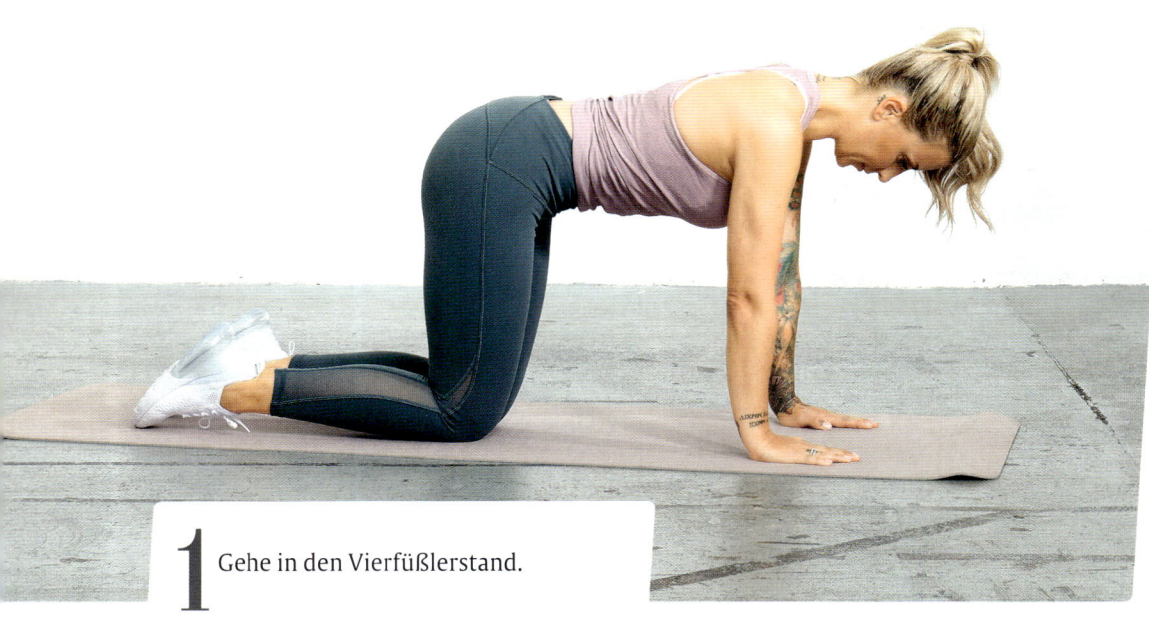

1 Gehe in den Vierfüßlerstand.

2 Hebe ein Bein im rechten Winkel so weit nach oben, dass der Oberschenkel eine Linie mit Po und Rücken bildet.

Kicke das Bein dynamisch, wie ein Esel, in die Luft.

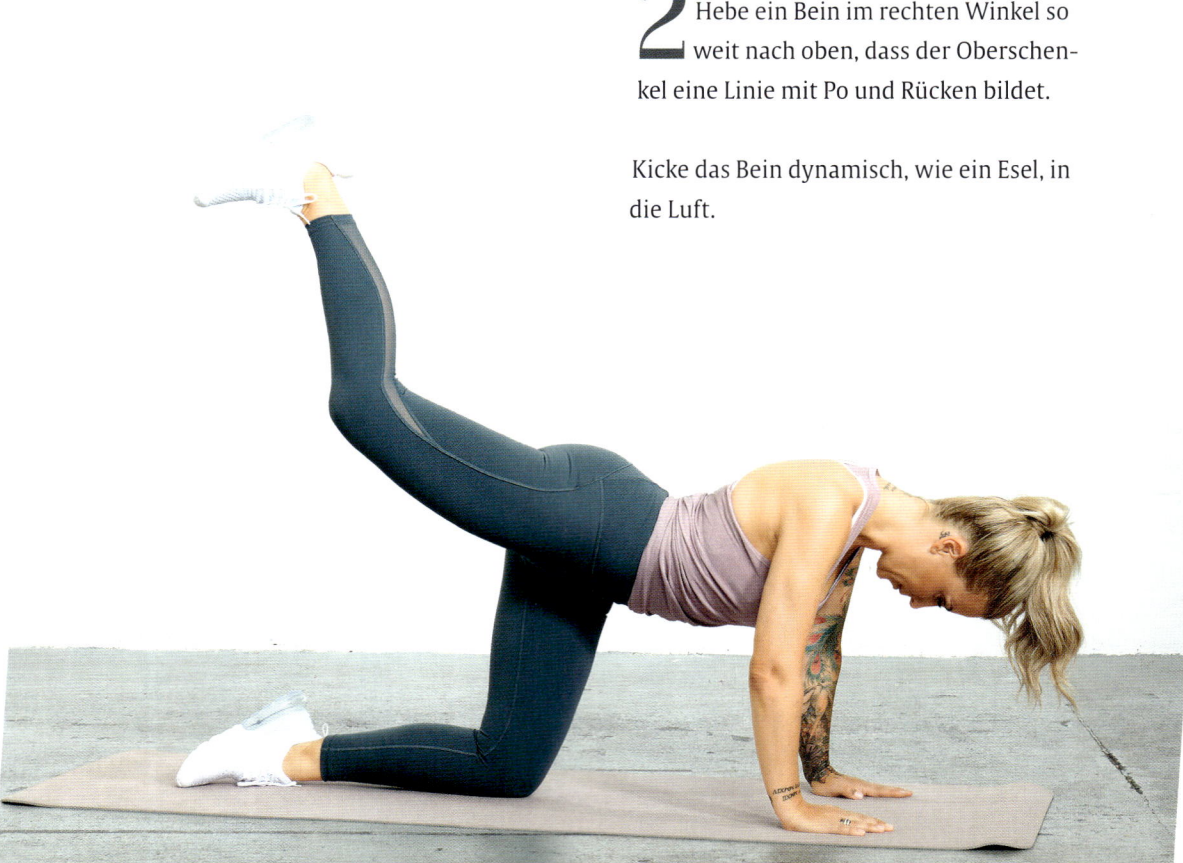

3 Ziehe das Bein dann bewusst und kontrolliert wieder an dich heran.

Wechsle die Seite erst in der zweiten Runde.

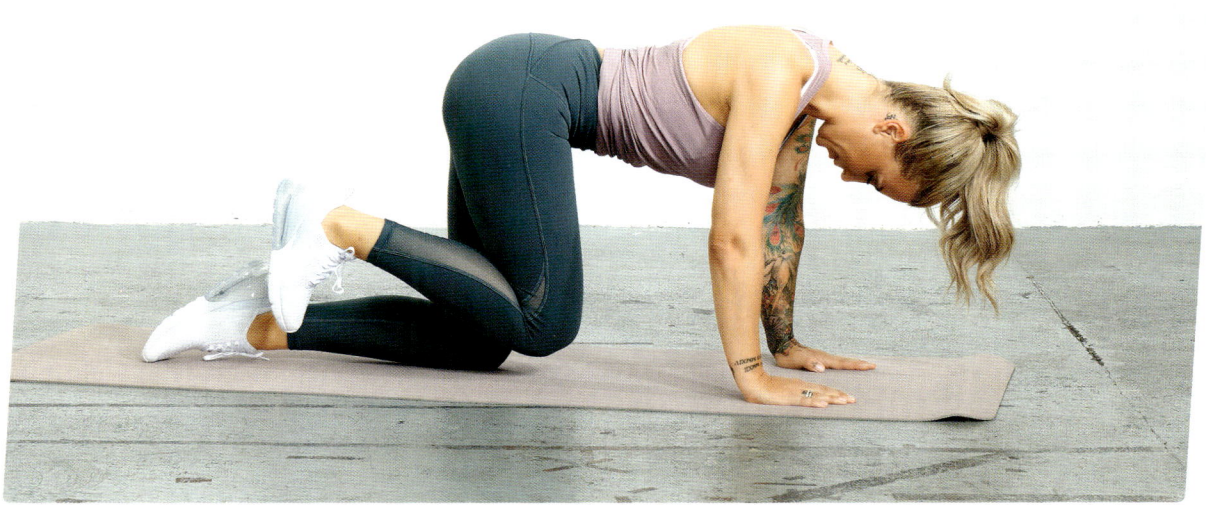

DONKEY *Kick*

Diese Übung ist dafür da, dass dein Körper in Rekordzeit wieder sexy Kurven bekommt!

FEHLERFALLE

Achte darauf, während der gesamten Übung das abgehobene Knie nahezu 90 Grad gebeugt zu halten. Falle dabei nicht zu sehr ins Hohlkreuz. Die Hüfte darf dabei nicht zu sehr zur Seite wegkippen.

173

1 Gehe in den Vierfüßlerstand und hebe ein Bein im rechten Winkel so weit nach oben, dass der Oberschenkel eine Linie mit Po und Rücken bildet.

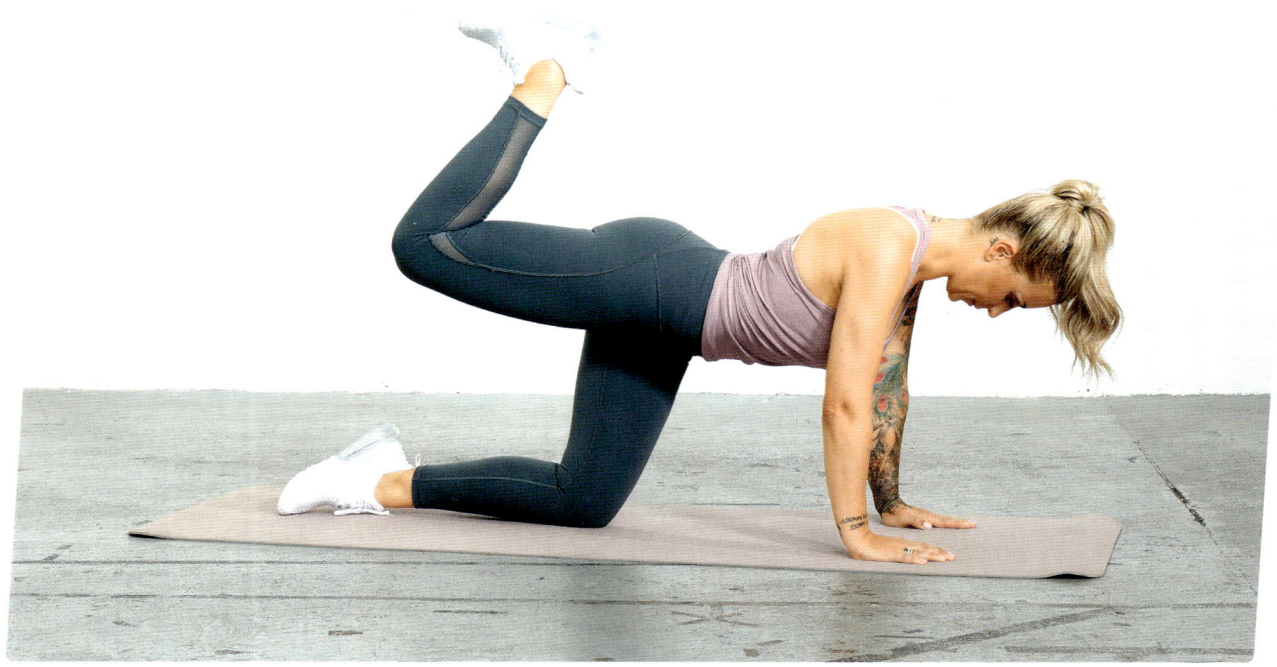

BEUGER–
Curls

Zehn Monate lang war dein Fokus nur auf vorne, auf deinen Bauch gerichtet. Es wird höchste Zeit »nach hinten« zu schauen und sich auch darum zu kümmern!

FEHLERFALLE

Das Bein muss gerade ausgestreckt werden und beim Anwinkeln dicht an den Po herangezogen werden. Sprich, der Winkel zwischen Oberschenkel und Unterschenkel sollte wenigstens 90 Grad betragen.

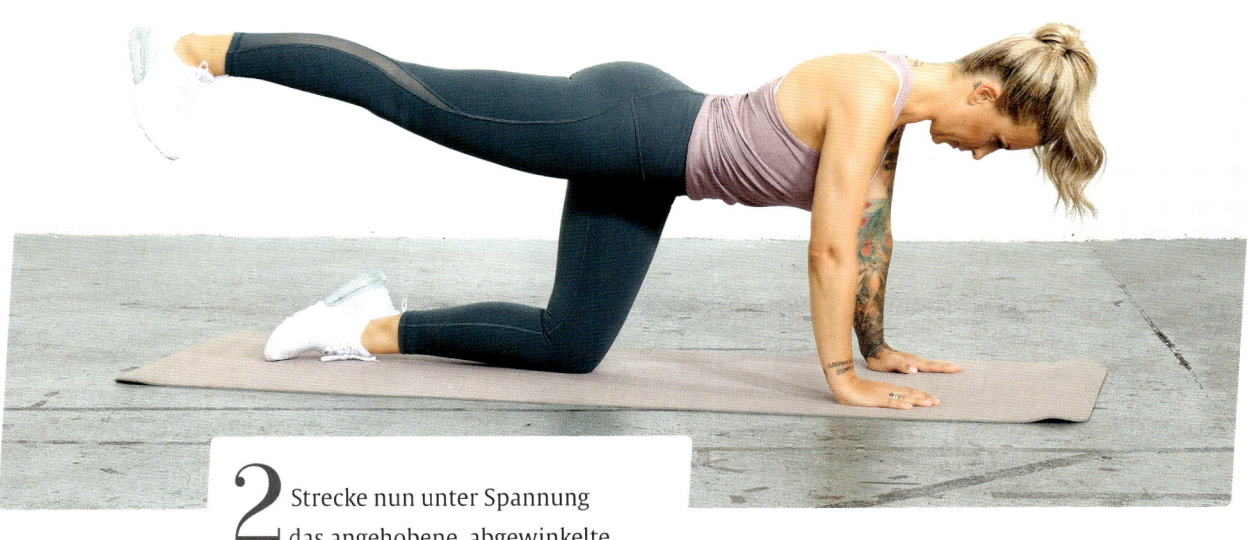

2 Strecke nun unter Spannung das angehobene, abgewinkelte Bein gerade aus und winkele es dann wieder an. Beides passiert mit gleicher Geschwindigkeit.

Wechsle die Beine erst in der zweiten Runde.

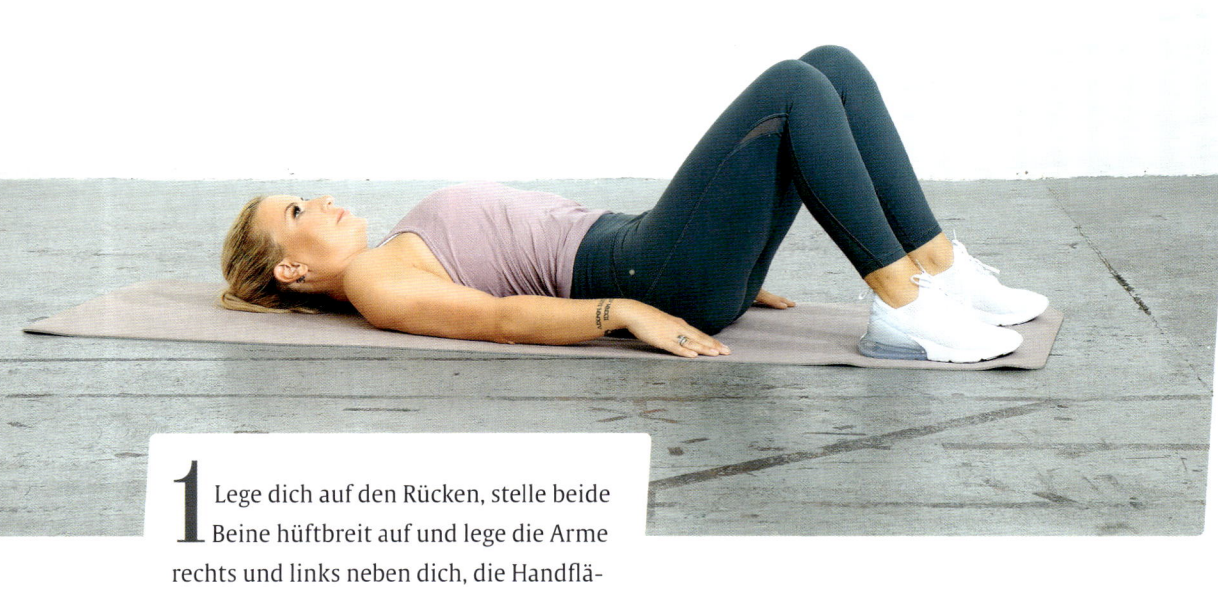

1 Lege dich auf den Rücken, stelle beide Beine hüftbreit auf und lege die Arme rechts und links neben dich, die Handflächen nach unten gerichtet.

2 Hebe nun das Becken, bis der ganze Oberkörper mit den Oberschenkeln eine gerade Linie bildet. Oben angekommen, kneifst du nun für einen Extraeffekt die Pobacken noch einmal zusammen.

Danach senkst du die Hüfte wieder ab und berührst dabei den Boden nur minimal.

Aus dieser Position schiebst du das Becken wieder direkt nach oben.

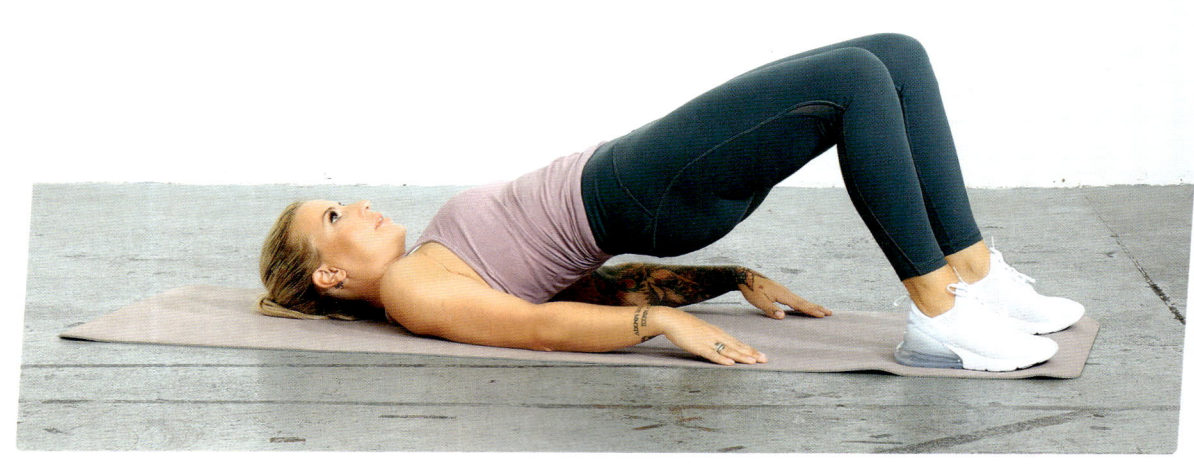

Brücke
HÜFTHEBEN

Prädikat »wertvoll« von mir, aber auch von jeder Hebamme –
und bringt zusätzlich einen super Knackpo!

FEHLERFALLE

Behalte Spannung im Po, während du die Hüfte nach oben schiebst.
Achte zudem darauf, dass das Becken niemals nach unten sackt,
sondern mit Spannung langsam und kontrolliert nach unten
gesenkt wird.

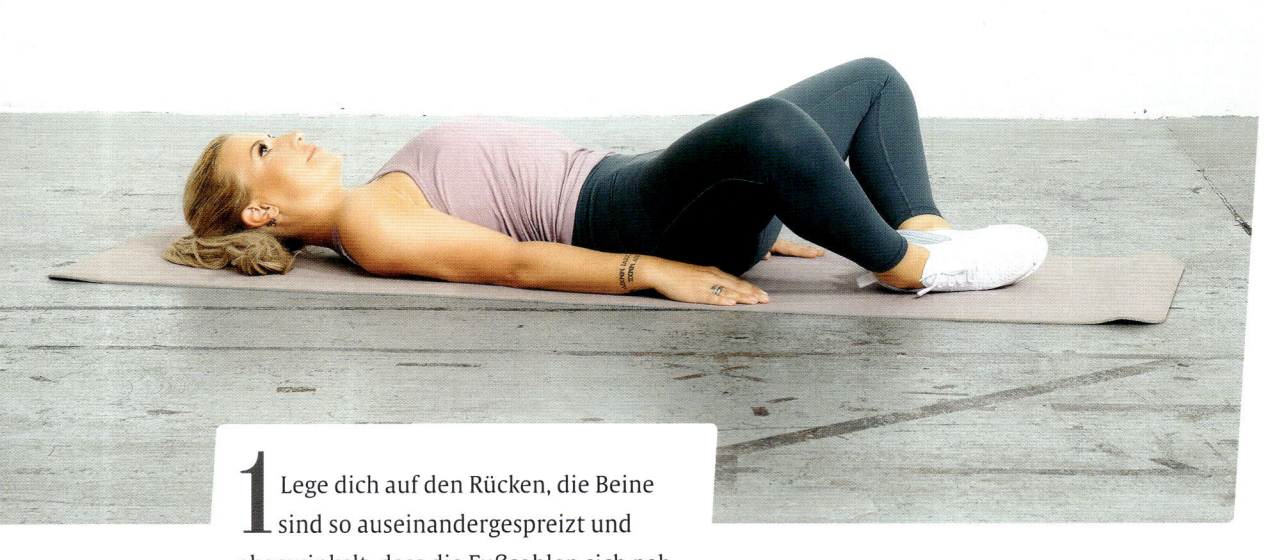

1 Lege dich auf den Rücken, die Beine sind so auseinandergespreizt und abgewinkelt, dass die Fußsohlen sich nah am Po berühren. Die Arme liegen rechts und links neben dir, die Handflächen sind nach unten gerichtet.

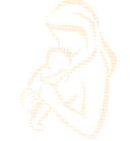

2 Hebe nun so weit es geht das Becken an.

Senke danach die Hüfte wieder ab und berühre dabei den Boden nur minimal.

Aus dieser Position schiebst du das Becken wieder direkt nach oben.

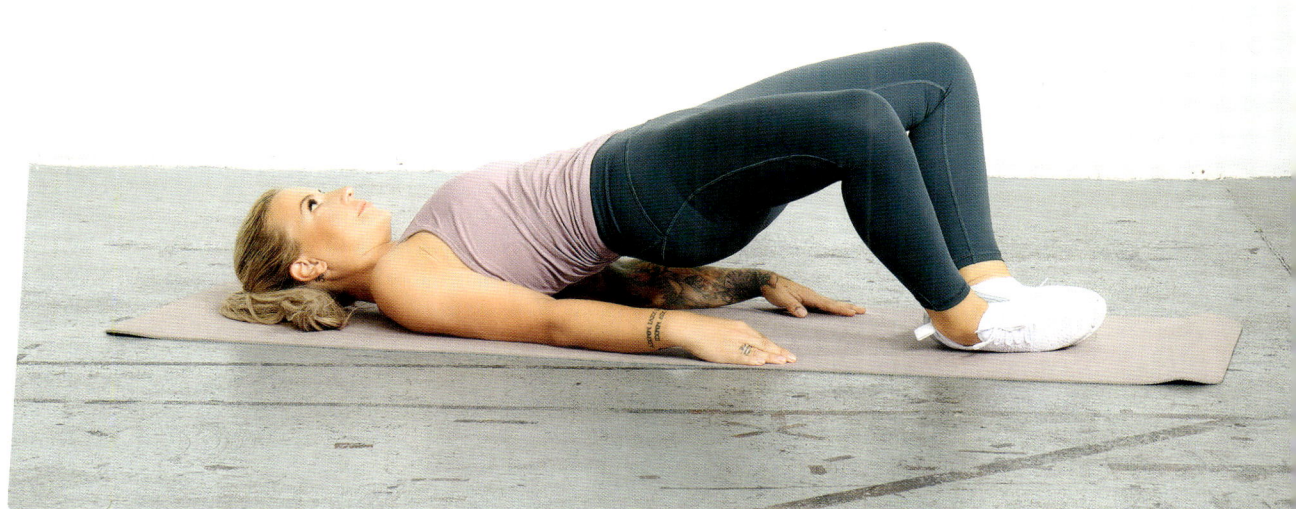

YOGA
Brücke

Du beanspruchst hier Muskeln, von denen du bis dato nichts wusstest!

FEHLERFALLE

Bewege die Hüften nicht aus Kraft der Füße in die Höhe, sondern aus Kraft des Beckens und des Rückens.

179

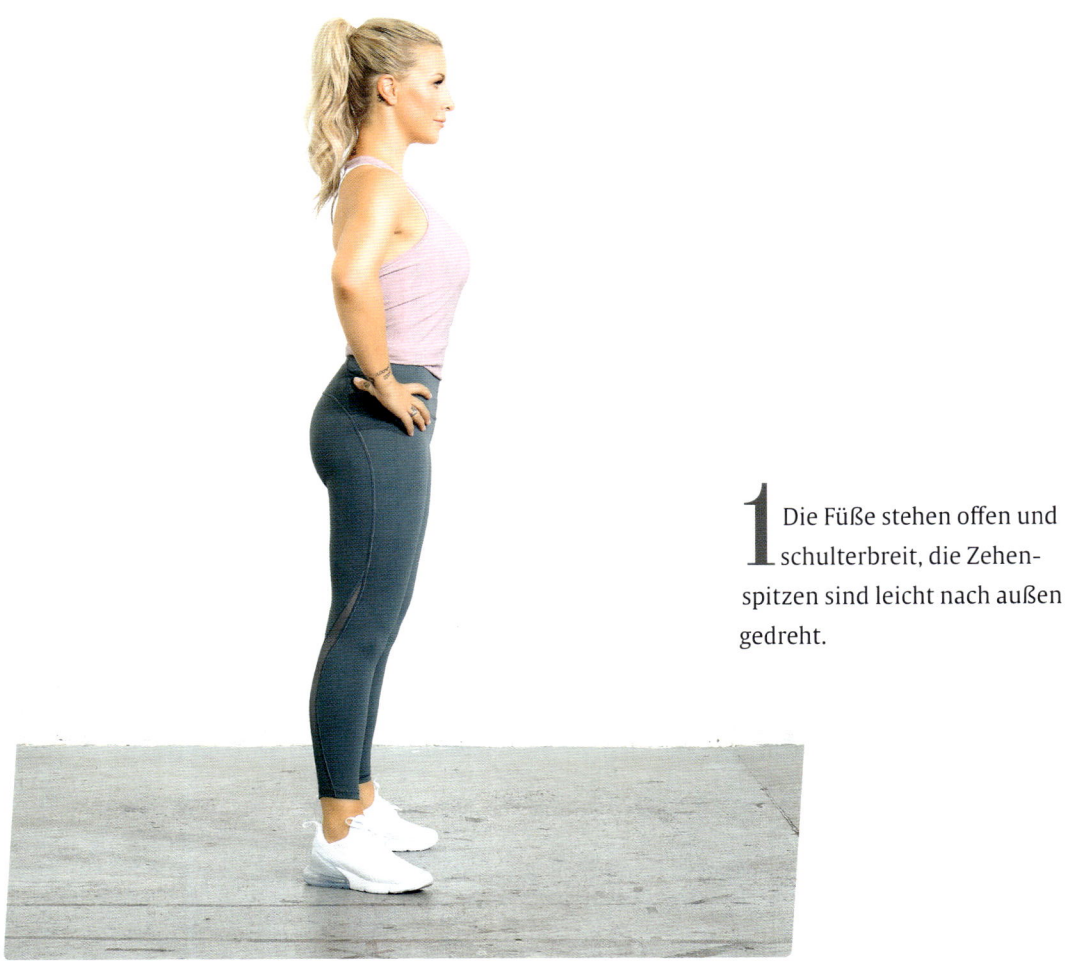

1 Die Füße stehen offen und schulterbreit, die Zehenspitzen sind leicht nach außen gedreht.

Tiefe
KNIEBEUGE

Für Frauen, die nicht viel Zeit haben, denn sie ist eine
der wirksamsten Übungen – also perfekt für dich!

FEHLERFALLE

Das Gewicht muss beim Beugen der Knie stets
auf den Fersen liegen!

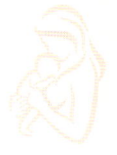

2 Schiebe nun die Hüfte nach hinten (wie einen »Entenhintern«) und den Oberkörper nach vorne, während du die Knie beugst und die Arme dabei gerade und parallel zum Boden vor dir ausgestreckt hältst.

Halte den Rücken gerade und senke deinen Po, bis die Oberschenkel parallel zum Boden sind.

Geh wieder hoch in die Ausgangsposition.

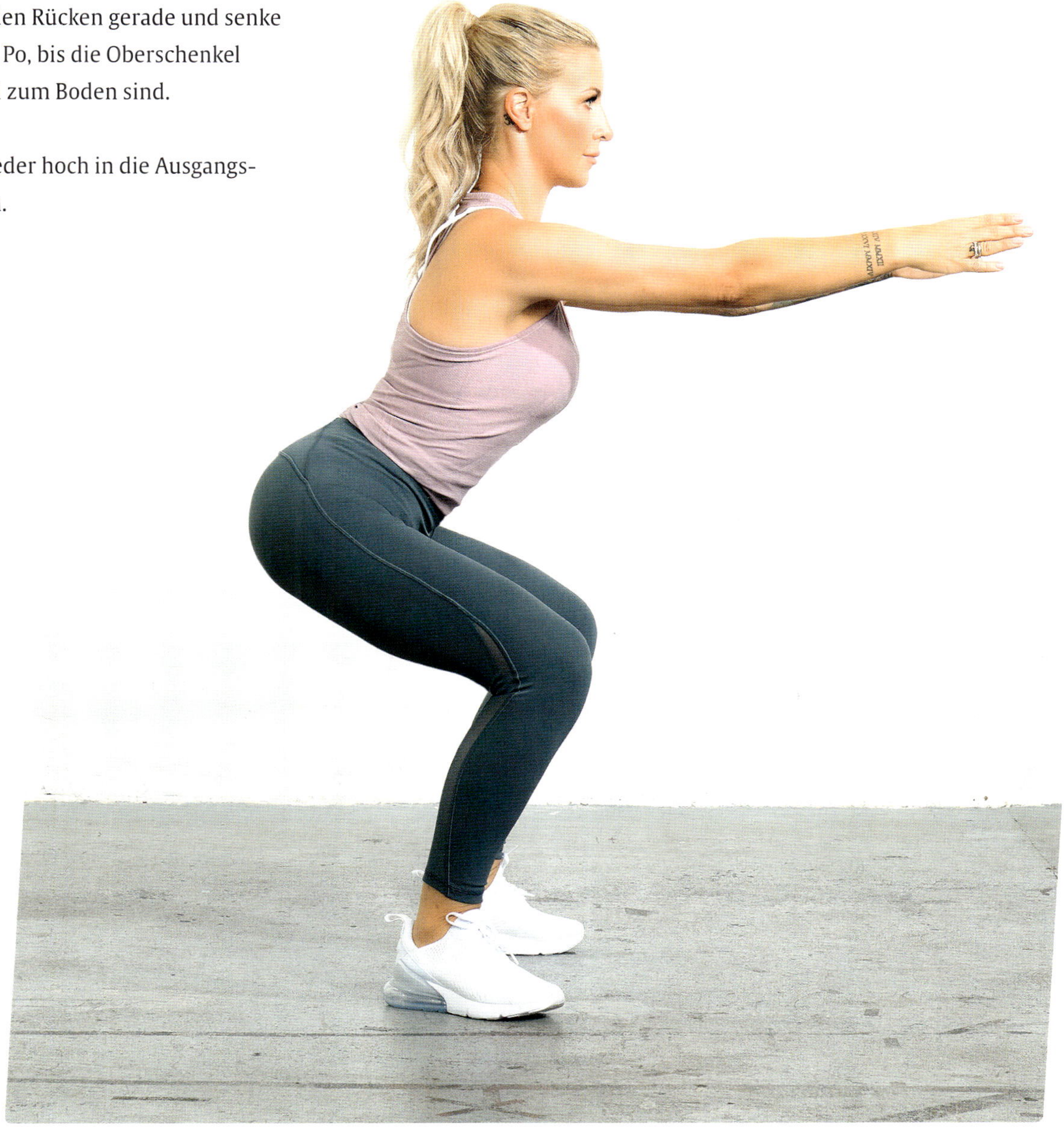

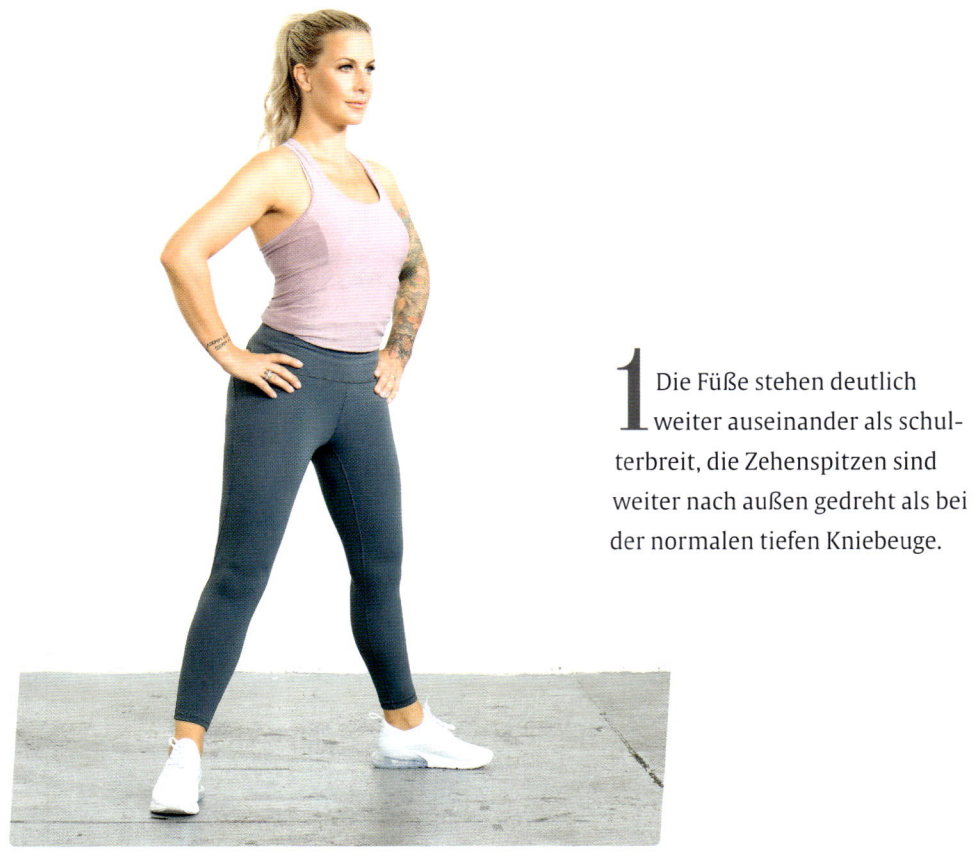

1 Die Füße stehen deutlich weiter auseinander als schulterbreit, die Zehenspitzen sind weiter nach außen gedreht als bei der normalen tiefen Kniebeuge.

2 Schiebe die Hüfte nach hinten (wie einen »Entenhintern«) und den Oberkörper nach vorne, während du die Knie beugst und die Arme dabei parallel zum Boden vor dir ausgestreckt hältst.

Halte den Rücken gerade und senke den Po, bis die Oberschenkel parallel zum Boden sind.

Geh wieder hoch in die Ausgangsposition.

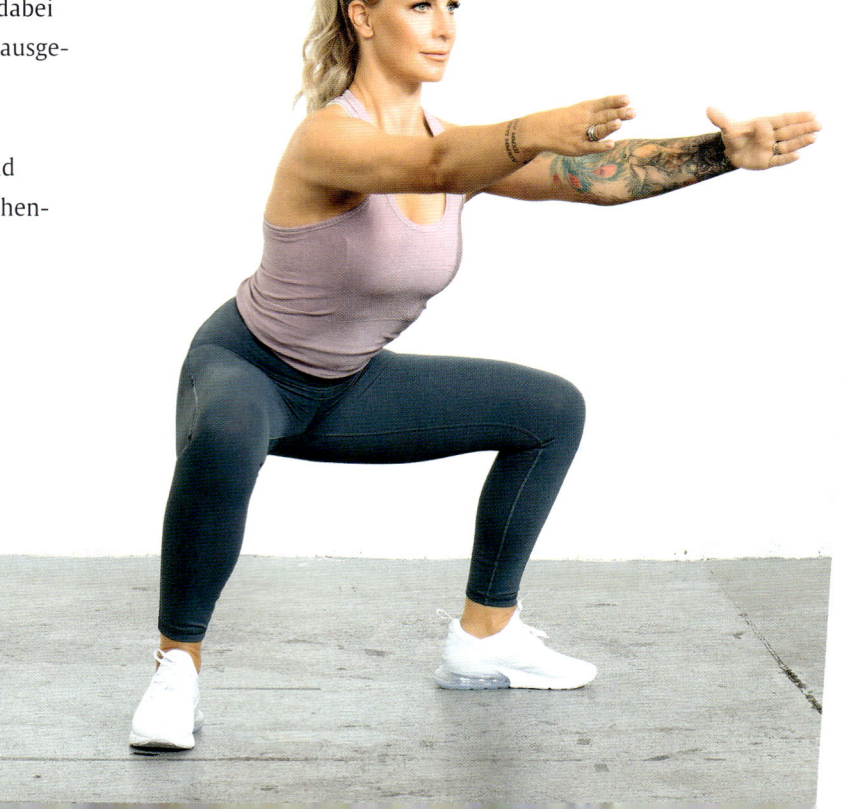

Sumo KNIEBEUGE

Auch ohne kürzliche Schwangerschaft und Geburt
ertappe ich mich bei dieser Übung manchmal,
wie ich plötzlich Geräusche wie im Kreissaal von
mir gebe!

FEHLERFALLE

Das Gewicht muss beim Beugen der Knie stets auf den
Fersen liegen und die Knie müssen in die gleiche Richtung
wie die Fußspitzen zeigen!

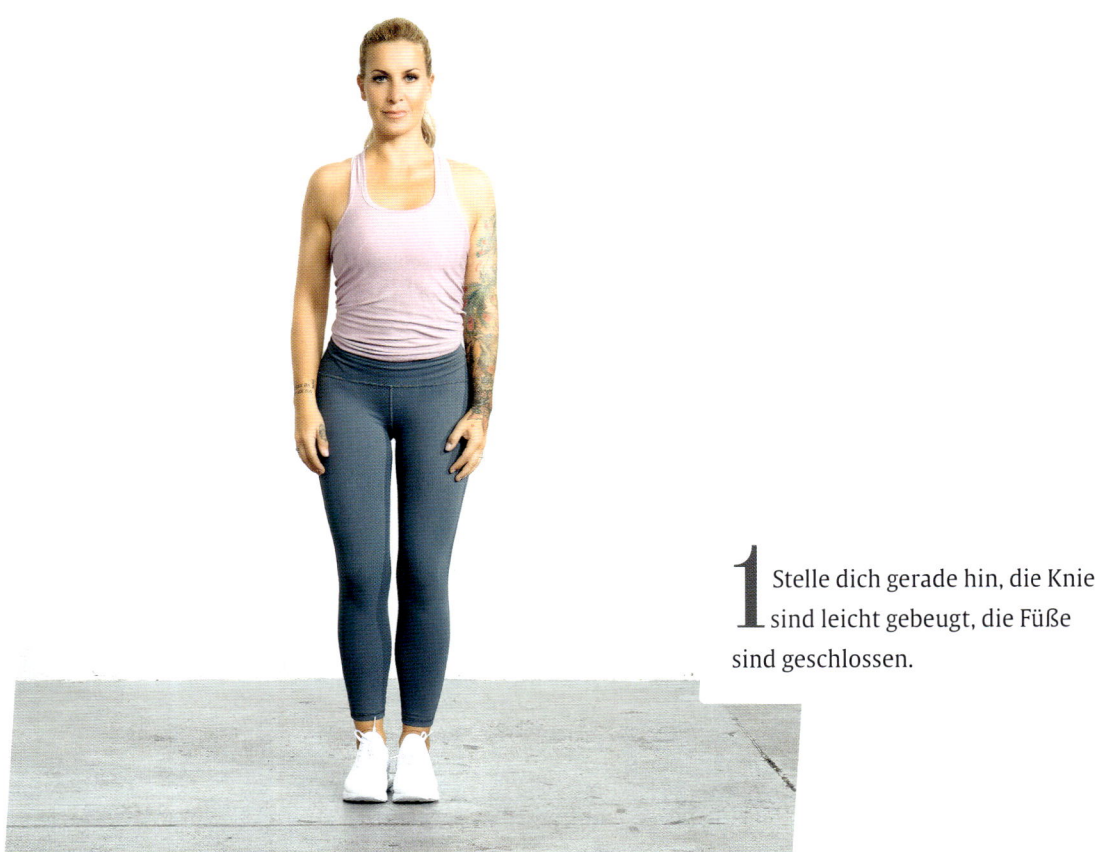

1 Stelle dich gerade hin, die Knie sind leicht gebeugt, die Füße sind geschlossen.

Easy
HAMPELMANN

Machen wir uns nichts vor – Inkontinenz ist ganz normal nach einer Geburt, deshalb verzichten wir in der ersten Zeit auf Hüpfen und Springen und lassen's easy angehen!

FEHLERFALLE

Der Oberkörper muss stets gestreckt sein, ebenso das Schwungbein. Die Hüfte öffnet sich nicht, die Knie zeigen immer nach vorne!

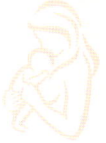

2 Nun strecke ein Bein (das Schwungbein) seitlich von dir weg. Der Fuß ist dabei ausgestreckt und berührt leicht den Boden. Beuge das andere Bein (Standbein) leicht.

Gleichzeitig zur Beinbewegung hebst Du die Arme seitlich nach oben, bis sich die Hände über dem Kopf befinden.

Während du das Schwungbein wieder heranziehst, bewegen sich die Arme gestreckt wieder nach unten.

Wiederhole die Bewegung mit dem anderen Bein.

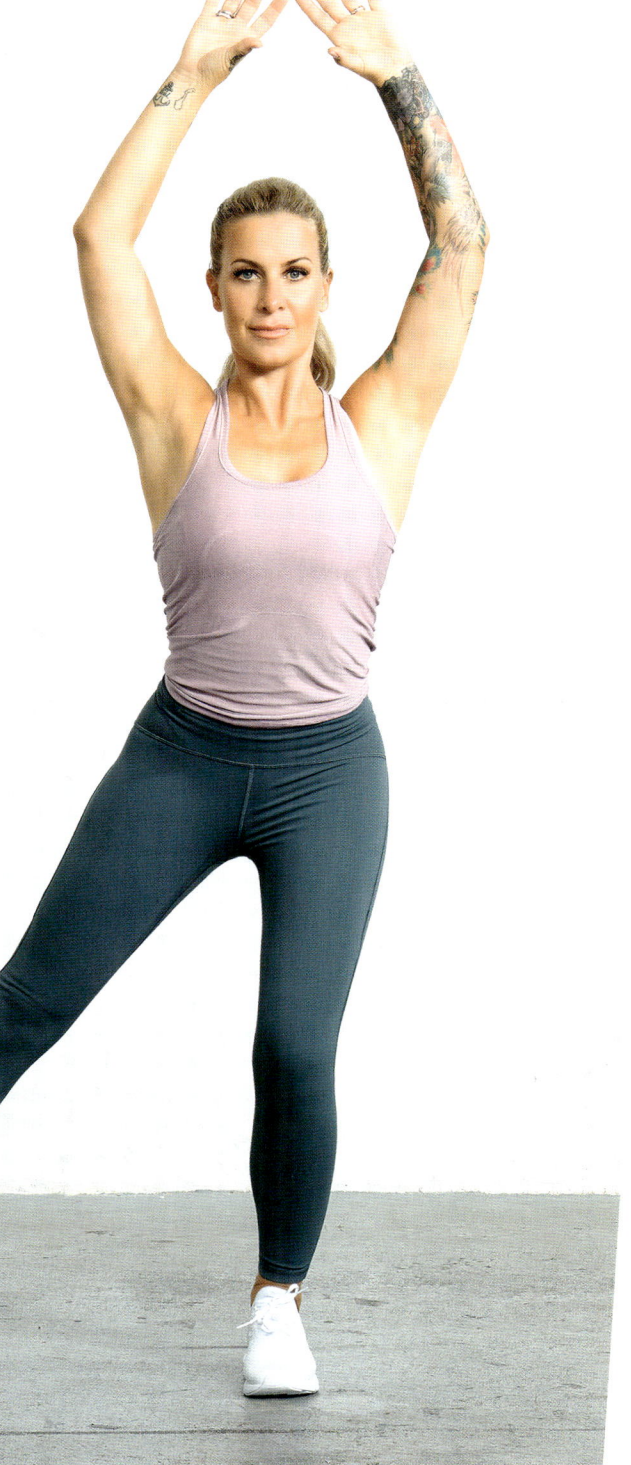

185

Ernährung nach der Geburt

Hier scheiden und streiten sich die Geister wie verrückt. Ich kann nur aus meiner Erfahrung und dem Wissen meines Teams sowie meines Rudels schöpfen. Aber glaubt mir, Tausende von glücklichen Frauen können nicht falschliegen.

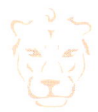

Grundsätzlich ist es wichtig, frisch, gesund und ausreichend zu essen. Und gerade das Letztere kannst du bedenkenlos tun. Denn auch hier kommt es darauf an, was du isst, und nicht, wie viel. Regelmäßige Mahlzeiten sind wichtig, damit hältst du deinen Insulinspiegel unter Kontrolle und kannst viele Heißhungerattacken vermeiden. Dies gilt übrigens auch, wenn du nicht schwanger warst.

Nein, du musst nicht für zwei essen!

⌐ »Du musst für zwei essen« – ein gern gesagter Satz, vor allem beim Sonntagskuchen. Warum sollte man sich gleich zwei Stücke genehmigen, nur weil man stillt? Weil die E-Stoffe, der Zucker und die unverdaulichen Fette für Mutter und Kind so gesund sind? Meinen Löwinnen, die mit den Schwangerschaftspfunden kämpfen, gebe ich einen Tipp, der in 100 Prozent der Fälle funktioniert: Wenn ihr es für euch nicht schafft, dann für euer Baby! Gebt ihm bitte nicht zu viel Müll, die Milch soll gesund und stark sein, da habt ihr beide mehr von.

⌐ Und was ist es, was uns beide gesund und stark macht? Um es kurz zu sagen: Morgens positive Kohlenhydrate, mittags auch, abends keine. Viel frisches Gemüse, gutes Fleisch oder Fisch und viel Wasser trinken. So sollte euer Ernährungsplan aussehen. Und auch hier habe ich euch wieder drei Beispieltage in Sachen richtiger Ernährung zusammengestellt. Ihr findet ihn auf Seite 188.

⌐ Es sieht im ersten Moment nach viel Arbeit aus und ihr stellt euch die Frage: »Wann soll ich das alles machen, vorbereiten? Gerade erst Nachwuchs bekommen, schon wieder richtig kochen?« Schnell fühlen wir uns (zu Recht) überfordert. Aber keine Sorge. Lest es euch genau durch, denn das meiste kann man vorschnippeln, in eine wiederverschließbare Tüte legen (die man vorher leicht angefeuchtet hat), und das hält sich im Kühlschrank tagelang. Versprochen!

Morgens positive Kohlenhydrate, mittags auch, abends keine.

Drei Vorzeigetage nach der Geburt

Tag 1

★ **Frühstück:** ca. 70 g Haferflocken, in Wasser oder Mandelmilch gekocht, mit einer Handvoll Beeren oder einem Apfel

★ **Snack:** Nüsse (eine kleine Handvoll)

★ **Mittags:** Ein Drittel Quinoa und frisches Fleisch oder Fisch und zwei Drittel Gemüse

★ **Snack:** Obst (gerne entwässerndes Obst, Wassermelone, Trauben, Erdbeeren)

★ **Abends:** viel gedünstetes Gemüse und gerne Nudeln dazu. Als Sauce was Leichtes wie Pflanzencreme (z. B. Cremefine) mit Brühwürfel und etwas Wasser angerührt

Tag 2

★ **Frühstück:** 2 Scheiben Vollkorntoast mit Magerkäse oder Putenaufschnitt und etwas Butter bestrichen

★ **Snack:** Nüsse und Gojibeeren (eine Handvoll insgesamt)

★ **Mittags:** Gekochter, kalt gestellter Bulgur, dazu geschnittene Tomaten, Gurken, Feta und ein paar Granatapfelkerne. Dressing aus Olivenöl und Zitrone

★ **Snack:** Obst

★ **Abends:** kross gebratenes Hühnchen mit viel Gemüse

Tag 3

★ **Frühstück:** Omelette mit Gemüse und Putenaufschnitt

★ **Snack:** Nüsse (eine Handvoll)

★ **Mittags:** Babyspinat, Rote Bete, Walnüsse und Feta oder Burrata

★ **Snack:** Obst

★ **Abends:** Lachs mit Gurkensalat und 2 Pellkartoffeln, dazu 2 EL Magerquark

Regelmäßige Mahlzeiten sind wichtig, denn so kannst du Heißhungerattacken vermeiden.

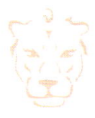

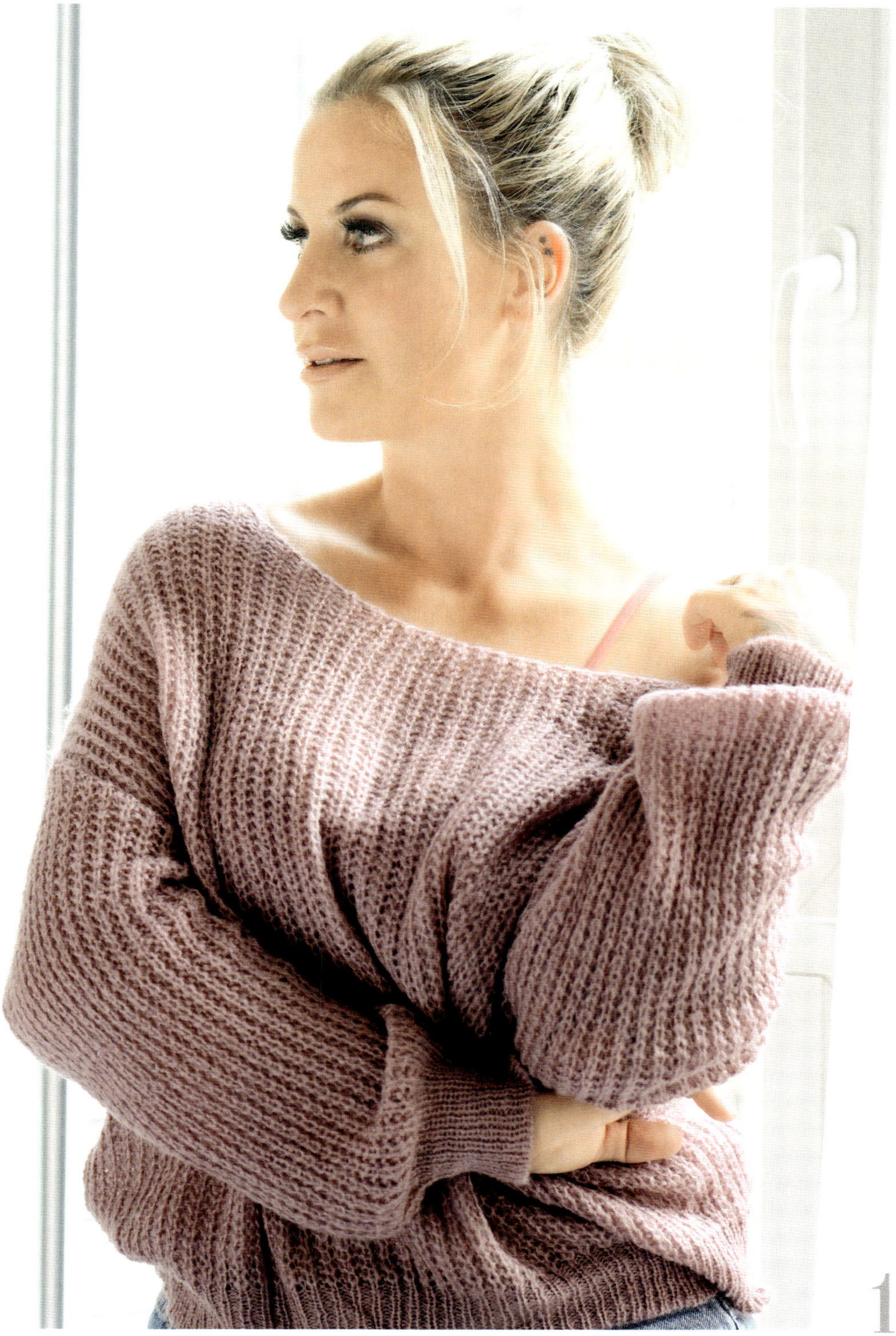

Kleiner Tipp
GROSSE WIRKUNG

Auszeiten –
für euch und
von euch!

Me-Time bedeutet ja nicht nur, sich Zeit für sich selbst zu nehmen, sondern ab und zu auch kleine Abstände zu eurer Familie, zu euren Engsten zu schaffen. Gerade mit so einem neuen kleinen Bewohner und so viel Emotionen kann es nach einer Geburt durchaus auch mal etwas hitzig werden. Umso wichtiger, dass ihr euch und den anderen kleine Freiräume lasst, um dann wieder mit »frischer Luft« im Kopf in euren Kokon zurückzukehren.

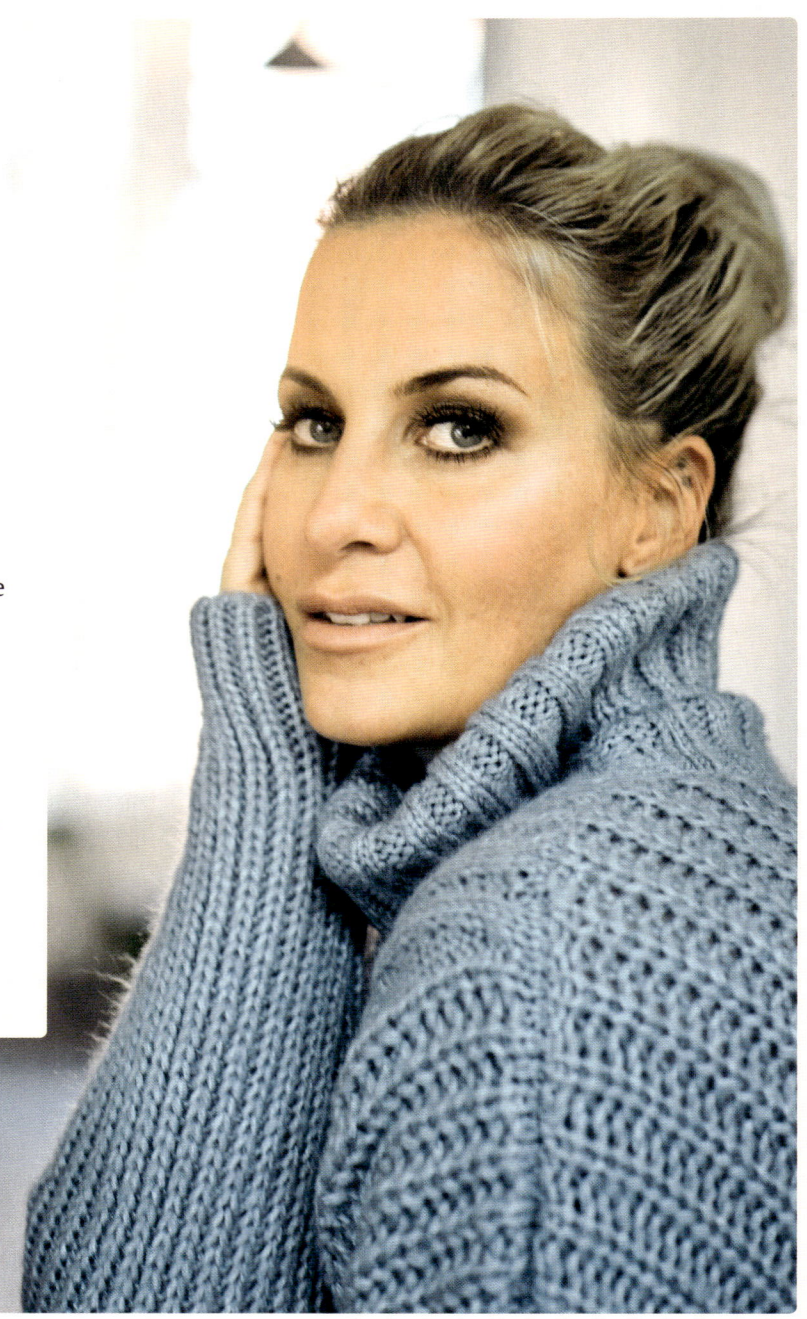

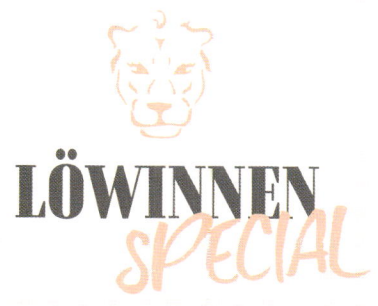

LÖWINNEN SPECIAL

Deine Notizen

Hört auf euren Körper!

Spätestens seit meinen Schwangerschaften und den Geburten meiner Jungs kann ich mich auf meinen Körper und mein Bauchgefühl zu 100 Prozent verlassen. Man muss nur ehrlich und sorgsam in sich reinhören! So gilt es auch in einer Änderungsphase. Wenn ihr merkt, euch tut etwas nicht gut oder es schmerzt sogar, lasst es sein. Vielleicht ist euer Körper gerade (noch) nicht bereit dafür.

»Hauptsache, dem Kind geht es gut«

Ein Satz, der grundsätzlich natürlich völlig richtig ist, doch müsst ihr deshalb über Stunden wie ein Fragezeichen gekrümmt, unbequem und nebenbei total ungesund für eure Organe zusammengekauert dasitzen oder -liegen? Gerade beim Stillen und Schlafen möchten wir uns teilweise keinen Millimeter mehr bewegen, denn das Kleine liegt gerade so wunderbar friedlich da und nichts darf es dabei stören. Bitte achtet dennoch auf euch und eure Körperhaltung, denn durch falsches Herumtragen beispielsweise können häufig langfristige Rückenschmerzen entstehen.

Tschüss und bis bald!

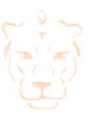

Wow, und schon sind wir fast am Ende meines ersten Buches angekommen! Es hat mir so einen Spaß gemacht. Ich möchte mich bei euch bedanken. Dafür, dass ihr mir überhaupt das Vertrauen geschenkt habt und ihr euch für dieses Buch entschieden habt, aber auch dafür, dass ihr nun bei den letzten Seiten angekommen seid und mir eure Aufmerksamkeit geschenkt habt.

Ich hoffe wirklich sehr, dass ich euch an der einen oder anderen Stelle helfen konnte. Auch, wenn ihr nicht alle der vielen, vielen Tipps in euer Leben integrieren müsst oder könnt, wäre es doch klasse, wenn ihr ein paar Dinge tatsächlich übernehmen könntet! Und wer weiß, vielleicht denkt ihr dann das eine oder andere Mal sogar dabei an mich. Gut, beim Toilettengang muss das nicht zwingend sein.

Besucht mich auch gerne auf meiner Online-Fitnessplattform (www.charlotte-wuerdig.de). Hier habt ihr nicht nur den direkten Austausch mit mir und meinem Team, ihr lernt auch viele andere Löwinnen kennen, die stets ihre Gedanken, Tipps, und Tricks weitergeben, damit wir alle zusammen ein besseres und gesünderes Lebensgefühl mit unserem Körper bekommen.

Und nun möchte ich euch viel Erfolg wünschen auf eurem Weg in einen neuen Lifestyle. Immer wieder werdet ihr hier in diesem Buch hin und her blättern und euch schon bald über eure ersten Erfolge freuen dürfen! Genießt sie, denn ich weiß selbst, wie schön es sich anfühlt.

Alles Liebe. Eure Charlotte

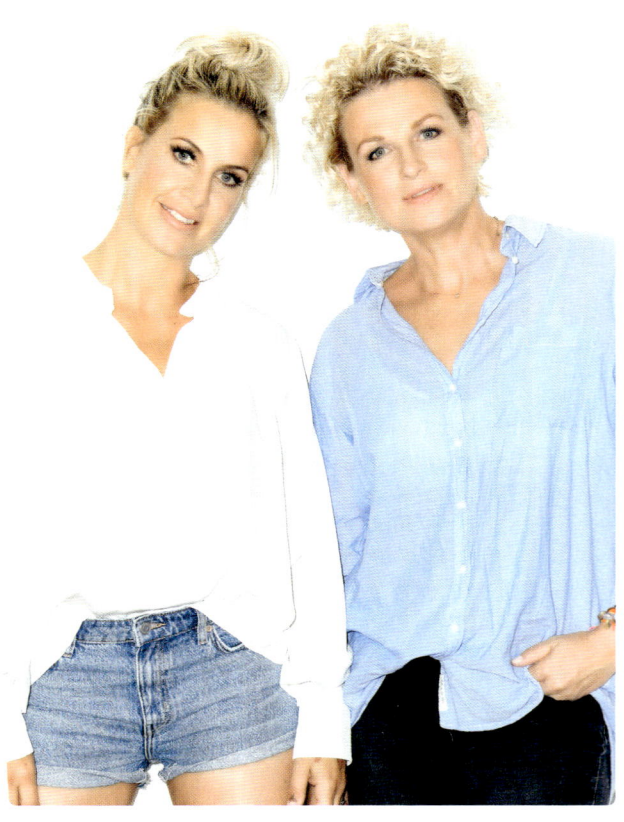

Johanna Zacherl (*1979)

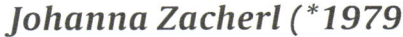 arbeitet als freiberufliche Autorin und TV-Realisatorin. Sie lebt mit ihrem Mann und ihren zwei Kindern in München. In ihrer 16-jährigen Karriere im Fernsehgeschäft wirkte sie an den unterschiedlichsten TV-Shows, -Projekten und Internet-Produktionen mit. Durch die Sendung »Blondes Gift«, die sie als Producerin betreute, entstand eine jahrelange Zusammenarbeit mit der Moderatorin Barbara Schöneberger. Unter anderem ist sie heute mit ihrer kreativen und zugleich bodenständigen Art ein festes Mitglied im Team der deutschen Entertainerinnen.

Viele Jahre verbindet Johanna Zacherl eine Freundschaft mit der Moderatorin und Unternehmerin Charlotte Würdig. Beide Frauen teilen den gleichen Humor, die gleiche Lebenseinstellung und die gleichen Interessen. Somit stand die Entscheidung für die Zusammenarbeit der beiden Autorinnen sehr schnell fest!

*

Die Personen hinter dem Buch

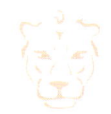

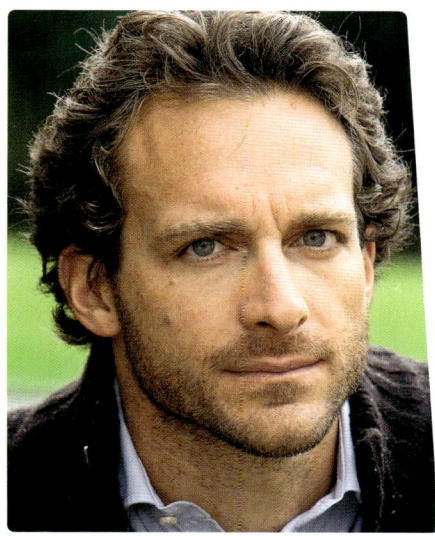

*Tim Lobinger (*1972)*

⌐ gehört zu den erfolgreichsten und auffälligsten deutschen Leichtathleten. Als Stabhochspringer hat er als erster Deutscher die magische Sechsmetermarke übersprungen. Er war 15 Mal Deutscher Meister, Hallenweltmeister, Halleneuropameister, Vize-Europameister, siebenfacher WM-Teilnehmer und vierfacher Olympiateilnehmer. Nach dem Ende seiner Sportlerkarriere wurde er Athletiktrainer beim damaligen Fußballbundesliga-Viertligisten RB Leipzig und begleitete diesen bis in die Bundesliga.

⌐ 2016 kehrte er nach München zurück und baute ein Trainingsstudio für Leistungssportler auf. Neben Charlotte Würdig und anderen Prominenten aus dem Showgeschäft arbeitet er mit Leistungssportlern aus den unterschiedlichsten Sportarten.

⌐ Im März 2017 wurde bei Tim Leukämie diagnostiziert. Nach einer kräftezehrenden Behandlung mit einer anschließenden Stammzelltransplantation arbeitet er heute wieder mit großem Elan und vollem Engagement in seinem Studio als Fitness- und Athletiktrainer.

*Charlotte Würdig (*1978)*

⌐ ist bekannt aus TV-Shows wie »Let's Dance« und als Moderatorin unter anderem von »X-Factor«, »Popstars« und »Germany's Next Topmodel«. Seit 2015 ist sie Lesebotschafterin der »Stiftung Lesen«. Sie ist verheiratet mit dem Musiker Sido und hat es nach der Geburt ihrer beiden Kinder geschafft, schnell wieder schlank und fit zu werden. Daraus hat sie die Fitnessplattform UpgradeU entwickelt, mit der alle Frauen es ihr nachmachen und ihre persönliche Bestform erreichen können. Die Absolventinnen ihres Programms nennt sie Löwinnen, denn sie haben erfolgreich gekämpft und sich weiterentwickelt.

⌐ Charlotte Würdig und Tim Lobinger kennen sich seit 18 Jahren, sind eng befreundet und gehen seit einigen Jahren auch beruflich gemeinsame Wege.

www.charlotte-wuerdig.de

https://www.facebook.com/ charlottewuerdig/

@charlottewuerdig

TRAINING HEUTE:

WIE GEHT ES MIR HEUTE?

MAHLZEIT 1

MAHLZEIT 2

MAHLZEIT 3

SNACKS

WASSER:
(= 0,5 LITER)

MESSDATEN

Brust[1]: .... Beine: ....
Taille[2]: .... Arme: ....
Hüfte[3]: .... Sonstiges: ....

TRAINING EXTRA

BELOHNUNG

TRAINING

Was ich verbessern will: -

Warum ich heute stolz auf mich bin: -

NOTIZEN:

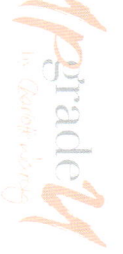

Meine Notizen

Meine Notizen

Meine Notizen

Bibliografische Information der Deutschen Nationalbibliothek
Die Deutsche Nationalbibliothek verzeichnet diese Publikation in der Deutschen Nationalbibliografie; detaillierte bibliografische Daten sind im Internet über http://dnb.d-nb.de abrufbar.

Programmplanung: Celestina Filbrandt
Redaktion: Bettina Snowdon, Hamburg
Bildredaktion: Christoph Frick
Umschlaggestaltung und Innen-Layout:
Cyclus · Visuelle Kommunikation, Stuttgart

Bildnachweis
Umschlagfoto: Christoph Kassette
Fotos im Innenteil: Alle Bilder bis auf die nachfolgend genannten stammen von Christoph Kassette.
Styling: Sascha Gaugel
S. 4 (rechts oben, kleines Bild), S. 9 (Bilder oben mit Paul), S. 13 (Bilder rechts), S. 15 (Bild unten), S. 40, S. 160 , S. 162 (kleines Bild): Charlotte Würdig;
S. 9 (restliche Bilder), S. 10, S. 13. S. 15: Getty Images;
S. 195: privat

1. Auflage 2018

© 2018 TRIAS Verlag in Georg Thieme Verlag KG
Rüdigerstraße 14, 70469 Stuttgart

Printed in Germany
Satz und Repro: Cyclus · Media Produktion, Stuttgart
gesetzt in Adobe Indesign CC

Druck: Westermann Druck Zwickau GmbH, Zwickau

Gedruckt auf chlorfrei gebleichtem Papier

ISBN 978-3-432-10879-7   1 2 3 4 5 6
Auch erhältlich als E-Book:
eISBN (ePub) 978-3-432-10880-3

Besuchen Sie uns auf facebook!
www.facebook.com/
trias.tut.mir.gut

Lassen Sie sich inspirieren!
www.pinterest.com/
triasverlag

www.instagram.com/trias_verlag

Liebe Leserin, lieber Leser,

hat Ihnen dieses Buch weitergeholfen? Für Anregungen, Kritik, aber auch für Lob sind wir offen. So können wir in Zukunft noch besser auf Ihre Wünsche eingehen. Schreiben Sie uns, denn Ihre Meinung zählt!
Ihr TRIAS Verlag

E-Mail-Leserservice
kundenservice@trias-verlag.de
Lektorat TRIAS Verlag
Postfach 30 05 04 · 70445 Stuttgart
Fax: 0711 89 31-748